中医名家学术思想及临证经验丛书

徐云生辨治疑难杂病经验集

徐云生　主编

山东大学出版社
SHANDONG UNIVERSITY PRESS
·济南·

图书在版编目(CIP)数据

徐云生辨治疑难杂病经验集 / 徐云生主编.—济南：
山东大学出版社,2024.10
(中医名家学术思想及临证经验丛书)
ISBN 978-7-5607-8079-5

Ⅰ.①徐… Ⅱ.①徐… Ⅲ.①疑难病－中医临床－经
验－中国－现代 Ⅳ.①R249.7

中国国家版本馆 CIP 数据核字(2024)第 020884 号

策划编辑　毕文霞
责任编辑　毕文霞
封面设计　张　荔

徐云生辨治疑难杂病经验集
XUYUNSHENG BIANZHI YINANZABING JINGYANJI

出版发行	山东大学出版社
社　　址	山东省济南市山大南路 20 号
邮政编码	250100
发行热线	(0531)88363008
经　　销	新华书店
印　　刷	山东蓝海文化科技有限公司
规　　格	720 毫米×1000 毫米　1/16
	12.25 印张　2 插页　209 千字
版　　次	2024 年 10 月第 1 版
印　　次	2024 年 10 月第 1 次印刷
定　　价	68.00 元

专家简介

徐云生，医学博士、博士后，主任医师，二级教授，博士研究生导师，国家百千万人才工程"岐黄学者"，第七批全国老中医药专家学术经验继承工作指导老师，国务院特殊津贴获得者，"泰山学者"特聘专家，山东省"中医药杰出贡献奖"获得者，山东省有突出贡献中青年专家，山东省名老中医（药）专家，山东名中医药专家，山东省五级中医药师承教育项目指导老师，国家中医优势专科、国家中西医协同"旗舰"科室——内分泌科学术带头人。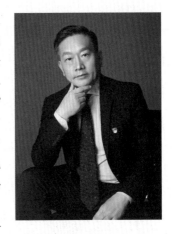

主持和参加国家重点研发计划、国家自然科学基金等国家级及省级科研课题近20项，获得国家科学技术进步奖二等奖1项，山东省科学技术进步奖一等奖1项、二等奖2项、三等奖2项，中国中西医结合学会科技进步二等奖1项，中华中医药学会科技进步二等奖1项，世界中医药联合会国际科技进步二等奖1项，山东中医药科学技术奖一等奖、二等奖各1项。发表论文100余篇，出版学术著作10余部，培养博士后以及博士、硕士研究生近百名。

从事中医药防治内分泌疾病的临床与基础研究工作近40年。主要擅长糖尿病及其急慢性并发症、甲状腺疾病、高尿酸血症、痛风、高脂血症、高血压、冠心病、肥胖症、色斑病、痤疮、脱发、更年期综合征、月经病、不孕症、肾病、男性病等疾病的治疗。

基于治未病理念，创新确立了糖尿病以分期关键病机和核心方药为着力点的辨治体系，明确了化痰活血法改善胰岛素抵抗、健脾调肝和化痰活血法干预糖尿病前期、补肾活血法防治糖尿病微血管病变等创新理论和作用机制，在继承、创新、发展、突出中西医结合特色的同时，形成了独特学术观点。此外，扎实进行糖尿病筛查、预防、治疗、管理综合信息平台的研发及应用，并依托平台开展了以早期宣传与科普、健康档案建立、健康风险评估、中西医结合健康干预、健康状态监测、数据挖掘与知识获取为核心环节的中西医结合糖尿病综合防控管理，在多家医院及社区卫生中心推广应用，产生了良好的社会效益和经济效益。目前带领的内分泌及代谢病学科获批齐鲁中医药优势专科集群，取得包含国家自然基金项目、SCI论文、诊疗指南、发明专利、计算机软件著作权等在内的一系列学术成果，产生较大的学术影响力。

《徐云生辨治疑难杂病经验集》
编 委 会

主　编　徐云生

副主编　陈守强　倪琳琳　部　帅　武少玮

　　　　赵　帅　李　捷　张　鑫

编　委　（按姓氏笔画排序）

　　　　丁家乐　王琨璐　王馨禾　冉玉芹

　　　　冉欣楠　刘峰兆　刘常佳　安文蓉

　　　　纪培元　李颖豪　沈瑛锴　宋志聪

　　　　张夕海　张凌睿　徐　赛

前　言

　　中华五千年文化灿若星河、源远流长,中医学作为传统医药体系,也是傲立其中、绿树常青。中医学既是当今世界上保存最完整,也是影响最深远、使用最广泛的传统医学。它是中国传统文化中必不可少的一部分,被中华民族奉若瑰宝。逝者如斯,中医药发展的长河不断向前奔腾,从未停歇。众多杰出医家锲而不舍地探索医理,几十年如一日、初心不改地攻坚克难,推动着中医学的发展。当代名老中医是当代中医学发展的杰出代表,他们深谙中医学理论、通晓历代名医名家经验,取其精华投入临床实践,于危难之际疗伤救疾,辨疑难、治杂病,是当前中医学术和临床发展的最高水平代表。传承研究名老中医的临床经验,学习他们的辨证思维能力,才能加速人才培养,提升临床服务能力,推动中医学术蓬勃发展。

　　20世纪90年代以来,疑难杂病已成为中医的研究热点,疑难杂病辨治水平是衡量中医学者学术造诣的重要尺度。"杂病"首载于《灵枢经》,随后《伤寒杂病论》又对其加以记载和论述。至隋唐时期之后,"杂病""杂证"皆通用,并且众多书籍以此为书名或篇章之名加以载录。如李东垣《杂病方论》、霍应兆《杂证全书》、彭浩《杂病正传》、张介宾《杂证谟》等,这些都可窥见一斑。《杂病源流犀烛》载有脏腑、奇经八脉、六淫、内伤外感、面部及身形等类的110余种疾病;《杂病广要》辑有内因、外因、诸气、诸血、脏腑及身体等类的90余种疾病。萧佐桃等主编的《中医杂病集成》一书,各科齐备,病种达1016种,把现今中医临床的杂病收录在册。

　　历代医家亦对杂病病因病机有所论述,如沈金鳌曰:"或感七情,或染六淫,皮毛肌肉,经络脏腑,受其邪即成病,而病即发于皮毛肌肉经络脏腑之间,故曰杂也。杂者表里易蒙,寒热易混,虚实易淆,阴阳易蔽,纷形错出,似是实非。"(《杂病源流犀烛》)由此能够看出,杂病具有寒热虚实夹杂的特点。《金匮要略·脏腑经络先后病脉证》载曰:"千般疢难不越三条:一者,经络受邪,入脏腑,为内所因也;二者,四肢九窍,血脉相传,壅塞不通,为外皮肤所中也;三者,房室金刃,虫兽所伤。以此详之,病由都尽。"其对不同病邪的致病规律和发病表现亦有论述,如"清邪居上,浊邪居下,大邪中表,小邪中里……"等。《金匮要略》所论病因除外邪、情志、饮食、房劳外,还阐述了痰饮、瘀血、跌仆、金创、蛔虫等内科杂病的具体病因,如"问曰:血痹病从何得之? 师曰:夫尊荣人骨弱肌肤盛,重因疲劳汗出,卧不时动摇,加被微风遂得之"等。

"杂病"虽被历代医家应用,但各家对杂病的含义和范围的理解不尽相同。众说纷纭,但总的含义和范围归纳起来不外乎以下四个方面:第一,病种繁多、范围广泛、内容庞杂乃"杂病"之本义。第二,"杂病"泛指外感病以外的多科疾病。第三,各科疾病之中又有"杂病",如《金匮要略·妇人杂病脉证并治》在妇科病中又提出妇人"杂病"。第四,"杂病"是指病情疑难复杂、辨证极易混淆的疾病。总而言之,疑难杂病是指诊断难明(疑),复杂多变(杂),缺乏特效治疗(难)的一类病症。

杂病病机复杂,各医家对于如何选择突破点有不同见解,这些都给准确辨证带来了难度。面对杂病多种多样、纷繁复杂的辨证方法,我们迫切地需要掌握执简驭繁之道。中医的整体观念及多种论治方法使其对杂病治疗有很大优势。《伤寒论》所奠定的辨证论治经历代发展,已成为中医治病的特点和主要形式,也是中医疑难杂病诊治的操作体系。它贯穿于临床诊治的全过程,是证、因、诊、治的综合,是理、法、方、药的统一,是理论和实践相结合的具体体现。通过整体调控,使机体恢复平衡,并维持较患病前更佳的和谐、平衡状态。经学习经典著作及著名中医临床学术思想和经验,结合临床实践,概括总结疑难杂病辨证论治临床思维方法如下:

1.阴阳为本

《素问·至真要大论》说:"谨察阴阳所在而调之,以平为期。"《灵枢·邪客》指出,"补其不足,泻其有余,调其虚实,以通其道"。邪盛正气强为阳证,正虚无力抗邪为阴证;正虚可分阴虚、阳虚;病邪可分阴邪、阳邪;病位在表属阳,在内属阴;气机上升属阳,下降属阴;中医治疗的重要原则之一就是调和人体阴阳的偏盛偏衰,使其达到相对平衡状态。治疗时阴阳兼顾或阴阳互求。药物治疗的枢机在于以药味之偏调节人身之阴阳之偏,从而达到平衡。《伤寒论》之辨证,已具备八纲之要,辨证立法有很大的灵活性,即所谓"八法之中,百法备焉"的道理。对疑难杂病的诊治,应以动态平衡为原则把握人体阴阳平衡,可"无问其病,以平为期"。如伤寒少阴病,患者腹泻不止,干呕心烦,四肢发凉,脉微欲绝。此乃真阳不能固守,而阴液随之内竭,阴寒极盛,逼迫虚阳上越所致。应急用白通汤破阴回阳,宣通上下。但为防止阴寒过盛对清热的格拒,故加入咸寒苦降的猪胆汁配合人尿用以反佐,即"甚者从之",以期达到调和阴阳、回阳救逆的目的。

2.五脏相关

人体是各个脏腑、各部分之间密切联系的一个整体,疑难杂病多非一脏一腑为病,病变往往涉及多个层次、多个脏腑。可同时患有数病,如合病、并病等。由于五脏互为资生制约,脏与腑表里相合,病则互相影响,故治疗不仅要按其生克关系从整体立法,有时还需两脏或多脏同治,把握疾病传变的规律,采取先期治疗,未病先防,既病防变,如"见肝之病,知肝传脾,当先实脾"。由于不同疾病的特异性,首犯部位不同,所病脏腑亦有先后主次之别。如肺癌病变过程涉及五脏多个脏器,但总以肺气上逆为主,病变主脏在肺,同时因肺为气之主,肾为气之根,心脉上通于肺,病则互为因果,后期可因肺不主气、肾不纳气、命门火衰导致喘脱。此外,基于脏腑之间的生克制约关系,疑难杂症极易传及相关脏腑,如表里相传(胃病传脾等)、母子相传(肾病及肝等)、乘侮相传(肝病及脾等)。或因某一脏腑功能失调产生的病理产物,损伤其他脏腑而致病,如水邪凌心犯肺,痰瘀蒙蔽心神等。近年来,各医家对于杂病的辨治也是众说纷纭、各有千秋。如郑翔认为对于杂病需从肝论治,因为现代社会生活压力大,很多人身体和心理长期处于紧张疲劳状态,若食饮不节,更易致肝失疏泄,肝气郁滞,继而影响其他脏腑变生杂病。陈广坤主张"肝脾同治"共愈杂病。他认为人体气血产生之核心在于肝脾,肝脾调和则气血运行和畅、脏腑皆安,肝脾不调、气血失和则脏腑不利、酿生杂病。陈大舜教授深谙诸家学说,博采众长,他认为杂病的产生非独某一脏致病,乃机体内环境失和,其本质在于人体脏腑、经络、气血、津液生理机能的太过或不及。复杂疾病往往脏腑组织病性、病邪错杂,他提出治病如沙场点兵,水、陆、空各司其职,临证处方应针对虚、实、寒、热,用升降、攻补等不同方法施治,只有各方兼顾、有所偏重,才能和其不和,实现"阴平阳秘"。

3.病机联系

中医重视人体的"气机""气化"功能,张景岳有"行医不识气,治病从何据?"之说。疑症与精神、心理因素密切相关,患者自觉痛苦多,症状繁杂多变,多疑似难辨或"无形"可辨,病位常以肝为主,涉及心、脾。"肝为五脏之贼",肝病最易延及他脏,使疑似症状百出,复杂难辨,故有"诸病多自肝来"之说。故疑难杂病在疑似难辨之际,特别是对女性患者,可从肝入手,首辨气郁,注意其化火、生风及挟痰、挟瘀的情况。疑难杂病症状繁杂多变、怪异奇特,表现有"痰"的特异性证候的,俱可从痰论治,常获良效。正如《杂病源流犀烛·痰饮源流》所说"人自初生,以至临死,皆有痰……变怪百端,故痰为诸病之源,怪病皆由痰成也",即"怪病多痰"。痰之生成,涉及外感内伤各个方面,"脾为生痰之源,肺为贮痰之器",健脾为治痰之要。治痰还须理气,气顺则津液自无停积成痰之患。疑难杂病一般病程长,迁延不愈,常引起人体脏腑经络气血瘀滞,即"久病入络"。《素问·痹论》曰:"病久入深,荣卫之行涩,经络时疏,故不通。"《医学入门》曾言:"人知百病生于气,而不知血为百病之始也。"叶天士《临证指南医案》也说:"大凡经主气,络主血,久病血瘀。"瘀血与痰浊一样,既是病理产物,又是导致多种病证的病理因素,凡疑难杂病临床上如反映"瘀血"病理特征或兼有"瘀痛",青紫瘀斑,症积肿块,"瘀热",舌青紫斑点,脉涩、结、沉、迟,出血,精神神志和感觉、运动异常等"瘀血"症状者,皆可采用活血祛瘀法。"血积既久,亦能化为痰水",故痰阻则血难行,血凝则痰易生;痰停体内,久必化瘀,瘀血内阻,久必生痰。治疗时需分清二者先后及主次关系,确定化痰与祛瘀的主从或是痰瘀并治,达"痰化瘀消,瘀去痰散"目的。毒邪性质多端,损害多个脏器,并成为影响疾病顺逆转归的决定性因素。毒邪既可从外感受,也可由内而生。外感之毒多与六淫、疠气为伍,"毒寓于邪",内生之毒是在疾病演变过程中,由脏腑功能失调,风、火、痰、瘀等病理因素所酿生,如恶性肿瘤的癌毒。对毒邪的治疗当求其因,首辨毒邪的性质,其次辨毒邪病位及兼邪,还须顾护正气。

4.经方新用

经方的特点可概括为"普、简、效、廉"。学习和运用经方一直是中医药工作者所关注和探讨的问题。运用经方辨治疑难杂病的基本原则就是必须从病证表现中辨清病变属性,从疾病演变规律中寻找内在关系,从复杂多变的症状表现中去粗取精、去伪存真,从病变证机中确定相应的治疗方药。只有重视研究经方的基础方、代表方、衍生方以及经方合方,才能更好地学好经方及用活经方以辨治诸多疑难杂病。根据张仲景设方的基本旨意,以基础方辨治疑难杂病为切入点,以代表方辨治为主导,以经方合方辨治为核心,以经方衍生方辨治为症结,进而引导运用经方辨治疑难杂病,必须对复杂多变的疾病做到有的放矢,以取得最佳治疗效果。一是运用基础方。所谓基础方就是方的基本作用点是针对病变证机而非局限在病变部位,如四逆汤是辨治所有阳虚的基础方,百合地黄汤是辨治所有脏腑阴虚的基础方,以此把经方基础方归纳为阴虚基础方、热证基础方、寒证基础方、气郁证基础方、瘀血证基础方、痰热证基础方、寒痰证基础方等。在临床中,无论是辨

徐云生
XUYUNSHENG
辨治疑难杂病经验集

治西医疑难杂病还是中医疑难杂病，都可从复杂多变的疑难杂病中分解出最基本的证型以选用基础方。二是运用代表方。所谓代表方就是方的主要作用点是针对病变部位，如泽漆汤是辨治肺热证的代表方，半夏泻心汤是辨治脾胃寒热夹虚证的代表方，风引汤是辨治肝热生风证的代表方，非此则不能取得辨治肺热证或脾胃寒热夹虚证或肝热生风证的最佳效果。以此把经方代表方归纳为肺热证代表方、肺寒证代表方、肺虚证代表方等。在临床中，无论是辨治西医疑难杂病还是中医疑难杂病，都可从复杂多变的疑难杂病中分解出最基本的脏腑病变以选用代表方，又如口腔病证可从心脾辨治、耳眼病证可从肝肾辨治、鼻腔病证可从肺卫辨治等。三是运用衍生方。所谓衍生方就是基于所学经方固定性而达到运用衍生变化经方，切合辨治诸多疑难病证并能取得良好治疗效果，达到融会贯通并能随机应变。如衍生麻黄汤既可辨治肺寒证（小青龙汤）又可辨治肺热证（麻杏石甘汤），既可辨治风寒湿证（麻黄加术汤）又可辨治风湿热证（麻杏薏甘汤），既可辨治溢饮夹热证（大青龙汤）又可辨治溢饮夹寒证（小青龙汤），既可辨治胃热贪饮证（文蛤汤）又可辨治寒热夹杂下利证（麻黄升麻汤）等，以此类推活用经方重在衍生变化，从而达到更好辨治常见病、多发病及疑难杂病的目的。四是运用经方合方。所谓经方合方就是因用一个经方的局限性而完善经方辨治病证切机性，达到运用经方之基础方与代表方、基础方合方及衍生方以辨治复杂多变的疑难杂病。如运用四逆汤辨治肺源性心脏病，兼有肺寒气逆合用麻黄汤，兼有寒痰郁滞合用赤丸，兼有热合用白虎汤，以此组方可辨治诸多疑难杂病而取得良好治疗效果。

5.多维运用

中医学是以"天人合一"的宇宙运动观、整体观、平衡观为其理论的哲学医学，是属于多维空间的复杂性科学，与自然和谐共处的医学，与宇宙运动规律相协调、与四时变化相适应、标本兼治、系统动态平衡的医学。疑难杂病病机交错，证候多变，其复杂性主要集中在寒热虚实错杂、真假及病机相反，临证要详辨虚实，分清邪正虚实的轻重缓急，抓主证，这是提高疑难杂病疗效的关键。察表知里，探局部知整体；看四时变化察六淫邪正，看七情六欲察情志损伤，看饮食运动察内损外伤。这种思维方法通过实体诊察又超越实体，从人体整体性、平衡性的运动方面来考虑，这就是辨证论治的绝妙之处。中药选择的多样性以及考虑药品的产地、加工炮制、服药时辰等，也是多维思维在临床中的应用。中医学多维性对人类医学科学的认识将是一次空前的拓展，从多维高层掌握人体整体平衡运动规律，揭示人体运动的本质规律,从中医学的角度将可能为揭开疑难杂病本质特性,为攻克癌症等疑难杂病提供有效方法。

病案分析能直观反映出医者的学识水平和医技高低。《临证指南医案》云"医道在乎识证、立法、用方,此为三大关键",分析病案的实质是确定辨证与实施论治方案。辨证是前提,是通过对感性认识的症状的辨识,上升为理性认识的病名诊断,再到理性认识的证名诊断的思考推理过程。论治是以辨证所得的概念系统为依据,概括整个治疗方案的决策推理过程,即通过去粗取精,去伪存真,由此及彼,由表及里的综合分析,得出何病何证,再以此为依据,籍证立法,以法设方,按方判药。有道是"冰冻三尺,非一日之寒",如是前后相扣,步步为营,理法方药一线贯通则思过半矣。因此,采用病案分析的方式述之,循序渐进,分层深入,则可使复杂病案脉络清晰,奎张不乱,抽丝剥茧,一目了然。

编　者

2023 年 12 月

目 录

徐云生

XUYUNSHENG

辨治疑难杂病经验集

第一章　肺系疾病

泻白止嗽散治疗顽固性咳嗽

一、顽固性咳嗽的中西医概述

顽固性咳嗽是久咳不愈超过8周,而患者无明显肺部特征的一种呼吸系统疾病。引起顽固性咳嗽的病因复杂,病程延绵,患者易出现反复发作或治疗无起色,对患者的正常生活、工作有严重的影响。临床研究发现,顽固性咳嗽患者中有10％～33％的成年患者会发展成为典型哮喘疾病,而儿童患者的哮喘发生率可高达50％～80％。

临床将引起顽固性咳嗽的病因归结为六大类,即鼻后滴漏综合征、变异性哮喘、胃食管反流、嗜酸性粒细胞性支气管炎、慢性咽炎及心源性咳嗽。顽固性咳嗽以咳嗽为临床唯一症状,以咳嗽变异性哮喘最为常见,通常患者肺部没有明显的疾病改变特点,由于临床特征缺乏特异性,所以误诊情况频发。顽固性咳嗽患者往往受到自身或医生误诊等因素影响而忽略疾病,常被认为"慢性支气管炎"而治疗。西医对顽固性咳嗽的治疗通常以止咳化痰、抗感染、改善呼吸道黏膜为主,联合多种药物治疗不良反应较多且治疗效果未见理想,往往不能彻底根除症状,并有反复发作的可能。又因诊断不清而反复进行各项检查和治疗,不仅徒增患者痛苦,并且容易增加药物不良反应发生率或引起多种并发症。

祖国医学认为,顽固性咳嗽属于"咳嗽"的范畴,是由于邪气犯肺,肺气不清、失于宣肃,而引起的久咳不止。顽固性咳嗽是一种以咳嗽为主要症状的疾病,临床虽较为常见,但治疗效果不尽理想。《素问·咳论》曰:"五脏六腑皆令人咳,非独肺也。"咳嗽的病因有外感、内伤,六淫外邪侵袭肺系引起外感咳嗽;脏腑功能失调,内邪干肺引起内伤咳嗽。无论邪从外入,或自内而发,均可引起肺失宣肃,肺气上逆作咳。如外邪从皮毛入肺引起感冒后咳嗽,经久不愈;或生气恼怒,肝火犯肺引起的咳嗽,也会经久不愈,严重影响患者身心健康,给患者及家属造成极大困扰。这两种咳嗽在日常生活中及临床上非常常见,西药治疗无显著效果,而中医采用祛风散寒,温肺止咳,或疏肝泻火,宣肃肺气,化痰止咳,或润肺止咳,疗效显著。

二、方剂的创制思路

顽固性咳嗽多为外邪犯肺后迁延失治,或脏腑气血阴阳失调,导致肺失宣降、肺气上逆所致,中医学理论将其归属于"久咳"范畴。久咳之人,多正气虚,咳嗽者当属秋冬季多,然顽固性咳嗽者无分季节,常年而咳,闻其声,观其神,究其因,辨其证,得拟此方,治之甚效。

咳嗽多因肺失宣降而起,见于多种肺系疾患,如《医学三字经·咳嗽第四》谓"咳嗽不止于肺,而亦不离乎肺也";《黄帝内经》曰"五脏六腑皆令人咳",多种疾病都有可能影响肺而发生咳嗽;又曰"邪之所凑,其气必虚",正虚则贼邪难防,正虚则抗邪无力。咳嗽易反复发生,久久不愈,故顽固性咳嗽特点之一为"虚"。邪气不除,病情迁延,久之必生郁热,然肺为娇脏,应秋令之肃杀,喜润恶燥,不胜内热。正如《医学入门·咳嗽》曰:"新咳有痰者外感,随时解散;无痰者便是火热,只宜清之……盖外感久则郁热,内伤久则火炎,俱宜开郁润燥。"故顽固性咳嗽另一特点为"热"。

肺居至高,主持诸气,体之至清轻者也。外因六淫,内因七情,肺金受伤,咳嗽而作。中医治疗顽固性咳嗽应以辨证论治为基础,各种治法相结合,才能收到较好的临床疗效。临证治疗上,常引《景岳全书》"外感之邪多有余,若实中有虚,则宜兼补以散之。内伤之病多不足,若虚中夹实,亦当兼清以润之"以指导临证辨治。而无论外感、内伤,无论寒热诸邪实或脏腑气血虚,其病理关键总在肺宣肃失常,肺气上逆,治疗上当清肺化痰,亦当宣肺止咳,使肺气得宣,则肺复清肃之令,咳嗽自止,此为"治肺";然顽固性咳嗽多属内伤咳嗽,旧病迁延,久咳必正虚,故疏表宣肺不可太过,过则大汗而气阴耗伤。久咳者祛邪不可伤正,当调节脏腑功能,方能达到宣畅肺气之目的。治肺的同时兼以健脾,取其培土生金、顾护肺气之义,此为"治脾"。故拟方泻白止嗽散加减。而临证时当详辨虚实之多少、寒热之轻重,外感与内伤,祛邪扶正,不忘肺为娇脏、喜润恶燥之生理特性,做到扶正而无留邪之弊,祛邪而不伤正,则咳嗽即止。

三、方剂的用法

顽固性咳嗽属"久咳"之范畴,其"正虚"与"郁热"的临床特点与外感咳嗽实不相同,故其治法有异。徐云生教授在中医基础理论基础上,结合临床,研究经典,自拟泻白止嗽散。此方在泻白散与止嗽散基础上加减而成,具有清泻肺热、宣肺止咳之功效,既治其标,亦顾其本,对病情迁延日久的肺热喘咳证效佳。数年喘咳患者,投以此方,服用月余,症状俱减,皆报以效佳,至今未复发。

泻白止嗽散由泻白散与止嗽散相合而成。泻白散又名"泻肺散",出自宋代钱乙《小儿药证直诀》,由桑白皮、地骨皮、甘草、粳米组成,此方肺之虚实热证皆可治之。止嗽散,出自《医学心悟》,药物组成为桔梗、炙甘草、白前、橘红、百部、紫菀。《医学心悟》云:"本方温润和平,不寒不热,既无攻击过当之虞,大有启门驱贼之势。是以客邪易散,肺气安宁。"虑及久咳之人必兼有"郁热、正虚"之特征,并"气逆、痰结"之表象,故将二者相合,以奏清泻肺热、宣肺止咳之效。本方以炙百部、紫菀为君,两者重在理肺止咳,其性温而不热,润而不腻,于新旧咳嗽均效佳。臣以桔梗、白前、炒杏仁、炒苏子有宣有降、调理肺气,地骨皮清降肺中伏火,桑白皮、黄芩、鱼腥草助以清泻肺热,浙贝母清化痰热。桑白皮用 30 g 以清泻肺热治其标,临证中热不甚者可用 20 g,以防伤及肺气;痰热明显者,鱼腥草用至 30 g,其效必佳,热象不甚者可稍减其量。肺为娇脏,喜润恶燥,咳嗽日久,肺阴亏虚,肺阴不足,失于滋润,肺中乏津,亦令作咳,故本方加入甘润益气之品,补脾之法宜清淡,不宜温而太过,过于滋腻、过于温补则阴更伤,过于补脾则脾胃呆滞,又脾虚则湿从内生,湿郁而易化热,湿热之邪宜清化淡渗,不宜过燥。故佐之以茯苓、陈皮健脾益气,芦根、丹皮凉血生津,牛蒡子利咽消肿,使脾胃调和以扶肺气,取其"培土生金"之义;甘草调和诸药。全方宣、降、清、润、寒、温并用,使肺气宣发、肃降恢复正常,郁热得解,咳嗽得愈。

四、医案举隅

医案 1:

患者李某,女,48岁,绝经6年,2016 年 12 月 13 日因反复咳嗽就诊。患慢性支气管炎 5 年有余,1 周前因外感风寒急性发作,自服枇杷叶止咳合剂,效不显。现症见:阵咳,有痰,质黏稠,难咳出,伴咽干咽痒,胸闷气短,无恶寒,时有汗出。纳眠尚可,二便调。舌红苔白腻,边有齿痕,脉滑数。2年前曾患亚急性甲状腺炎,中药调理后好转,后未再复查甲功。此患者素有咳嗽病史,此次因外感咳嗽加重,前来就诊。

西医诊断:慢性支气管炎急性发作。

中医诊断:咳嗽。

治法:清热化痰,宣肺止咳。

处方:泻白止嗽散加减。

桑白皮30 g,地骨皮20 g,炒杏仁12 g,浙贝母12 g,炙百部15 g,白前15 g,炒苏子20 g,茯苓15 g,陈皮15 g,丹皮18 g,芦根20 g,桔梗15 g,紫菀15 g,黄芩15 g,炒牛蒡子15 g,鱼腥草20 g,甘草6 g,粳米30 g。6剂,水煎服,日一剂。

2016年12月21日二诊。患者服药后自述咳嗽较前减轻,黏痰减少,睡眠改善。现症见:阵发性咳嗽,咳痰,量少色白质黏,时有咽干咽痒,夜间甚,伴气短。舌红苔白厚,边有齿痕,脉滑数。夜间咳甚为阴虚所致,气逆上冲,降逆之力不足,故上方改芦根30 g、炒苏子30 g,加枇杷叶20 g、前胡12 g、款冬花15 g、辛夷(包煎)12 g。6剂,水煎服,日一剂。

2016年12月28日三诊。患者咳嗽咳痰、咽干咽痒均好转,自觉服药后食欲渐佳。现症见:偶有咳嗽,痰量少质黏,流清涕。纳眠可,二便调。舌红苔白腻,边有齿痕,脉弦。故将上方茯苓加量至18 g以加大健脾祛湿之力,去牛蒡子。

继服一周后愈。

分析:患者素有咳嗽病史1年有余,此次因外感风寒加重。风寒之邪内犯于肺,肺气失宣而上逆,则见咳嗽;肺失宣降,津聚为痰,则见咳痰;肺宣肃失职,津液不布,故见痰质黏难咳;肺气不利、滞留胸中,加之久咳伤肺,肺气素虚,则见胸闷气短;舌脉俱为表实之象。《医学心悟》曰:"是以客邪易散,肺气安宁。"治之之法,当重在清热化痰,宣肺止咳,方选泻白止嗽散加减。二诊效显,但仍见咳嗽,咽干咽痒,痰少,故加重芦根、苏子用量,并加枇杷叶、前胡、款冬花、辛夷以止咳化痰。三诊咳嗽好转,茯苓加量以增培土之力,咽干咽痒症状已完全缓解,故去牛蒡子。

❀ **医案2:**

患者吴某,女,60岁,2018年10月3日初诊。咳嗽20余天,自服止咳药物,无效,延此寻治,于诊室候时便听咳声阵阵、喉间不利,询之知既往慢性支气管炎多年,久治不愈,逢时自发,此次因外感寒邪,20余日不治。现咳声阵阵,伴痰黏色白,咳不出,夜间咳甚,甚时小便不固,因咳不能寐。此为邪踞胸中,为气为痰,咳声时剧,知虽久咳,正气未虚。舌红,中有裂纹,苔微黄,脉滑。

西医诊断:慢性支气管炎急性发作。

中医诊断:咳嗽。

治法:清热涤痰,止咳平喘。

处方:桑白皮汤合止嗽散加减。

桑白皮 30 g,炒杏仁 12 g,丹皮 15 g,黄芩 12 g,鱼腥草 30 g,桔梗 15 g,芦根 20 g,浙贝母 15 g,炒苏子 30 g,炙百部 15 g,紫菀 15 g,款冬花 15 g,川芎 15 g,半夏 12 g,甘草 6 g,炒牛蒡子 15 g。6 剂,水煎服,日一剂,后又连服一周。

2018 年 10 月 17 日二诊。患者服药平妥,咳嗽渐轻,咳声渐少。现症见:阵发性咳嗽,夜间咳甚,咳痰,色白,难咳,伴咽痒,头痛。纳差,腹胀不欲食,此咳气上逆,扰胸中胃气,脾胃虚弱之人较甚。《黄帝内经》云百病皆生于气,故当加强补气、理气之力,将上方加党参 15 g、炒白术 15 g、苏叶 15 g、厚朴 12 g、地骨皮 15 g、鸡内金 15 g,改芦根 30 g,健脾气、理胃气、宣肺气,随症加减,使胸中之气畅达。上方 6 剂,水煎服,日一剂。

2018 年 10 月 24 日三诊。日夜服药 6 次,患者咳嗽明显减轻,现偶有咳嗽,咳痰,难咳,色白质黏,口中黏腻,夜间偶有腹胀,则气机尚未畅达,仍需加大行气力度,上方改半夏 15 g,加柴胡 9 g、香附 12 g、白术 15 g、海螵蛸 20 g。

分析:患者因外感风寒,风寒之邪内犯于肺,肺气失宣而上逆,而见咳嗽。肺为气之主,司宣发肃降,肾为气之根,主摄纳肺吸入之清气,咳实在上者治之肺,虚在下者治之肾。此患者咳声频而实,痰白而黏,苔黄脉滑,俱为肺实之征,当宣肺清肺,理气祛痰。迁延日久,入里化热,当清热化痰、止咳平喘,宣清并用。方中桑白皮平喘咳,苏子降肺气,黄芩清肺热,鱼腥草消痰痈,炒杏仁肃降肺气,合桔梗、牛蒡子宣肺利咽,使宣降有序,气机顺畅。

调肝法治疗顽固性咳嗽之"肝咳"

《素问·咳论》曰:"五脏六腑皆令人咳,非独肺也。"肝气犯肺而咳者名之"肝咳",在临床上亦不少见,反复使用宣肺止咳化痰法也不能去其根。近贤秦伯未先生提出"治肺止咳,佐以调肝",通过辨证分析,临床运用疏肝理气法往往获得良效。

孙思邈在《备急千金要方》俱谓咳有十种,即风咳、寒咳、支咳、肝咳、心咳、脾咳、肺咳、肾咳、胆咳及厥阴咳。肝咳者,《素问·咳论》描述了其相关症状"肝咳之状,咳而两胁下痛,甚则不可以转,转则两胠下满",同时还可伴急躁易怒,心烦口苦,咽干目眩,心情抑郁,头昏头胀,失眠多梦等症状。有时肝咳的临床表现也不仅局限于此,临证应抽丝剥茧,仔细分析,切中病机。

一、病机概述

顽固性咳嗽的病位主要在肺,肝咳者其源于肝,主要病机为肝火犯肺、肺气上逆。肝为风木之脏,主疏泄;肺主气,司呼吸,为五脏之华盖,其性宣发肃降。若肝失疏泄,肝气郁结,滞而不通,失其疏泄条达,则影响肺的宣降功能,导致肺气上逆而咳嗽;肝气郁结久则化火,气火上逆犯肺,循经灼伤肺阴,木火刑金,则咳嗽不已;肝火素旺之人,若外感风热,或情志失调,常内外相引而发病;气机升降失常,津液输布障碍,则停聚为痰为饮,痰阻脉道不利,气机郁滞,血行不畅则为瘀阻,导致肺脏枢机不利,肺气受阻,逆而作咳。另有禀赋薄弱,或劳欲久病,或温邪耗伤气阴,真阴亏虚,肝之阴血不足,则虚火内生,上犯肺金,引起咳喘;若素体肝阴亏虚,血燥生风,阴虚风动,也可犯肺而干咳不止。

二、辨治思路

中医治疗疾病强调辨证论治,辨证的准确性是疗效的关键。"为治之道,贵在求通",肝气以升发为宜,肺气以肃降为顺,相互制约,相互为用,升降协调。故肝咳者不仅治肺,重在治肝,因其病因各异,兼证不一,故治疗当分虚实。实则首调肝气,虚则养阴柔肝,若肝气得畅,肝体得养,则诸证可除;若见咳止咳,见痰化痰,此治其标,而本不得治也。

三、医案举隅

医案1:

患者韩某,女,60岁,2016年10月12日初诊。患者多年支气管炎不愈,咳嗽、少痰,遇刺激物即发,服用多种止咳药物均未奏效;2年前无明显诱因出现右胁下疼痛,弯腰及受凉后加重,咳嗽亦较前频发。现患者阵发性咳嗽,说话时加重,伴咽痒,无咳痰,右胁下胀痛。舌红,边有齿痕,中间无苔,微黄,脉弦。

西医诊断:慢性支气管炎急性发作。

中医诊断:咳嗽。

治法:疏肝解郁,理气健脾。

处方:柴胡疏肝散加减。

柴胡12 g,香附15 g,赤芍20 g,白芍20 g,茯苓20 g,青皮15 g,陈皮15 g,半夏12 g,炒苏子18 g,木香15 g,炒枳壳15 g,桑白皮18 g,丹皮15 g,佛手15 g,甘草6 g。6剂,水煎服,日一剂。

2017年4月19日二诊。患者服药后咳嗽渐轻,然右胁下仍疼痛,受寒后加重,且喜温喜按,可自行缓解。咳嗽有痰,色白易咳。上方降逆祛痰之力尚轻,改桑白皮30 g、炒苏子30 g,此次咳嗽遇寒而发,故当温经散寒、活血化瘀,加白前15 g、元胡20 g、干姜6 g、川芎18 g、桂枝9 g。6剂,水煎服,日一剂。

2017年4月26日三诊。患者服药后咳嗽缓解,痰少。现右胁下疼痛多有缓解,遇冷时诱发,伴咽干,上方加炒牛蒡子12 g、炙百部12 g、芦根20 g、紫菀15 g,改干姜9 g。

患者服用6剂后,效甚佳,诸证缓解,继服6剂,诸证皆除。

分析:患者支气管炎病史多年,现胁下胀痛,咳嗽剧烈,胁下位属肝胆,此肝郁脾虚所致之"肝咳"。于新旧而言,胁下胀痛为新发,咳嗽为旧病;于虚实而言,久咳致虚,而胁痛为实。治疗上当分清轻重缓急,先治其新病,兼顾其本病,故拟柴胡疏肝散加减,以疏肝解郁,理气健脾,并佐以苏子、桑皮、半夏等降气止咳化痰之品。"五脏六腑皆令人咳,非独肺也",五行中互有乘侮,木火可刑金,肝气犯肺亦可致咳,故当疏其肝,理其气,复固其本,自然解矣。

❀ 医案2:

患者王某,女,51岁,2016年3月9日初诊。患者自述半月前因感冒出现咽干咽痛,有痰,痰质黏、色黄、易咳,偶咳嗽。未行特殊治疗。现症见:咽部异物感,咽干咽痛,伴口干口渴,偶憋闷气短。纳可,眠差,入睡困难,二便调。舌红苔白少津,脉弦涩。

西医诊断:慢性支气管炎急性发作。

中医诊断:咳嗽。

治法:疏肝理气,降逆化痰。

处方:柴胡疏肝散合半夏厚朴汤加减。

柴胡 12 g,赤芍 18 g,白芍 18 g,茯苓 20 g,陈皮 15 g,郁金 20 g,川芎 18 g,桃仁 12 g,红花 12 g,炒白术 20 g,炒牛蒡子 15 g,葛根 18 g,姜黄 15 g,桂枝 12 g,半夏 12 g,鸡血藤 30 g,玄参 12 g,知母 12 g,天花粉 20 g,桑白皮 20 g,厚朴 9 g,苏叶 12 g,甘草 6 g,百合 20 g,当归 9 g。6 剂,水煎服,日一剂。

2016 年 3 月 16 日二诊。患者服药平妥,现症见:咽干痛,口干口渴,乏力,余无明显不适。纳可,眠差,入睡困难。大便质稀,日 4～5 行,小便频,日 8～9 次。舌暗红苔白,脉弦。此为脾虚湿盛所致,故加大健脾祛湿之力,上方改炒白术 30 g、茯苓 30 g,加炒山药 50 g、薏苡仁 20 g、木瓜 20 g。

服用 6 剂后患者自觉诸症减轻,未再服用;数月后因咽炎加重,复来就诊。

2016 年 12 月 21 日三诊。现症见:咽干,有痰,不易咳,伴口干口渴,手麻,右足发凉,伴头晕,恶心,偶有心慌,自觉腹部有气体游走窜动。纳可,眠差,入睡困难,需安眠药助眠。小便频,日 6～7 次,大便调。舌红苔黄厚少津,脉弦。患者手麻、右足发凉,自觉腹部有气体游窜,考虑气滞血瘀所致,当活血化瘀、安神助眠,故 3 月 16 日方加丹皮 18 g、黄芩 15 g、当归 15 g、炒枣仁 30 g。6 剂,水煎服,日一剂。

2016 年 12 月 28 日四诊。患者服药后咽干,手麻及腹部气体游走窜动症状改善。患者自述近一年体重减轻 10 kg 左右。现症见:咽干,痰黏稠易咳,恶心,汗出,易急躁,左手麻木,手足发凉,偶有头晕。纳可,眠差,入睡困难。小便频多,大便质稀,日 3～4 行。舌红苔黄厚,脉弦。故上方加芦根 20 g、炒杏仁 9 g、香附 15 g,改当归 9 g、桑白皮 30 g。6 剂,水煎服,日一剂。

2017 年 1 月 5 日五诊。患者服药后手麻木、入睡困难减轻。现症见:咽干咽痛,咽部有痰,色白质黏易咳,伴腹部胀气,手足发凉,头晕恶心,易急躁。颈部不适。纳可,眠一般。小便时略感灼热,尿频,大便可,日 2～3 行。舌脉不详。上方加炒苏子 20 g,再服 6 剂后,诸证消。

分析:气为百病之首,百病生于气。患者因外感风燥、气机不利致病,燥邪犯肺,伤及津液,故可见一派肺气不利、津液亏虚表现,如咳嗽,咽部、口鼻、眼部失于濡养等症状;津亏日久则生内热,见舌红、苔黄等内热之象,故治疗当以疏肝理气、降逆化痰、滋阴清热为主。气为血之帅,气滞则血停,易成瘀血,故当兼以活血化瘀,先安未受邪之地。本方因其变证百出,故反复修正,终得其法。

第二章 心系疾病

养心方与化瘀宁心汤治疗快速性心律失常

心律失常是指心脏冲动的起源、频率、节律、传导速度和传导顺序的异常,临床主要通过心电图、动态心电图及运动负荷试验所捕捉到的心律失常结合患者有无确定的基础心脏疾患来进行诊断。按照心律失常发生时心率的快慢,可将其分为快速性心律失常与缓慢性心律失常两大类:心脏起搏点在窦房结或窦房结以外,心室率大于 100 次/分的心律失常,称为"快速性心律失常"。广义上,快速性心律失常分为两类,即室上性心律失常和室性心律失常,临床中常见的有窦性心动过速、房性期前收缩、房颤、室性期前收缩、阵发性室上性心动过速等。目前其发病基础主要是自律性增高、触发性活动与机械-电反馈。快速性心律失常是临床上最常遇到的一种心律失常。国内相关研究发现,通过动态心电图在普通人群中筛查出快速性心律失常的发病率高达 40%～75%。

一、快速性心律失常的病因病机

快速性心律失常的病因机制复杂,除了与心脏本身的因素有很大关系以外,往往机体的其他因素也能诱发引起心律失常或者触发心脏的基础病变而发生快速性心律失常。其发病原因主要分为生理性和病理性原因,生理性原因往往为一过性,多为饮食因素、突然剧烈运动或情绪激动、睡眠等原因所导致,一般解除诱因或者平静后能够自行缓解,一般情况下无须做处理。病理性原因相对来说比较复杂,影响因素较多,主要有以下几类:心血管系统类疾病,包括冠心病、风湿性心脏病、心肌炎等各种类型的心脏病均可见到快速性心律失常的发生,除了器质性心脏病外,一些功能性的心脏病

徐云生
XUYUNSHENG
辨治疑难杂病经验集

也可见到快速性心律失常的发生；电解质紊乱也会导致快速性心律失常的发生，如血钠、血钾、血氯、血镁的异常；内分泌系统类疾病也是导致心律失常发生的重要原因，如垂体功能障碍、甲状腺功能异常、嗜铬细胞瘤等疾病；代谢性疾病也能引起心脏自律功能异常，如恶病质、发热、血糖偏低等；某些药物也是造成心律失常的常见原因，如米力农、去甲肾上腺素、多巴胺、洋地黄类药物等；理化因素的影响也能诱发快速性心律失常，如冷冻、电击、淹溺等。随着分子生物学及细胞电生理学在心血管研究领域的普遍应用，快速性心律失常的发病机制目前从分子基础及细胞电生理角度有多个说法和解释，有研究发现，心脏的各层心肌细胞的电生理特性是不尽相同的，都有着独特性，而快速性心律失常的发作和心肌细胞每层的电生理特性都有着密不可分的关系。除此之外，还有研究者从心脏的触发机制、折返及调变的平行收缩及自律性的变异增高、正常或者异常的解剖结构等方面来解释快速性心律失常的发病机制。目前，研究中常见的几个机制包括：

1.跨膜复极离散度增大是快速性心律失常的发生机制

有研究表明，跨膜离散度的增大主要是因为各层心肌细胞在复极方面的不均一性。当心肌处在电解质异常、缺血等病理作用的状态下或者心肌肥厚、心力衰竭等相关疾病的影响下，会进一步加重它的不均一性，导致跨膜离散度的进一步增大，从而诱发多种类型的快速性心律失常。在一个心动周期过程中，心肌细胞的中层 M 细胞复极时间最长，这就与心外膜肌、心内膜肌形成了复极差，这种复极差的异常加大直接导致跨膜复极离散度的增大。在应激状态下，交感-肾上腺髓质系统兴奋性增高，儿茶酚胺分泌增多，从而加重心肌细胞复极的不均一性；同时有研究指出，分布于三层心肌细胞中的离子电流分布也不均一，其中主要包括心肌细胞缓慢激活延迟整流钾电流和瞬时外向钾电流，两者是跨膜离散度产生和增大的离子电流基础。

2.折返机制是快速性心律失常发生的机制

有相关动物实验研究表明，2 相的折返可能是心肌的再灌注心律失常发生的机制，而跨膜离散度的增大是 2 相折返的条件基础，当跨膜离散度增大到一定的程度，在很大程度上会诱发 2 相折返从而发生快速性心律失常。其中与 2 相折返有关的疾病多见于心脏结构正常的心室颤动、心源性猝死及室上性心动过速等。一般情况下，折返激动主要包括解剖上的折返环和功能上的折返环，两种传导途径常同时存在，并有闭合环的形成，传导的时间足够长,能够让单向传导阻滞的径路不应期得以恢复其应激性。

3.离子通道电流与快速性心律失常发生的关系

心肌细胞中常见的离子通道主要有钾离子通道、钙离子通道和钠离子通道。因为2相折返与跨膜离散度的形成基础均来源于动作电位的变化,因此探析离子通道及各通道各离子的电流跨膜运动情况,是从更深的层面即心肌细胞的电生理层面来认识快速性心律失常发生的机制。有实验研究表明,在缺血、缺氧的状态下,大鼠的心室肌细胞的钠离子电流密度上调,导致了钠离子的超载,且通过钠钙泵的运作,引起细胞内钙离子浓度的增高,从而导致心律失常的发生。钾离子在心肌复极时是最关键的外向电流,其中包括快速激活延迟整流钾电流、短暂外向钾电流、慢激活延迟整流钾电流等,均参与心肌细胞的电生理活动。经相关实验研究发现,其中内向整流钾电流因参与心肌细胞静息膜电位的形成,这个离子通道发生异常均可诱发房颤或者诱导长QT综合征的发生,进而参与心律失常的发生及发展。钙离子电流通道对心肌的动作电位影响十分明显,是动作电位平台期的主要内向电流。其中最主要的是L型钙离子通道,有相关实验研究表明,某些因素影响到L型钙离子通道,导致其电流密度下降,将会诱发心力衰竭并伴发心律失常。

4.缝隙连接通道与快速性心律失常的关系

研究发现,缝隙蛋白作为介导细胞和小分子信号物质交换的跨膜通道,在维持心肌细胞的通信功能、电信号的传导以及正常的心肌收缩中起着关键的作用,其中作为心室肌细胞中的主要连接蛋白,其分布、结构以及数量的异常都能导致心肌电活动的异常,从而诱发心律失常。相关实验表明,心肌持续的缺血或导致缝隙连接的关闭,影响细胞间的电偶联,使电传导的速度和方向发生紊乱,进而易在心室内发生传导的异常及折返性心律失常。快速性心律失常的发生往往多见于一些继发性的疾病过程中,多种病理因素相互作用,导致多种机制同时发生,使电生理活动失去协调,自律性、传导性发生异常,心肌的正常收缩舒张功能运动发生障碍,导致心脏血流动力学的改变,进而加重或者诱发多种疾病。从机制中探讨其发生的原因,能够为其治疗提供可靠的依据。

目前在临床上针对快速性心律失常的治疗中,西医主要是以抗心律失常药物为主,临床上治疗快速性心律失常的手段主要有药物、射频消融、心脏神经干预等。非药物疗法可在一定程度上根治某些类型的快速性心律失常,但因其使用范围窄、操作技术高、价格昂贵等原因尚不适于广泛应用。药物治疗主要有Ⅰ类钠通道阻滞药,其中有A、B、C三个亚类;Ⅱ类β肾上腺素受体阻滞药;Ⅲ类选择性延长复极过程的药;Ⅳ类钙拮抗药。ⅠA、Ⅲ类药物对室上性心律失常的疗效较好,ⅠB、ⅠC类药物对室性心律失常疗效较好,Ⅳ类药物对房室折返性心动过速效果明显。近几年,随着对心脏电生理及离子通道基因方面研究的不断深入,一些新药如胺碘酮的衍生物决奈达隆、塞利隆等被研发应用,这虽在一定程度上为心律失常的治疗提供了一定的帮助,但这些抗心律失常药物都存在一定的致心律失常作用,一些药物的起效剂量与中毒剂量非常接近,不良反应大,近年来其近、远期疗效也受到了循证医学的质疑。对于快速性心律失常的治疗,主要需要根据患者的临床表现症状及发病的病因机制,进行综合治疗,以抗心律失常药物为基础,结合有效的非药物治疗手段。对于一些易导致恶性快速性心律失常的类型,在做好监测的同时要积极地进行治疗,避免出现晕厥、猝死等危急状况。随着现代医学不断深入的研究探索,更多的发病机制将不断被发现,治疗手段和检测方式也将不断改善,并具有专一性和精确性。依据患者个体化的发病特点选择治疗方案将使患者收获最大的效益,也能在一定程度上提高患者的生活质量。

二、中医对快速性心律失常的认识

快速性心律失常属中医学"怔忡""心动悸""心悸"等范畴。患者心悸发作时会伴有气短、胸闷,甚至伴有眩晕、喘促、晕厥等表现,脉或数或迟,节律不齐,多为快速性心律失常之脉象。"心悸"病名首见于汉代张仲景《金匮要略》和《伤寒论》,称之为"心动悸""心下悸""心中悸"及"惊悸"等。关于病因病机,《素问·平人气象论》曰:"左乳下……其动应衣,宗气泄也。"《金匮要略》提出基本治则,并以炙甘草汤等为治疗心悸常用方剂。心悸包括惊悸和怔忡,是指患者自觉心中悸动、惊惕不安,甚则不能自主的一种病症。汉代张仲景《伤寒论》将其定义为"惊""悸":"寸口脉动而弱,动则为惊,弱则为悸。"张仲景将心悸的病因分为外感和内伤两方面。《伤寒论》中心悸多因外感病证失治误治而成。如太阳病"脉浮数者,法当汗出而愈。若下之,身重心悸者,不可发汗,当自汗出乃解";"发汗过多,其人叉手自冒心,心下悸欲得按者,桂枝甘草汤主之"。因误下或过汗而致阳气耗伤,心无所主,血虚不能养心,故发为心下悸。在外感致"悸"中,张仲景认为,其病机为气津损伤。

隋代巢元方所著《诸病源候论》对于心悸的病因病机较前代医家有了更丰富的认识。总结其病因则大致分为外感风邪、劳倦损伤、伤寒后误汗误下、服食不当、脚气病久、虚劳、金创失血过多、产后气血虚弱等。而病机则又分为心气虚与心血虚,如《诸病源候论·虚劳诸病候上·虚劳惊悸候》。《备急千金要方》将心悸分为因虚而悸、因寒而悸、因热而悸三类。元代朱丹溪在《丹溪心法·惊悸怔忡》云"怔忡者血虚,怔忡无时,血少者多",认为心悸离不开虚、痰,古代医家对心悸的认识为虚证见多。

徐云生教授在古代医家认识基础上结合多年临床经验发现,心悸病机以"虚"为主,病位主要在心、肝,与肺密切相关。心主血脉,藏神,心脏的搏动主要依赖心气的推动和调控作用。心气充沛,心阴与心阳协调,则心脏搏动有力、频率适中、节律一致。若心气不足,则心脏搏动无力;心阴不足则心脏搏动过快而无力;心阳不足则心脏搏动迟缓而无力。肝的主要生理功能是主疏泄和主藏血,"肝藏血,心行之"。心血充盈,心气旺盛,则血行正常,肝有所藏;肝藏血充足,疏泄有度,随人体生理需求进行血量调节,也有利于心行血机能的正常进行。肝藏血不足则心血不足,心气亏虚,发为惊悸。血液的正常运行依赖心气的推动,亦有赖于肺气的辅助。肺朝百脉,助心行血,是血液正常运行的必要条件。积于胸中的宗气是联结心之搏动和肺之呼吸的中心环节。若肺气虚弱,宗气化生不足或行血无力或肺失宣肃可导致心的功能失调,引发心悸。心悸作为一种症状,现代医学认为多种疾病如甲状腺功能亢进症、嗜铬细胞瘤、窦性心动过速、阵发性室上性心动过速、高度房室传导阻滞、病态窦房结综合征、冠心病、高血压性心脏病等均可以出现心悸。徐云生教授在临床诊治心悸患者过程中发现心悸主要病机分虚实,虚者为气阴两虚,实者为瘀阻心脉,根据临床表现不同分为气阴两虚为主、瘀阻心脉为主和气阴两虚兼瘀阻心脉。瘀阻心脉可以是瘀血,或痰瘀、水湿阻滞心脉造成心悸。

治疗上,病机以虚性为主的用自拟养心方加减每获良效。

养心方组成:麦冬 20 g,人参 12 g,五味子 9 g,柴胡 9 g,香附 12 g,川芎 18 g,丹参 20 g,茯苓 15 g,赤芍 18 g,白芍 18 g。本方由生脉散合柴胡疏肝散加减而来。生脉散出自《医学启源》,由麦门冬、五味子、人参组成,其中人参补肺气、生津液,麦门冬养阴清肺生津,五味子敛阴止汗,三药合用共奏补益肺气、养阴生津之效,对于气阴两虚引起的心悸效果良好。现代药理研究表明,该方可提高心肌对缺氧的耐受性,使缺血的心肌以最经济的方式发挥作用。柴胡疏肝散出自《医学统旨》，为疏肝理气之代表方剂，主要功能是调气疏肝，解郁散结。方中柴胡疏肝解郁，调理气机为主药；香附、芍药助柴胡和肝解郁，陈皮、枳壳行气导滞，共为方中辅药；川芎理气活血止痛，为方中佐药；炙甘草和中，调和诸药，为使药。诸药合用，具疏肝行气，活血止痛之功效。养心方由生脉散、柴胡疏肝散加丹参、茯苓而成。丹参活血祛瘀，茯苓养心安神，多用于心神不安、心悸。

病机以实性为主的心悸用自拟化瘀宁心汤临床随症加减。

化瘀宁心汤组成：丹皮 18 g，炒山栀 9 g，柴胡 9 g，香附 12 g，赤芍 18 g，白芍 18 g，茯苓 20 g，枸杞 15 g，黄连 20 g，丹参 30 g，泽兰 30 g，川牛膝 30 g，怀牛膝 30 g，郁金 15 g，甘草 6 g。本方化裁自柴胡疏肝散，在此基础上加用理气活血清热之品，肝气疏则气血运行顺畅；加用黄连清三焦之瘀阻化热，气血运行顺畅则瘀阻心脉可除。

三、医案举隅

❀ 医案 1：

患者李某，女，64 岁。首诊：胸闷、心悸、憋喘半年余。患者胸闷憋喘，气短乏力，行走及活动后加重。近日感症状明显。类风湿、颈椎病史 10 余年，右侧髋部及右下肢疼痛，活动后加重，疼痛呈持续性，与天气变化关系不大，与情志关系密切。右下肢水肿，肿至膝盖，双手肿，不能握固，双小腿夜间易抽筋。平时畏寒，平日常感胃部不适，食用粗粮后感反酸烧心，吞咽时感胃脘部有阻塞感。双眼干痒、疼痛，迎风流泪，视物不清，曾被诊断为"干眼症"，外用玻璃酸钠滴眼，效果不佳。健忘、耳鸣、口干。纳可，眠差，入睡困难、多梦，小便频，大便干。舌淡苔薄白，脉弦涩。

方药：党参 30 g，麦冬 20 g，五味子 9 g，黄精 30 g，瓜蒌 18 g，薤白 15 g，川芎 18 g，红景天 30 g，当归 12 g，柴胡 12 g，香附 15 g，葛根 20 g，丹参 20 g，赤芍 18 g，白芍 18 g，郁金 18 g，檀香 9 g，砂仁 9 g，茯苓 15 g，桃仁 12 g，红花 12 g，海螵蛸 20 g，生白术 20 g，甘草 6 g。

二诊，病史同前。现心悸好转，仍有胸闷、憋喘、周身乏力症状，脸面、双手浮肿，夜尿每日 2 次，健忘，耳鸣，咽、口干。纳可，眠浅，二便调。舌红苔黄厚，边有齿痕，脉缓。方药：上方改茯苓 30 g、生白术 30 g，加益母草 30 g、泽泻 15 g、车前子（包煎）15 g。

三诊，病史同前。现双腿乏力，胸闷、憋喘好转，活动后仍有，偶有反酸，排便后缓解,口干,晨起面、眼睑浮肿,活动后缓解,健忘,耳鸣。纳眠可,夜尿每日 2 次,大便调。舌红苔黄腻,边有齿痕,脉细涩。方药:上方改丹参 30 g,加生黄芪 30 g、怀牛膝 30 g、川牛膝 30 g。

四诊,病史同前。现胸闷、憋喘好转,饭后腹胀,排便后缓解,偶有头部一过性抖动,可自行缓解。纳眠可,夜尿次数服药后减少,1 次/夜,大便调,睡眠好转。舌红苔黄厚,边有齿痕,脉弦涩。方药:上方改生黄芪 45 g、泽泻 20 g,加泽兰 20 g。

分析:患者患慢性疾病多年,久病及肾,肾气亏虚,精血不足,故健忘、耳鸣、口干。肾阴亏虚,心肾不交则睡眠差;肾阳亏虚则不能温化水液,造成水肿;心火不能下降于肾,肾水不能上济于心,心主血脉功能失常则出现心悸、胸闷、憋喘。肝郁或肝失疏泄,气滞血瘀,心气失畅,脾胃虚弱,气血乏源,宗气不行,血脉滞留,气血不能上荣于心则症状加重。肝郁而伤脾,出现胃脘部不适感。而本病迁延难愈,气虚则血行无力,以致"久病多瘀"。老年患者,阳微阴弦,久病伤其气阴,气血运行不畅,心血瘀阻,从而导致胸痹心痛。方选养心汤加黄精、瓜蒌、薤白、红景天、当归、郁金、檀香、砂仁、桃仁、红花、海螵蛸、生白术、甘草。其中黄精补气养阴,健脾润肺益肾;红景天、白术补气;檀香、薤白、瓜蒌、郁金、砂仁行气温中,和胃止痛;红花、桃仁活血祛瘀止痛;海螵蛸制酸止痛。二诊时,患者胸闷、乏力,脸面、双手浮肿,夜尿频。上方加大茯苓、生白术用量,茯苓甘淡而平,利水渗湿;以白术健脾燥湿,助茯苓以培土制水。加泽泻利水渗湿又兼泄热;车前子清热利尿,渗湿止泻,明目;益母草活血调经,利水消肿。三诊时患者以乏力、憋喘为主要症状,上方加大丹参用量,以活血祛瘀,通经止痛,清心除烦。加生黄芪,其性甘温,大补肺脾元气,能固护肌表,又可利水消肿,生津养血;怀川牛膝逐瘀通经,补肝肾,强筋骨,利尿通淋又能引血下行。四诊时,患者仍有胸闷、乏力等症,上方加大生黄芪用量,以补气升阳,利水消肿,生津养血,行滞通痹;加泽兰利水消肿,又兼有活血化瘀之功效。

➢ 医案 2:

患者杜某,女,48 岁。首诊:心慌 20 余年,加重 1 年,平素多汗、乏力、易急躁、口干。现心慌,为阵发性,活动及饮食后加重,发作时偶有胸闷、头晕。后背发胀,颈部僵硬。血压波动大,为 100/60～160/90 mmHg(1 mmHg≈0.133 kPa),频发前额部头痛,痛连眉骨,服氨基比林咖啡因片缓解。偶有反酸,自述胃炎病史。纳可,眠浅易醒,二便调。舌红苔白腻,脉弦。

方药：柴胡 12 g，香附 15 g，赤芍 18 g，白芍 18 g，郁金 15 g，远志 15 g，茯苓 18 g，炒白术 18 g，党参 30 g，黄精 30 g，麦冬 18 g，五味子 9 g，川芎 18 g，半夏 12 g，陈皮 15 g，海螵蛸 20 g，鸡内金 15 g，桂枝 15 g，生龙牡各 30 g，炙甘草 12 g，熟地 15 g，当归 12 g，菊花 15 g。

二诊：诸症好转，现偶有心慌，纳眠可，二便调。上方继服。

分析：患者平素多汗、乏力，素体气虚，心气不足，口干，津液亏虚，阴血不足，气阴两虚，心慌、胸闷，加之急躁易怒，肝阳上亢，故头痛、血压升高。气血两亏，不能上荣于头面，故头目眩晕；血不养心，则心悸怔忡；气血不足，不通则痛，故后背发胀，颈部僵硬；肝气犯脾，脾胃虚弱，故出现胃炎、反酸。因此，该患者证属肝郁气滞，气阴两虚。治宜疏肝解郁，益气养阴，方选养心汤加郁金、远志、炒白术、党参、黄精、半夏、陈皮、海螵蛸、鸡内金、桂枝、炙甘草、熟地、当归、菊花。方中党参甘平，健脾益肺，养血生津；熟地补血滋阴；白术补气健脾；炙甘草甘平，配桂枝以辛甘化阳，合白术以益气健脾；当归补血和血；茯苓健脾养心；川芎味辛气温，入肝胆经，能行气活血、开郁止痛，使补而不滞；柴胡苦辛微寒，归肝胆经，功擅条达肝气而疏郁结；香附微苦辛平，长于疏肝行气止痛；川芎、香附共助柴胡疏肝解郁，且有行气止痛之效；陈皮理气行滞而和胃；白芍养血柔肝，缓急止痛，与柴胡相伍，养肝之体，利肝之用，且防诸辛香之品耗伤气血；半夏燥湿化痰；郁金行气解郁，活血止痛，清心凉血；赤芍清热凉血，散瘀止痛；菊花清热解毒，平抑肝阳，清肝明目；麦冬甘寒养阴，清热生津；五味子酸收，配麦冬收敛阴津，配党参补固正气；黄精补气养阴，健脾益肾；患者眠浅易醒，方中加入龙骨、牡蛎重镇潜敛，以安心神；远志安神益智，交通心肾；患者有胃炎病史，故加入海螵蛸味咸而涩，制酸止痛；鸡内金消食化积，健运脾胃。二诊诸症好转，效不更方。

医案 3：

患者董某，男，55 岁。首诊：心悸、心慌 2 个月余。现心悸、心慌，怕热，盗汗，白天汗多，偶有手麻。纳可，眠差，入睡困难，易醒，醒后易寐。二便调。舌红苔黄厚腻，脉弦涩。既往高血压 10 余年，现服用酒石酸美托洛尔片（每次 1 片，每日 1 次）、苯磺酸氨氯地平片（每次 1 片，每日 1 次）；痛风 10 余年，现服用非布司他片（每次 1 片，每日 1 次）。首诊日查尿酸值为 358.8 μmoL/L；1 年前查得血糖为 8.1 mmol/L，未服药，现空腹血糖为 7.8 mmol/L。

方药：丹皮 18 g，炒山栀 9 g，柴胡 9 g，香附 12 g，赤芍 18 g，白芍 18 g，茯

苓 20 g,枸杞 15 g,菊花 15 g,川连 20 g,天花粉 20 g,葛根 20 g,丹参 30 g,泽泻 30 g,泽兰 30 g,川牛膝 30 g,怀牛膝 30 g,桂枝 12 g,桑枝 30 g,生龙骨 30 g,生牡蛎 30 g,桑白皮 20 g,山药 20 g,薏米 20 g,炒枣仁 20 g,远志 15 g,郁金 15 g,甘草 6 g。

二诊:心悸、盗汗好转,白天仍汗多,睡眠多梦、易醒,醒后较易入睡。舌红苔薄黄,脉涩。改炒枣仁 30 g。

分析:患者盗汗、多汗乃气阴两虚之象,舌红苔黄厚腻,脉弦涩乃痰热瘀结之象,证属虚实夹杂,治宜益气活血,清热化痰。方选化瘀宁心汤加菊花、天花粉、葛根、泽泻、桂枝、桑枝、生龙骨、生牡蛎、桑白皮、山药、薏米、炒枣仁、远志。患者身患多种慢性病,方从法出、法随证立、异病同治,抓住关键病机组方,兼顾不同疾病,方选化瘀宁心汤祛瘀通络宁心。方中龙骨、牡蛎潜阳补阴,镇惊安神;远志、炒枣仁安神益智,交通心肾,改善睡眠;菊花、桑白皮清肝火,降血压;天花粉、葛根养阴,降血糖;桂枝、桑枝通络,缓解麻木;山药、薏米健脾;泽泻泄热。二诊诸症好转,唯有睡眠仍差,故炒枣仁加量以养心安神。

枳实薤白桂枝汤加减治疗冠心病心绞痛

冠心病是指患者的身体内冠状动脉粥样硬化导致血管腔狭窄、堵塞以及冠状动脉功能性改变,从而导致患者体内的心肌缺血缺氧,其主要是高血压、高血脂、高血糖引起的。心绞痛则是由于患者的冠状动脉供血不足,从而导致心肌暂时性缺血缺氧,临床主要表现为心脏负荷增加,心率加快,患者出现休克等。当患者发病时,病情的变化往往比较迅速,如果不能得到及时治疗,就会危及患者的生命。冠心病心绞痛属于中医"胸痹"范畴,"胸痹"一词首见于《灵枢·本脏》:"肺小则少饮,不病喘喝;肺大则多饮,善病胸痹,喉痹,逆气。""胸痹"的命名是病位和病机的结合。胸属上焦之区;痹是痞塞不通之意。因不通则痛,故胸痹是以胸部闷痛,甚则胸痛彻背,喘息不得卧为主要症状的一种疾病。其症状特点与西医学中冠心病关系密切,冠心病发病率呈逐年上升的趋势。冠心病西医治疗包括三大方面:一是药物治疗,二是内科支架植入,三是外科搭桥。目前,冠心病治疗用药基本分为两类:一类是改善缺血、减轻症状的药物,主要包括 β 受体阻滞剂、硝酸酯类药物及钙通道阻滞剂;另一类是预防心肌梗死、改善预后的药物,该类药物包括抗血小板聚集药物、β受体阻滞剂、他汀类药物、血管紧张素转化酶抑制剂。改善缺血、减轻症状的药物应与预防心肌梗死和死亡的药物联合使用。

一、辨治思路

经多年临床观察,冠心病心绞痛心阳不振型用瓜蒌薤白桂枝汤加减化裁效果良好。冠心病心绞痛多发生于40岁以上中老年人,男性多于女性,病机以虚和瘀多见。患者多食膏粱厚味,体内生痰,阻滞经络气血运行,导致痰瘀血凝、气滞血瘀等,不通则痛。《素问·阴阳应象大论》曰:"年四十,而阴气自半也,起居衰矣。"意思是说人到40岁左右,肾中精气就衰减一半,肾气是推动脏腑气化的先天动力,推动激发脏腑功能。心在五行属火,为阳中之阳,心以阳气为用,心之阳气可以推动心脏搏动,温通全身血脉。心脉通畅,需要心阳的鼓动和兴奋作用。中老年人肾气不足,资助心阳之力不足,加之肥甘厚味导致体内痰湿积聚,影响血脉运行,或情志不舒,肝郁气滞,气滞血瘀,血液运行不畅,心肌失于濡养,不通则痛或不荣则痛,发为胸痹。对于心阳不振型胸痹,多年临床应用瓜蒌薤白桂枝汤加减效果良好。《金匮要略·胸痹心痛短气病脉证治》曰"胸痹之病,喘息咳唾,胸背痛,短气,寸口脉沉而迟,关上小紧数","胸痹不得卧,心痛彻背",提出"宣痹通阳"治疗胸痹。枳实薤白桂枝汤在《金匮要略》中用于治疗胸痹有心中痞、胸满、胁下逆抢心等症状者。治法为宣痹通阳,泄满降逆。本方用于治疗胸痹,心中不痛、只觉胀满、气滞较重。本病除胸部疼痛外,还可扩展到胃脘两胁之间。枳实薤白桂枝汤所含药材中,瓜蒌有利气宽胸,疏肝解郁之效;薤白能够豁痰下气,辛温通阳;桂枝不仅可辛温助阳,还能宽胸散结。现代研究表明,本方可使患者冠状动脉系统中血液流量增加,并且增强其心肌的收缩功能。

二、医案举隅

患者李某,女,59岁。首诊:心前区疼痛4个月余,伴双肩放射痛。现心前区隐隐作痛,伴双肩放射痛,双手麻,小腹胀,左足底发木,偶有血压突然升高,伴多汗,头部昏沉胀。乏力气短,倦怠懒动。平素腹部酸痛,耳鸣。双下肢凹陷性水肿。纳呆,眠差,不易入睡,睡后易醒,醒后不易入睡,多梦。二便调。舌暗红,苔薄白。既往高血压病史10余年,对磺胺药过敏。患者母亲有心脏病病史,父亲有高血压病史。

方药:丹皮 15 g、炒山栀 9 g、柴胡 12 g、香附 15 g、赤芍 18 g、白芍 18 g、瓜蒌 15 g、薤白 15 g、桂枝 12 g、姜黄 15 g、川芎 20 g、丹参 30 g、桃仁 12 g、红花 12 g、三七粉(冲服)3 g、党参 30 g、炒枣仁 30 g、郁金 15 g、远志 15 g、葛根 18 g、生龙牡各 30 g、生黄芪 30 g、山药 20 g、桑枝 20 g、甘草 6 g、熟地 18 g。

二诊:心前区疼痛缓解,偶有发作,双手麻减轻,双下肢水肿减轻,仍有多汗,睡眠易醒。方药:上方加白术 18 g、首乌藤 15 g。

三诊:多汗、睡眠改善。上方继服。

分析:患者平素腹部酸痛,耳鸣,乃肾虚表现,腰为肾之府,肾虚则腰痛,肾开窍于耳,肾虚则耳鸣。乏力气短、多汗、倦怠懒动,为气虚表现。气虚无力行血,血液不能滋养心脏,不荣则痛。肾阴亏损,心血失荣,肾阳虚衰,君火失用,均可引致心脉痹阻,胸阳不振而发为胸痹。诊为胸痹,证属气滞血瘀。治法为活血化瘀,行气止痛。方选瓜蒌薤白桂枝汤加味。其中熟地滋肾,白芍酸寒,养血补虚、敛阴止汗兼清虚热;黄芪,其性甘温,大补肺脾元气,既能固护肌表,又可利水消肿、生津养血;山药补脾益胃,生津益肺;党参既能补脾肺之气,又能补血生津;瓜蒌利气宽胸,祛痰散结;薤白温通胸阳,行气散结止痛;桂枝温通经脉,助阳化气,平冲降逆;柴胡功擅条达肝气而疏郁结;香附长于疏肝行气止痛;丹参活血祛瘀,养心安神,既强活血化瘀之力,又可祛瘀而不伤正;桃仁破血行滞而润燥;红花活血祛瘀以止痛;川芎、姜黄活血行气,祛瘀止痛;三七粉散瘀消肿止痛;白芍养血调经,敛阴止汗,柔肝止痛;郁金活血止痛,行气解郁;丹皮、赤芍、炒山栀清热凉血;葛根升阳;龙骨、牡蛎、远志安神。复诊仍有多汗,加白术补气;睡眠差,加首乌藤养血安神。三诊诸症缓解,守方继用。

杞菊地黄汤、天麻钩藤饮加减治疗高血压

《2020 国际高血压学会全球高血压实践指南》将高血压定义为非同日多次测量后,诊室收缩压≥140 mmHg 和(或)诊室舒张压≥90 mmHg。该定义适用于所有成年人。与多部指南推荐的 120/80 mmHg 相比,该指南进一步放宽了正常血压限值。对于所有高血压患者,生活方式干预均作为一线推荐,包括膳食调整(如减少盐、饱和脂肪酸、反式脂肪酸等摄入,食用健康食品,适当饮用健康饮品)、戒烟限酒、规律运动、减轻压力、控制体重、减少

在低温和空气污染环境中的暴露等。需慎用缺少循证医学证据的保健品。药物选择上主要有四类：血管紧张素转换酶抑制剂或血管紧张素Ⅱ受体拮抗剂、β受体阻滞剂、二氢吡啶类钙通道阻滞剂、噻嗪类利尿剂。

一、辨治思路

原发性高血压属中医"眩晕""中风""头痛"范畴。眩是指眼前发黑、发花，晕是指头晕较重或自我感觉外界事物旋转，二者常同时并称"眩晕"。病性多为上为实下为虚，虚实夹杂。下虚为肝肾不足致使下元亏虚，上实则因肝阳上亢及风火、风痰上扰。病变早期多以实证为主或虚实夹杂，晚期常以虚证为主或虚实夹杂。其发病主要与肝肾有关，疾病作用机制为患者素体阴虚阳亢，使得肝肾阴虚，其久病不愈或肝阳上亢，气血不足，肝郁气滞，肝失条达，运行无力，从而瘀滞，同时阴损及气，导致患者出现气阴两虚，气虚则出现血瘀，阴虚则会生热。对高血压患者实施治疗的原则为益气活血通络，补肝肾，清热渗湿。杞菊地黄丸可起到滋补肝肾以及平肝的作用。现代药理研究显示，杞菊地黄丸可发挥降脂和降压的作用。天麻钩藤饮在高血压患者的治疗中具有较高价值，其中的菊花、钩藤、天麻、石决明可平肝息风；山药、山茱萸、熟地黄可对肝肾滋补；丹参、川芎则可起到活血化瘀的效果；川牛膝可引血归原，引血下行，活血祛瘀；栀子、黄芩、茯苓、丹皮、泽泻可利湿泄浊，且不伤正；茯神、夜交藤可宁心安神；杜仲则可发挥补肾强腰的作用。现代药理研究表明，以上药物均具有一定的血管扩张作用，可以将胆固醇的吸收量减少，发挥降压的作用，且可以软化血管，对血液循环进行改善。徐教授在临床应用中，对辨证属于肝肾阴虚为主的高血压多使用杞菊地黄汤加减，对辨证属于肝火旺盛为主的高血压多用天麻钩藤饮化裁，虚实夹杂型则两方联用，每获良效。

二、医案举隅

患者黄某，女，68岁。首诊：头晕、心烦、胸闷、乏力2个月余。现头晕、心烦、气短，动则喘甚。耳鸣，夜间尤甚。视物模糊，口干口苦。后背疼痛，怕冷，白天出虚汗，夜间盗汗。醒来时前胸、后背汗多湿襟。头部晕沉胀痛。胃部不适，反酸，嗝气。纳呆，食欲差，眠差，夜间易醒，约凌晨1点醒来，醒时全身出汗，烦躁，辗转难以入睡。小便可，大便偏干，日一行。舌暗苔白厚腻。既往冠心病病史8年余，心脏置入支架3个；胃部平滑肌瘤3年余，现服用胃药治疗;血压升高7年余,今晨血压148/74 mmHg。

方药:半夏12 g、川连12 g、黄芩12 g、干姜12 g、党参20 g、煅龙骨30 g、煅牡蛎30 g、浮小麦30 g、黄精20 g、丹皮15 g、炒山栀9 g、泽泻20 g、茯苓18 g、陈皮15 g、厚朴12 g、炒枳壳15 g、川芎18 g、地骨皮20 g、瓜蒌15 g、炙甘草12 g、旋覆花15 g、炒白术15 g、天花粉15 g。

二诊,病史同前。患者服药后出汗、气短、口干、口苦症状改善,但自觉胃部不适,饭后服药后胃胀、嗝气明显。现活动后气短、耳鸣,小腹害冷,夜间仍有盗汗,头部昏沉,左肩部伸拉时疼痛,纳呆,眠差,夜间1点左右醒来,醒时心烦,多汗,难以入睡,二便可。舌紫苔黄厚。血压:144/81 mmHg(已服缬沙坦氢氯噻嗪片1片)。方药:上方改干姜15 g,加砂仁12 g、竹茹15 g、鸡内金15 g、焦三仙各9 g。

三诊,病史同前。患者服药平妥,乏力、气短等症状好转,食欲增加。现仍有出汗、乏力、头晕、小腹冷、耳鸣、口干口苦、心烦。纳可,眠差,凌晨1~2点醒来,醒后仍有少许汗出,难以复睡,二便调。舌暗苔白厚有齿痕,脉缓。方药:上方改党参30 g,加生黄芪18 g、石苇15 g、炒枣仁30 g。

四诊,病史同前。患者服药后诸症有所改善。现仍出汗,乏力尤甚,醒后易睡,纳可,眠差,易醒,二便调。舌红苔白。方药:上方黄芪改30 g。

分析:患者盗汗、耳鸣、眠差、畏寒乃肾气亏虚。气血不足,肝风内动,气血亏虚推动无力,脾虚运化水液无力,痰湿内停,瘀阻胸中,致胸闷。诊为眩晕,治宜疏肝理气,豁痰散结。方选杞菊地黄汤合天麻钩藤饮加减。其中半夏辛温入肺胃,化痰散结,降逆和胃;干姜辛温散结,和胃止痛,且制半夏之毒;川朴苦辛性温,下气除满;川芎行气活血,开郁止痛;炒枳壳行气止痛以疏理肝脾;陈皮理气行滞,燥湿化痰;瓜蒌清热涤痰,利气散结;旋覆花降气消痰;川连、黄芩苦寒降泻,清热燥湿而开痞;丹皮、地骨皮清热凉血;炒山栀、天花粉清热泻火,散结止痛;泽泻导湿热从水道而去;云苓健脾渗湿,湿去则痰无由生;党参健脾益气;炒白术既助党参补益脾胃之气,又能健脾燥湿、助脾运化;煅龙牡敛阴潜阳,固涩止汗;浮小麦养心阴,益心气,并能清心除烦;黄精补气益阴,健脾益肾。二诊时患者自觉胃部不适,饭后服药后胃胀、嗝气明显,活动后气短、耳鸣,小腹害冷,夜间仍有盗汗,头部昏沉,左肩部伸拉时疼痛。上方加大干姜用量,以温中散寒,回阳通脉。加砂仁化湿开胃,行气和中;竹茹清热化痰,除烦止呕;鸡内金健脾消食;焦三仙消积化滞。三诊时患者眠差,醒后仍有少许汗出,难以复睡。上方加大党参用量,味甘性平,健脾益肺,养血生津。加生黄芪补气养血,固表止汗,行滞通痹;石苇药性寒凉,善于清利湿热;加用炒枣仁安神。四诊时患者诸症改善但仍有汗出,故重用黄芪补气。

调肝化瘀复脉法治疗房性期前收缩

房性期前收缩是起源于窦房结以外心房的任何部位,早于窦性心律而提前出现的心房异位搏动,主要表现为胸闷乏力、心搏停顿、心慌、心悸,部分患者可无任何症状。心脏听诊可闻及心律不齐,提前出现的心搏伴有第一心音增强,之后出现较长的间歇。部分房性期前收缩可见于心脏正常者,诱发或加重心律失常的因素有焦虑、紧张或饮酒。本病西医主要通过药物治疗(如胺碘酮)或行射频消融术,但射频消融术后不一定可以根治房性期前收缩,仍有复发的可能性,且存在一定风险,中医通过辨证治疗常能取得较好的疗效。

一、辨治思路

房性期前收缩属中医学"心悸""怔忡"范畴。患者频发房性期前收缩可有心悸或怔忡不已,自感心搏突然停顿,或突然快速而短暂,亦有较长时间的,伴胸闷不适、心前区痛、头晕,严重者可发生晕厥,甚至心力衰竭、休克、猝死。期前收缩的常见脉象有促脉、结脉、代脉等。《金匮要略》认为其主要病因有惊扰、水饮、虚劳及汗后受邪等。《黄帝内经》首先提出情志中的惊、怒、悲、愁和恐可以影响心神,导致心悸的发生。《素问》认为"脾在志为思",思虑过度会致损伤脾气,脾为心之子,子病及母,从而使心血亏虚,心失所养,引发心悸。《景岳全书·怔忡惊恐》中提出,阴虚劳损可致心悸怔忡,阴虚越甚则心悸越甚。王清任《医林改错》提出了瘀血内阻导致心悸的病机认识。可见历代各医家对心悸、怔忡病因病机的阐述错综复杂。房性期前收缩主要由瘀血引起,并且此种瘀血多为心气亏虚、血行不利或心阴不足、心神失养所致的气虚血瘀。因此,在活血化瘀药物中加入补虚药治疗房性期前收缩,效果显著。

二、医案举隅

患者赵某,女,43 岁。首诊:患者自觉乏力 2 年余。患者 2 年前无明显诱因出现乏力,去医院就诊确诊"房性期前收缩",期间未系统治疗。现患者自述心慌,乏力,稍有腰部酸痛,平素易心烦易怒,手脚心热,嘴唇发干,余无明显不适。纳可,眠差,多梦。二便调。舌淡少苔,有裂纹,脉缓。

处方:丹皮15 g,柴胡12 g,赤芍18 g,白芍18 g,香附9 g,桂枝12 g,丹参20 g,川芎15 g,当归15 g,云苓15 g,白术15 g,生黄芪30 g,黄精20 g,麦冬20 g,五味子9 g,杜仲15 g,枸杞15 g,山萸肉15 g,甘草6 g。

二诊,病史同前。患者服药后手脚乏力症状有改善。现夜间手脚部仍感乏力,眼角发干,白天偶有阵发性耳鸣,轻微气短,食欲较差。纳呆,眠差,易醒,梦多,二便调。舌淡红苔白厚,脉结代。末次月经不详,经期3~5天,周期为26天左右,色暗,量少。处方:改黄芪40 g、黄精30 g、麦冬30 g,加郁金15 g、枸杞10 g、桂圆肉10 g。

三诊,病史同前。患者服药后乏力症状改善,但服药后大便次数增多,一天4次左右,大便稀溏。现夜间眠时手脚乏力不适,白天偶有耳鸣。纳呆,眠尚可,多梦,小便调。舌淡苔黄,脉细结代。处方:上方加熟地10 g、珍珠母20 g。

四诊,病史同前。患者现期前收缩明显减少,心律不齐,手脚乏力不适,余无明显不适。纳眠可,二便调。舌淡苔白,中有裂纹,脉细结代。处方:上方加茯神20 g。

五诊,病史同前。患者服药后手脚乏力不适症状缓解,现仍有期前收缩现象,偶有耳鸣。纳眠可,二便调。舌淡苔薄白,脉结代。处方:上方改川芎18 g,加琥珀粉(冲服)28 g、桃仁9 g、红花9 g。

分析:生黄芪甘温,大补五脏元气,生津养血;当归补血和血;云苓健脾养心;柴胡功擅条达肝气而疏郁结;香附长于疏肝行气止痛;川芎味辛性温,擅活血行气,开郁止痛;香附、川芎共助柴胡疏肝解郁,且有行气止痛之效;白芍养血柔肝,缓急止痛,与柴胡相伍,养肝之体,利肝之用,且防诸辛香之品耗伤气血;丹参、丹皮、郁金清热凉血,清心除烦;党参健脾益肺,养血生津;麦冬甘寒养阴,清热生津;五味子酸收,配麦冬收敛阴津;桂枝、甘草辛甘化阳;龙骨、牡蛎潜阳补阴,镇惊安神,收敛固涩;远志安神益智,交通心肾。二诊时患者眠差,稍乏力。上方加大生黄芪用量补气升阳,固表止汗;麦冬养阴生津,清心除烦;黄精养阴润肺,清心安神。加郁金行气解郁,清心凉血;枸杞补益肝肾,益精明目;桂圆肉补益心脾,养血安神。三诊时患者夜间眠时手脚乏力不适,白天偶有耳鸣,纳眠差,大便稀。上方加熟地补血滋阴,益精填髓;珍珠母安神定惊。四诊时患者心脏节律不齐,手脚乏力不适。上方加茯神健脾宁心安神。五诊时患者仍有期前收缩现象,偶有耳鸣。上方加大川芎用量,使"补血不滞血,行血不伤血"。加琥珀粉镇心安神;桃仁破血行滞而润燥;红花活血祛瘀以止痛。

第三章　脾胃系疾病

半夏泻心汤合参苓白术散治疗慢性萎缩性胃炎

一、慢性萎缩性胃炎的中西医概述

慢性萎缩性胃炎(chronic atrophic gastritis，CAG)是指多种因素反复损伤胃黏膜上皮导致内在腺体萎缩，数量减少，胃黏膜变薄，无或有肠腺化生和假幽门腺化生，或不典型增生的一种慢性消化系统疾病，是目前公认的胃癌前疾病，以灶性胃黏膜固有腺体萎缩或消失伴或不伴有肠上皮化生和(或)异型增生为主要病理特征。临床表现为中上腹部不适、钝痛、胀满、烧灼痛等，也可出现食欲缺乏、嗳气、反酸、恶心、消瘦、贫血等症状。据流行病学调查显示，近五年来，该病的患病人群中男性比女性多，比例为 1.54：1；发病率在 30 岁后逐渐升高，达到高峰的年龄段为 51～60 岁，60 岁以后逐渐下降。目前，人们的生活节奏不断加快，工作压力不断增大，诸多的不良饮食习惯造成慢性萎缩性胃炎发病率逐年上升，且患病年轻人逐渐增多。

CAG 是指胃黏膜已经发生萎缩性改变的慢性胃炎，分为多灶萎缩性胃炎(以胃窦为主，萎缩性改变在胃内呈多灶性萎缩，大部分是由幽门螺杆菌感染引起的)和自身免疫性胃炎(萎缩性改变主要在胃体，大部分是由自身免疫引起的胃体胃炎发展而来)两大类。CAG 容易引起血清因子发生炎性病变，致使白介素-6(IL-6)及肿瘤坏死因子-α(TNF-α)数值明显上升，并且降低其抗感染、抗病毒能力，这必将导致胃黏膜损伤进一步加重。胃泌素-17(G-17)是胃窦 G 细胞分泌的胃肠激素，能够与其受体结合，有效地促进胃酸分泌，加速胃黏膜上皮细胞增殖与分化。胃黏膜萎缩能够显著降低胃窦 G 细胞分泌 G-17，致使血清 G-17 水平下降。西医通常采用经典的三联疗法治疗慢性萎缩性胃炎,一般选用胃动力药、抗生素和铋剂。奥美拉唑属于质子泵抑制剂(proton pump inhibitor,PPI),修复胃黏膜屏障及腺体,可以实现对胃酸分泌的有效抑制,能够全面实现对胃黏膜的保护,消除幽门螺杆菌感染。其与阿莫西林(可强效穿透细胞壁,抑制细菌细胞壁合成,进而发挥抗菌作用)、克拉霉素(可阻碍细胞内部蛋白质的合成,抑制幽门螺杆菌的增殖)联合运用,能够更为显著地达到根治幽门螺杆菌的效果。但由于其会对肠道微生物造成较严重的损伤,因而不良反应较大,且杀菌不彻底会导致复发率高。

中医认为,CAG 属于"胃脘痛""胃痞"范畴,主要是由外邪犯胃、饮食不节、情志失调、脾胃亏虚、药物损害等因素导致胃失和降、胃体受损,正常生理功能被破坏所致。主要病机以脾胃虚弱为本,实邪内阻、气机失调为标。脾失运化,湿热久积脾胃,耗损津液,胃阴亏虚。因此,临床医师治疗重点在于生津益气,和胃降逆。本病病位在胃,与肝、脾关系极为密切。近几年的临床研究表明,在治疗 CAG 方面,中医辨证论治获得了较好效果。《慢性萎缩性胃炎中西医结合诊疗共识意见(2017 年)》中将 CAG 辨证分为六型,分别为肝胃郁热证(化肝煎合左金丸加减)、肝胃气滞证(柴胡疏肝散加减)、脾胃亏虚证(黄芪建中汤加减)、胃阴不足证(一贯煎合芍药甘草汤加减)、脾胃湿热证(连朴饮加减)、胃络瘀血证(失笑散合丹参饮)。各位医家根据患者不同临床症状,以其独到的临床思维,并结合个人经验,运用辨证分型治疗本病,取得显著疗效。饮食不节和七情失和也是本病重要的病因,饮食和情志调节是治疗中需要注意的。患者饮食宜规律,进食速度宜缓,饮食以清淡为主,尽量减少食用滋腻食品、腌制食品、辛辣刺激食品,戒烟戒酒。CAG 与焦虑、抑郁密切相关,根据患者情绪、心理状态,采用心理干预或加用抗抑郁、抗焦虑药物辅助治疗,既可有效缓解患者的情绪,又可防止病情进展,改善患者症状及生活质量。

二、方剂的创制与思路

随生活水平日益提高,人们日常饮食愈加丰富,肠胃疾病发生率日益增高。慢性萎缩性胃炎作为临床常见的一种肠胃疾病,临床上病情反复不愈,患者生活质量显著降低,虽短时间内不会危及患者生命,但具有癌变的风险。在临床治疗中,采用方证论治和辨证论治相结合,灵活应用半夏泻心汤合参苓白术散加减治疗慢性萎缩性胃炎,效果甚佳。

1.方剂组成

半夏 12 g，黄连 9 g，黄芩 9 g，干姜 12 g，党参 20 g，茯苓 18 g，炒白术 15 g，陈皮 15 g，山药 20 g，薏苡仁 30 g，炒枳实 15 g，砂仁 9 g，木香 15 g，厚朴 12 g，甘草 6 g。

2.方剂的创制与思路

慢性萎缩性胃炎在中医学属于"胃痞"范畴，发病诱因以饮食不节而损伤脾胃、情志不畅而肝气郁结为常见。疏泄失调致横逆犯胃，肝胃不和，气郁化火。木旺克土，胃气郁滞日久而致胃阴亏乏，失于濡润而致胃体萎缩。

脾胃乃"后天之本"，主气机升降。本病之初多为实证，久而久之导致气机失调，湿浊内阻，郁结化热，从而引发了虚实夹杂之证。脾为周身水谷精微运化之本，脾肾阳气之温煦可使人体运化功能健旺；胃属阳明经，喜润恶燥，主受纳饮食、腐熟水谷，赖脾阴之柔润相济方可使通降功能正常。历代古医籍多有记载，足太阴脾经为湿土，阳气健旺始运转，胃阳明为燥土，得脾之阴润方湿、燥相济，脾燥胃润，方可以脾之湿滋润胃腑之燥，二者相辅相成，湿、燥相济方可达成脾胃相得益彰之腐熟、运化、升降的生理功能。本病虚实寒热相互错杂交争，治疗应以泻实补虚、调和升降、寒热共治为主，当选用半夏泻心汤合参苓白术散加减。

半夏泻心汤源于《伤寒论》，起初用于寒热错杂、中焦痞塞之痞证。《金匮要略·呕吐哕下利病脉证治》曰："呕而肠鸣，心下痞者，半夏泻心汤主之。"临床因中焦胃气不下，气机失畅而致的呕吐、嗳气、憋胀不适等，或因中焦脾气不上致下利、肠鸣、腹泻等，临床选方均可考虑经方半夏泻心汤来恢复中焦脾胃的升降沉浮之功。临床运用其治疗中焦痞证，在此基础上凡以呕吐、下利、肠鸣等表现为主的脾胃系列疾病皆可治愈。气机不畅，胃气不和所致呕吐、嗳气等；脾气不升，浊气不降所致腹泻、肠鸣、下利等，均可辨证运用半夏泻心汤来恢复脾胃升降功能。这些理论与仲景理念相同，用半夏泻心汤治疗胀满无痛之痞，和中降逆，消痞散结，调和脾胃以恢复其正常的生理功能。半夏泻心汤由半夏、黄连、黄芩、人参、生姜、甘草、大枣组成，组方虽泻但力小而不伤正，虽补但力小而不滞中，方中各项配伍最能体现仲景组方用药的精妙绝伦，为辛开苦降法的代表方，是治疗脾胃病的常用之方。参苓白术散出自宋代官修《太平惠民和剂局方》，原文记载"参苓白术散，治脾胃虚弱，饮食不进，多困少力，中满痞噎，心忪气喘，呕吐泄泻及伤寒咳噫。此药中和不热，久服养气育神，醒脾悦色，顺正辟邪"。《医方考》曰：

"脾胃喜甘而恶秽,喜燥而恶湿,喜利而恶滞。是方也,人参、扁豆、甘草,味之甘者也;白术、茯苓、山药、莲肉、薏苡仁,甘而微燥者也;砂仁辛香而燥,可以开胃醒脾;桔梗甘而微苦,甘则性缓,故为诸药之舟楫,苦则喜降,则能通天气于地道矣。"全方配伍中和,顺脾胃之性,益气健脾,渗湿止泻,深受历代及当代医家的喜爱,于临床中广泛应用,收效甚佳,尤其是用于治疗脾胃肝胆系疾病。参苓白术散是"培土生金"之名方,现代研究表明,其具有提高免疫力、调节肠道菌群、影响胃肠道分泌及吸收、修复黏膜等功能。临证应用本方往往不局限于脾胃夹湿之证,通过加减药物,调脾胃之枢的同时兼调他脏,治疗诸多疾病疗效显著。故该方不必拘泥于在消化系统疾病中应用,亦可以应用于外科、妇科、内科其他系统疾病等各个领域。

三、方剂的功效与主治

由仲景对半夏泻心汤的阐述可知,半夏泻心汤可以治疗寒热错杂、中焦痞塞之痞证以及由于伤寒误治之后产生的变证,临床表现为胃痞、呕吐、肠鸣、下利等脾胃升降失常的症状。参苓白术散最初是在四君子汤的基础上加味而成,脾虚湿盛为参苓白术散治疗的典型证型。现代人好食肥甘厚味,加之生活起居不规律、运动量少等诸多因素,易导致脾虚气滞,湿浊内生。两方相合而用,方中以半夏、黄芩、黄连、干姜为主药。半夏味辛,能散能行,可开痞结之气;黄芩、黄连味苦,能泄能燥,可降上逆之气;干姜辛温能通,可散凝滞之寒邪。辅以党参、白术、茯苓、山药、薏苡仁、甘草,甘温补中,使正复邪去,助中焦脾胃恢复升清降浊的功能。其中党参补脾肺之气,扶正祛邪;茯苓健脾渗湿泄热;白术为健脾益气第一要药,还有燥湿之功效;甘草调和诸药的同时又可补益脾土。以上四味药均为药性平和之品,主要围绕健脾益气展开。砂仁化湿行气,醒脾调胃,帮助调畅气机。在前方的基础上加了辛温之陈皮,理气健脾燥湿,调畅肺脾胃之气滞。以上各味药相互配伍,使脾气得健,肺气得旺,气机升降有序,水液代谢平衡,则湿浊得去,泻利自止。同时,本方半夏、干姜为辛温药,黄芩、黄连为苦寒药,辛温与苦寒并用,祛邪与扶正同行,意在调节脾胃阴阳平衡,使之达到阴平阳秘的状态。砂仁辛温,炒枳实、厚朴、木香理气除满,顺应脾胃之生理特性。

四、医案举隅

医案1：

患者郑某，男，33 岁。患者既往慢性萎缩性胃炎数年，未在意。2017 年 12 月 20 日因胃胀 4 个月余就诊。患者饮酒史 10 余年，此次在饮酒后出现上腹部脘闷不舒，伴胃胀，餐后 2 小时胀感明显，无嗳气、矢气。现症见：上腹部脘闷不舒，胃胀，纳差，体重近期减轻 2 kg，眠可，二便调。舌红苔白厚，脉缓。此为痰湿中阻之痞满，当除湿化痰，理气和中，方选半夏泻心汤合参苓白术散加减。

西医诊断：慢性萎缩性胃炎。

中医诊断：痞满。

治法：清热化湿，健脾除满。

处方：半夏泻心汤合参苓白术散加减。

半夏 12 g，黄连 9 g，黄芩 9 g，干姜 15 g，党参 20 g，茯苓 18 g，陈皮 15 g，炒白术 15 g，炒枳实 15 g，厚朴 12 g，鸡内金 15 g，焦山楂 9 g，焦麦芽 9 g，焦神曲 9 g，砂仁 9 g，槟榔 12 g，甘草 6 g。

服用 12 剂后，患者上腹部满闷不舒、胃胀感较前减轻，于 2018 年 1 月 3 日复诊。现症见：胃胀，伴阵发性胃痛，痛势不甚，自觉气机不畅感。纳呆，眠可，二便调。舌红苔白厚，脉缓。当加大调畅气机药物剂量，并加用酸甘药物敛阴止痛，遂将上方加山药 15 g、白芍 18 g、木香 15 g、海螵蛸 18 g，改炒白术 18 g。

继服 12 剂后，患者于 2018 年 3 月 21 日复诊，自述胃胀缓解，上腹部疼痛减轻，偶有反酸，嗝气及按压后胃部稍舒，余未见明显不适。患者反酸、嗳气，上腹部仍有痛感，故将上方海螵蛸加量至 30 g，并加薏苡仁 20 g、白芍 20 g、佛手 15 g。服用 12 剂后，患者诸症皆消。

分析：痞满是由于中焦气机阻滞，脾胃升降失职，出现以脘腹满闷不舒为主症的病证，以自觉胀满，触之无形，按之柔软，压之无痛为临床特点。患者在饮酒后出现上腹部脘闷不舒，胃胀；舌红苔白厚，脉缓。据其脉证，当属痰湿中阻之痞满，当除湿化痰，理气和中，故选用半夏泻心汤合参苓白术散加减以消痞散结、健脾除湿。因后期出现胃痛、嗳气、反酸症状，"不通则痛"，其胃痛当由气机不畅所致，故加用木香、佛手加大行气力度，白芍酸甘敛阴止痛，海螵蛸缓解反酸症状。面面俱到，则诸症皆消。

医案2：

患者王某，女，57岁，初诊时间2017年6月7日。慢性胃炎病史8年余。患者自述8年前因饮食不规律出现口干、口苦、反酸，期间口服铝碳酸镁片、奥美拉唑、香砂养胃丸等药物，病情易反复，去年行钡餐提示胃下垂。现症见：胃脘部疼痛，口干、口苦，反酸，右胁下及后背反射区疼痛，热敷后好转，偶有偏头痛，左臂麻木、胀感，屈伸不利，全身乏力，饭后易困，手脚发凉，怕冷。纳可，眠差，夜间易醒，醒后难入睡。小便调，大便有便意但排便困难，量少。舌红苔黄厚，脉沉。既往甲亢病史20年，现病情控制稳定。

西医诊断：慢性萎缩性胃炎。

中医诊断：胃痛。

中医治法：疏肝健脾，理气和胃。

处方：柴胡疏肝散、半夏泻心汤合参苓白术散加减。

柴胡12 g，香附15 g，赤芍20 g，白芍20 g，川芎18 g，炒枳实15 g，陈皮12 g，半夏15 g，黄芩9 g，干姜12 g，桂枝15 g，党参30 g，茯苓20 g，炒白术20 g，山药20 g，薏苡仁30 g，木香15 g，鸡内金15 g，丹皮15 g，黄连9 g，炒山栀6 g，黄芪30 g，海螵蛸20 g，川楝子12 g，姜黄15 g，合欢皮20 g，三七粉（冲服）3 g，甘草6 g。

上方6剂，水煎服，日一剂。

2017年6月14日二诊。病史同前，患者服药后睡眠改善，偏头痛改善，大便质稀。现症见：口干、口苦，反酸，腹胀，腰部及小腹怕冷，左臂麻木疼痛。纳眠可，小便可，大便偏稀，日一行。舌红苔黄厚腻，脉濡数。此为湿热偏盛，当化湿清热，故上方改茯苓30 g、炒白术30 g、黄芩12 g。6剂，水煎服，日一剂。

2017年6月21日三诊。病史同前，服药平妥。现症见：口干、口苦，腹胀，右胁及后背区放射疼痛，上腹部近心窝处疼痛，活动后尤甚，休息5分钟左右可缓解，左臂麻木疼痛，近期两小腿疼挛，活动后缓解。纳可，眠差，多梦。小便可，大便偏稀，日一行。舌红苔黄腻，脉濡数。此为瘀血阻络、湿热内盛之证，故上方加丹参20 g、砂仁9 g、瓜蒌15 g、檀香9 g、薤白15 g，去川楝子、炒山栀，改黄连12 g。6剂，水煎服，日一剂。

2017年6月28日四诊。病史同前。现症见：口干、口苦症状减轻，上腹部近心窝处疼痛较前缓解，偶有发作，休息后可自行缓解。纳眠可，大便稀，日一行。舌红苔黄腻，脉弦。上方改半夏12 g。6剂，水煎服，日一剂。口服心可舒胶囊(每次 3 粒,每日 3 次)。

分析:胃主受纳、腐熟水谷,为五脏六腑之大源,以通为用,和降为顺,不宜郁滞。胃痛基本病机是胃气郁滞,失于和降,不通则痛。饮食不节是胃痛最常见的原因。患者长期饮食不节,耗伤中焦阳气,《医学正传·胃脘痛论》说:"致病之由,多因纵恣口腹,喜好辛酸,恣饮热酒煎煿,复餐寒凉生冷,朝伤暮损,日积月深……故胃脘疼痛。"半夏泻心汤加减可寒热平调、散结除痞,半夏散结除痞,又善降逆止呕。百病生于气,气机不畅则血行受阻而见血瘀。肝主疏泄,条畅情志,柴胡疏肝散可疏肝解郁,调畅气机。肝郁得解,疏泄得常,则气血津液运行正常。鸡内金是指家鸡的砂囊内壁,系消化器官,功能为研磨食物,可用于消化不良、遗精盗汗等症,效果极佳,故以"金"命名。现代药理研究表明,鸡内金可消食健胃助运化,促进胃液分泌,提高胃酸度及消化力,使胃运动功能明显增强,胃排空加快。海螵蛸即乌贼骨,是动物乌贼的干燥背骨,洗净晒干,研成小块或粉末即得。海螵蛸具有通血脉、祛寒湿的功能,对脾虚胃痛的治疗效果较好。现代医学研究表明,海螵蛸还具有抗辐射、抗肿瘤的作用,特别明显的就是有制酸止痛的作用,因海螵蛸的性味咸、微温,其所含的钙盐能中和胃酸,可缓解反酸及胃烧灼感。因此,海螵蛸对脾虚胃寒、胃酸过多的患者,治疗效果尤为明显。二诊增加茯苓、白术之量,燥湿健脾行气;黄芩清少阳之热,以减轻口干口苦之症。三诊出现胸痹之证,胸痹是指以胸部闷痛,甚则胸痛彻背,喘息不得卧为主症的一种疾病;胸痹之不典型者,其疼痛可在胃脘部,极易混淆。但胸痹以闷痛为主,为时极短,虽与饮食有关,但休息、服药常可缓解;胃脘痛与饮食有关,以胀痛为主,局部有压痛,持续时间较长,常伴有反酸、嘈杂、嗳气、呃逆等胃部症状。证属痰瘀阻络证,原方合丹参饮、瓜蒌薤白半夏汤加减。瓜蒌薤白半夏汤通阳散结,祛痰宽胸。瓜蒌甘寒入肺,善于涤痰散结,理气宽胸;薤白辛温,通阳散结,行气止痛。二药相配,化上焦痰浊,散胸中阴寒,宣胸中气机,为治胸痹要药。增加黄连之量以清上焦之热。三诊减轻半夏之量以减其温燥。

益气养阴补血法治疗结肠癌术后

一、结肠癌的中西医概述

结肠肿瘤是我国常见的消化道恶性肿瘤,其发病率呈逐年升高趋势,手术切除仍被认为是目前唯一能达到彻底治愈的有效方法,然而适合手术切除的患者却仅占少数。随着中医药学的发展,近年来其在治疗结直肠肿瘤方面显示出了独特的优势,可以很好地配合其他治疗手段延长患者的生存期,提高患者的生活质量,减轻患者由于放化疗引起的不良反应等。

中医认为肠癌的治疗应充分考虑现代医学诊治结果,如病理诊断、手术术式等,做到辨病与辨证相结合。如管状腺癌应多考虑行气,黏液腺癌应多考虑化湿,如出现淋巴结转移应考虑散结等。大肠为六腑之一,根据"六腑以通为用""泻而不藏"的生理特点,其功能以传化饮食和水液,排泄糟粕为主。六腑须保持畅通,才有利于饮食的及时下传、糟粕的按时排泄及水液的正常运行,故而临床治疗上要注意"通"法的运用。

二、结肠癌特色辨治经验

徐云生教授通过数十年临床治疗杂病,总结出临证中结肠癌病位在肠,湿热、瘀滞、癌毒是病之标,脾虚、肾亏是病之本,即大肠癌早期偏气滞、湿热、血瘀,晚期多偏脾肾阳虚、肝肾阴虚、气血亏虚。因此,多方面因素的影响常导致结肠癌患者出现脾胃受损,水谷精微无法输布,造成气血不足与湿浊内生。术毕后患者的体质变弱,且受到化疗药物的影响而正气明显亏虚。结肠癌术后给予合理的中药方剂能够对患者的正气进行保护且促进其身体恢复,提高其对化疗药物的耐受性,减轻其的不良反应。

三、医案举隅

患者赵某,女,74 岁,初诊时间 2017 年 4 月 5 日,结肠癌术后 1 个月余。患者于 2017 年 2 月 18 日因"大便带血 1 个月"就诊于某医院,确诊为"乙状结肠癌",于 2017 年 2 月 23 日行乙状结肠癌根治术,并行化疗 1 次,遵医嘱服卡培他滨片(每次 1 片,每日 3 次)。有高血压、冠心病病史。现症见:周身乏力,易疲劳,走路不稳,晨起头晕,休息后缓解,活动后加重,记忆力减退明显,余无明显不适。纳眠可,小便调,大便 3～5 天一行,量少,成形,服药通便后,一日 4～5 次,排便前后无腹痛腹胀。舌红苔薄白,有裂纹,脉弦。

西医诊断:结肠癌术后。

中医诊断:虚劳。

中医治法:益气养阴,补肾活血。

处方:生脉散、增液汤合六味地黄汤加减。

生黄芪 30 g,当归 12 g,生地 15 g,玄参 15 g,党参 30 g,麦冬 30 g,五味子 9 g,丹皮 15 g,泽泻 15 g,茯苓 15 g,山萸肉 15 g,山药 15 g,陈皮 12 g,厚朴 12 g,炒枳实 12 g,川芎 15 g,桃仁 12 g,红花 12 g,菟丝子 15 g,枸杞 18 g,黄精 30 g,天麻(先煎)12 g,甘草 6 g,炒山栀 6 g,杜仲 20 g,灵芝 30 g。6 剂,水煎服,日一剂。

2017 年 4 月 12 日二诊。患者服药后乏力好转。现症见:活动后头晕,偶有头痛,视物旋转,黑矇,休息后无缓解,平素健忘。纳眠可,小便调,近日频有便意,排便量少。舌红苔干黄,中有裂纹,脉弦。患者仍一派气血亏虚之象,然排便情况明显转佳。上方改天麻 15 g、玄参 12 g、山药 20 g、茯苓 20 g、川芎 18 g、生地 12 g、菟丝子 12 g,加仙鹤草 20 g、丹参 20 g、生白术 20 g。6 剂,水煎服,日一剂。

2017 年 4 月 19 日三诊。患者服药平妥,头晕症状较前好转,近日排便通畅,此后多次于门诊复诊,诸症渐除。

分析:癌病是多种恶性肿瘤的总称,以脏腑组织发生异常增生为其基本特征。临床以肿块逐渐增大、表面高低不平、质地坚硬,时有疼痛、发热,常伴乏力、纳差并进行性消瘦为主要症状。癌病是在正虚的基础上气郁、血瘀、痰结、湿聚等多种病理产物相互纠结,导致机体阴阳失调,脏腑、经络、气血功能障碍,日久引起病理产物聚结而发生质的改变,形成有形之痞块。生脉散益气生津,补其正气以鼓动血脉,滋其阴津以充养血脉,使气阴两伤、脉气虚弱者得以复生;六味地黄汤填精滋阴补肾。二诊,加大天麻之量以缓解头痛,加大玄参、生地之量滋阴以助排便,加大山药之量以补气健脾,加大菟丝子之量以补益肝肾;加入生白术健脾益气,丹参活血化瘀,仙鹤草补虚扶正、化瘀散结。现代药理研究证实,仙鹤草有抑制肿瘤细胞增殖的作用,临床上用于肺癌、肝癌、胃癌、肠癌等多种癌症的治疗,均有明显的效果。现代临床观察发现,仙鹤草不论是单方或复方应用,对多种肿瘤都有较好的疗效,尤其是在抑制瘤体增殖、促进癌症康复、改善临床症状、延长生存期、增强放化疗的敏感性、提高治疗效果、减轻放化疗不良反应、提高生存质量、阻止癌前病变、防止复发转移,以及提高机体免疫功能等方面,均有明显效果。

徐云生
XUYUNSHENG
辨治疑难杂病经验集

理气和胃法治疗顽固性呃逆

一、顽固性呃逆的中西医概述

呃逆俗称"打嗝",是指气从胃中上逆,以喉间频频作声,声音急而短促,令人难以自制为主要表现的病证;而顽固性呃逆是指症状顽固,发作频频,时间持续 48 小时及以上者。

呃逆中枢在脊髓颈段,膈肌、膈神经、迷走神经或中枢神经等受到刺激后,经传出神经支配膈肌而发生呃逆。临床研究表明,胃炎、胃扩张、胃神经官能症、胸腹腔肿瘤、尿毒症、胸腹手术等都有可能导致患者出现呃逆。顽固性呃逆多并发于胃神经官能症、胃炎,甚至肝硬化、重型肝炎、急性脑卒中、尿毒症等严重疾病。针对原发病的治疗是基础,但是某些疾病如陈旧性颅内病变、肿瘤等的治疗时间很长,持续呃逆会严重影响患者睡眠、进食,给患者带来不小的心理负担,甚至导致抑郁焦虑、营养障碍等。目前,西医治疗本病多采用镇静剂、胃动力药等,但临床应用和治疗效果均有其局限性。

在《黄帝内经》中虽无"呃逆"一词,但其中记载的"哕",即指本病,如《素问·宣明五气》曰:"胃为气逆,为哕。"可见早在《黄帝内经》中,就已记载本病的病机为"胃气上逆"。《灵枢·口问》对呃逆进行论述:"黄帝曰:人之哕者,何气使然?岐伯曰:谷入于胃,胃气上注于肺。今有故寒气与新谷气……复出于胃,故为哕。"提出故寒气与新入之谷气相搏击致胃中逆气复出上冲喉间而成呃逆。在《金匮要略·呕吐哕下利病脉证治》中,仲景将呃逆分为三型:一为实滞内结,二为胃寒气逆,三为胃虚有热。

二、顽固性呃逆的特色辨治经验

本病多由饮食不当、情志不和或脾胃虚弱所致,主要病机为胃失和降、胃气上逆动膈。本病病位在膈,关键脏腑为胃,并与肺、肝、肾有关。胃居膈下,肺居膈上,膈居肺胃之间,肺胃均有经脉与膈相连;肺气、胃气同主降,若肺胃之气逆,皆可使膈间气机不畅,逆气上出于喉间,而生呃逆。情志不遂,恼怒伤肝,气机不利,横逆犯胃,胃失和降,胃气上逆动膈。若病深及肾,肾失摄纳,冲气上乘,挟胃气上逆动膈,也可导致呃逆。常见证型包括肝郁气滞、脾胃虚寒、食积胃肠等,治疗以疏肝理气、解郁止呃、温中散寒、和胃降逆为主。顽固性呃逆因病程长,持续耗损正气,治疗上当在降逆止呃的基础上加以健脾化痰、补益正气之品。

三、医案举隅

患者王某,女,51 岁,2018 年 1 月 31 日初诊,嗝气 2 年余。患者自述 2 年前无明显诱因出现胃胀,伴嗝气,服用三联药物治疗,效可,停药后易反复。现症见:胃胀,阵发性嗝气,偶伴反酸,无咳嗽,有痰易咳,偶有头晕,无头痛,无恶心呕吐。余未见明显不适。纳眠可,二便调。舌红苔黄厚,脉弦。

西医诊断:单纯性膈肌痉挛。

中医诊断:呃逆。

中医治法:理气和胃,降逆止呃。

处方:半夏泻心汤合旋覆代赭汤加减。

半夏 15 g,黄连 12 g,黄芩 12 g,干姜 12 g,党参 20 g,茯苓 15 g,陈皮 15 g,炒白术 15 g,厚朴 15 g,炒枳实 15 g,旋覆花 18 g,代赭石 12 g,砂仁 12 g,木香 12 g,鸡内金 15 g,甘草 6 g。服用 6 剂,水煎服,日一剂。

2018 年 2 月 7 日二诊。患者病史同前,服药平妥,呃逆不作,胃胀、头晕减轻。遂将上方继服 6 剂。

二诊后患者未再就诊,1 个月后随访一次,患者自述服药后症状明显好转,未见复发。

分析:胃失和降,膈间气机不利,气逆动膈是呃逆的主要病机。胃失和降,气逆于上,循手太阴之脉上动于膈,膈间之气不利,气逆上冲咽喉,致喉间呃呃连声,不能自制。治疗以理气和胃,降逆平呃为基本治法。方选半夏泻心汤加减以寒热平调,散结除痞。半夏散结除痞,又善降逆止呕,且燥湿化痰,降逆和胃,消痞除满,《本草从新》言其为"治湿痰之主药";干姜辛温散寒;黄芩、黄连苦寒泄热,寒热平调,辛开苦降;然寒热互结,亦源于中虚失运,升降失常,故以党参、大枣甘温益气,以补脾虚;甘草补脾和中而调诸药;茯苓甘淡渗湿健脾,以杜生痰之源,半夏与茯苓配伍,燥湿化痰与渗利水湿相合,加强健脾利湿之力。旋覆代赭汤降逆化痰,益气和胃。旋覆花苦辛咸温,其性主降,功擅下气化痰,降逆止噫;代赭石重坠降逆,化痰下气;木香行气健脾;砂仁化湿行气;鸡内金健脾和胃;甘草调和诸药。全方共奏理气和胃,降逆止呃之功效。

辛开苦降法治疗反流性食管炎

一、反流性食管炎的中西医概述

反流性食管炎（reflux esophagitis，RE）是胃食管反流性疾病（gastro-esophageal reflux disease，GERD）中的一种类型，通常为多种因素引起人体防御机制下降，胃部与十二指肠内容物反流到食管中，从而造成食管黏膜等组织的损伤，继而会出现烧心、反酸、胸骨后疼痛等症状。随着人们生活与饮食等不良习惯增多，此疾病的发生率在不断上升。近年来研究表明，西欧、北美 RE 患病率为 10%～20%，亚洲患病率则相对较低，大约为 5%，而我国发病率为 7%～8%。

反流性食管炎属于一种多因素致病的常见动力异常性疾病，其发病率与年龄具有一定的相关性。反流性食管炎的发病机制复杂，主要是机体的抗反流预防机制降低，导致反流物对食管黏膜的损伤作用加强的结果。因此，理论上抑制胃酸的分泌以及改善胃肠的动力是治疗反流性食管炎的关键。当前现代医学主要以对症治疗为主，采用抑制胃酸剂、胃黏膜保护剂、促进胃动力药、抗抑郁或焦虑药，对缓解临床症状效果确切。尽管治疗药物不断更新，如质子泵抑制剂的出现使反流性食管炎的治疗效果得到飞跃式的提高，但仍有部分患者经过长期、反复的治疗后症状依然不能得到有效缓解，出现病情反复，使他们的生活质量受到严重影响，而且长期使用质子泵抑制剂伴随一系列潜在风险，如肾损害、加重感染、胃肠道恶性肿瘤的发生、微量营养素缺乏等。

中医学将反流性食管炎归于"嘈杂""吐酸""反酸""胃脘痛"等病证范畴。其病因病机多种多样，综合古代文献研究，病机为木郁土虚，胃失和降。主要的病位在脾胃，与肝胆有密切关系。《灵枢·四时气》记载："邪在胆，逆在胃，胆液泄则口苦，胃气逆则呕苦，故曰呕胆。"脾胃肝胆功能失调在胃食管反流病中占主要地位。脾胃属土，主气机升降；肝胆属木，主气机疏泄。"脾宜升则健，胃宜降则和"，内伤脾胃，脾气不升，胃气不降，气机上逆，则发病；肝胆辅助脾胃的消化腐熟功能，若肝胆失其疏泄，横逆犯胃，胃气失降，气机上逆，则发为病。其发病与胃、肝、脾等器官存在密切的联系，治疗该病亦需要辨证整体治疗。2010 年中国中西医结合学会消化系统疾病专业委员会在《胃食管反流病中西医结合诊疗共识意见》中将胃食管反流病分为六型,分别为肝胃不和证,治以疏肝理气,和胃降逆;肝胃郁热证,治以清肝泻火,和胃降逆;中虚气逆证,治以疏肝理气,健脾和中;痰湿内阻证,治以化痰祛湿,和胃降逆;气虚血瘀证,治以益气健脾,活血化瘀;寒热错杂证,治以辛开苦降,和胃降气。

二、反流性食管炎的特色辨治经验

气是人体最基本、最重要的物质,气的升降运动维持人体正常的生命活动。升降运动是指气的升降出入运动,推动着人体的生长发育。《素问·六微旨大论》记载"非出入,则无以生长壮老已;非升降,则无以生长化收藏",可知升降理论在人体的生命活动中有非常重要的作用。《难经集注》称食管为"胃之系",《医贯》载"咽系柔空,下接胃本,为饮食之路",解剖上食管与胃相连,而胃中之液,本属酸性,腐熟食物,随胃气之降,下行为顺,而情志不遂、饮食不节等因素,影响脾胃气机升降,使胃降不及,胃酸上逆,而发本病。因此,总结多年治疗反流性食管炎的临床经验,徐云生教授认为反流性食管炎由胃失和降、胃气上逆所致,故治疗以辛开苦降、和胃降逆为原则。临证时常选用半夏泻心汤治疗,效果甚佳。半夏泻心汤出自张仲景的《伤寒论》,为辛开苦降法的代表方之一,具有升浮开散之功效。全方由辛开、甘补、苦降三组药物组成,其中半夏归肺、脾、胃经,味辛温,具有祛痰下气之效;干姜味辛性热,归肺、脾、胃经,能温中散寒,两药相伍能散痞除满;黄芩、黄连性寒味苦,共为臣药,可清热燥湿,泄胸膈之热,苦以降之,痞将自消;党参、大枣、炙甘草三药相伍,能扶正祛邪、甘温调补;配以旋覆花、代赭石两药,能增强降逆之功,更好地缓解患者反酸、烧心等症状。

三、医案举隅

患者安某,男,36岁,初诊于2018年8月29日,因进食后反酸5年余就诊。患者5年前无明显诱因出现饭后反酸,于某医院就诊被诊断为"反流性食管炎",间断性服用奥美拉唑治疗(具体剂量不详)。现症见:进食后反酸、烧心,无明显胸骨后疼痛,口中有酸臭异味。大便不成形,1次/天,纳眠可,小便调。舌绛红,苔薄白,脉弦。既往下肢静脉曲张病史多年。

西医诊断:反流性食管炎。

中医诊断:吐酸。

治法:辛开苦降,和胃降逆。

处方:半夏泻心汤加减。

半夏15 g,黄连9 g,黄芩9 g,干姜12 g,党参30 g,茯苓20 g,陈皮15 g,鸡内金15 g,海螵蛸30 g,木香15 g,白芍20 g,焦山楂9 g,炒麦芽9 g,焦神曲9 g,元胡20 g,川牛膝20 g,山药20 g,炒白术20 g,薏苡仁20 g,甘草6 g,厚朴15 g。6剂,水煎服,日一剂。

2018年9月5日二诊。患者服药平妥,反酸、烧心减轻,时有胃中嘈杂,右胁肋部胀痛。眠可,大便不成形,小便频。考虑降逆之力不足,导致气滞于胁肋,上方改白芍30 g,加旋覆花15 g加强降逆、柔肝之力;气为血之帅,气滞则血停,加用炒蒲黄12 g、五灵脂12 g防止瘀血形成。

服用12剂后,患者反酸、烧心症状明显改善,胁肋胀痛消失,胃中嘈杂感缓解。上方继服12剂后,反酸、烧心消失,胃中嘈杂明显减轻。

分析:吐酸是指胃酸过多,随胃气上逆而吐出的病证,以胃失和降、胃气上逆为基本病机。方选半夏泻心汤加减以寒热平调,散结除痞。半夏散结除痞,又善降逆止呕;干姜温中散寒;黄芩、黄连苦寒以泄热开痞,寒热平调,辛开苦降;然寒热互结,又源于中虚失运,升降失常,故以党参、大枣甘温益气,以补脾虚;甘草补脾和中而调和诸药。加之党参补益脾胃之气;白术、茯苓健脾渗湿;山药补脾益肺;薏苡仁健脾渗湿;陈皮、木香、元胡、厚朴行气止痛;海螵蛸制酸止痛;川牛膝补益肝肾;焦三仙、鸡内金健脾和胃。二诊时患者胃中嘈杂,右胁肋部胀痛,小便频,大便不成形。上方加大白芍用量,酸敛肝阴,养血柔肝而止痛。加旋覆花,苦辛咸温,其性主降,功擅下气化痰,降逆止噫;炒蒲黄、五灵脂活血化瘀止痛,防气滞所致瘀血形成。此方寒热互用,苦辛并进,则寒去热清、升降复常。

理气通便法治疗慢性功能性便秘

一、慢性功能性便秘的中西医概述

慢性功能性便秘指病程半年以上且近3个月表现为排便次数减少(每周少于3次)、粪便干硬和(或)排便困难。排便困难包括排便费力、排便不尽感、排出困难、排便费时以及需手法辅助排便。近年来,随着人们经济水平提高,生活方式、饮食结构发生了巨大的变化,运动量下降,加上社会压力和精神压力的影响,便秘的发生率越来越高,导致人们的生活质量下降。据统计,中国人功能性便秘的患病率为6%,其中男性为4%,女性为8%。

功能性便秘病因尚不明确,可能与多种因素有关,如进食量少或进食的食物缺乏纤维素或水分从而对结肠运动的刺激小,或是由于工作紧张、生活不规律、精神因素等影响了正常的排便习惯,结肠运动功能紊乱,肠道动力不足,不当服用泻药形成药物依赖等。随着年龄的增长,便秘的发生率和程度也增加,长期便秘容易导致胃肠功能紊乱,排便困难,可引起或者加重肛门直肠疾病,如痔疮、肛裂、直肠炎等,严重时可以诱发心脑疾病、继发精神心理障碍,甚至使患者产生自杀倾向。治疗功能性便秘的西药主要以刺激性泻药为主,若长期服用可能会出现不良反应,导致病情加重,停药后会复发,在药物安全性及长期疗效方面令人不满意。

功能性便秘属中医学"便秘"范畴,《伤寒论》中称之为"阳结""阴结""闭夕"等。《金匮要略》则称之为"脾约"。历代医家对便秘的研究记载众多,病因病机也有详细分析。《黄帝内经》中记载大小便的病变与肾的关系密切,如《素问·金匮真言论》载:"北方色黑,入通于肾,开窍于二阴。"补土派李东垣强调脾胃在机体的重要作用,认为:"脾胃内伤,百病由生……脾胃虚则九窍不通。"便秘与脾胃相关,故治疗当从脾胃入手。《景岳全书·秘结》曰:"凡下焦阳虚则阳气不行,阳气不行则不能传送而阴凝于下,此阳虚而阴结也。"表明肾阳虚,阴寒凝结,津液枯竭而便秘。

二、慢性功能性便秘的特色辨治经验

中医上讲,气是不断运动着的具有很强活力的精微物质,是构成人体和维持人体生命活动的最基本物质。气的运动变化称为"气机",《素问·六微旨大论》曰"非出入,则无以生长壮老已;非升降,则无以生长化收藏",说明人体气的升、降、出、入运动协调平衡,才能维持人体正常的生理活动。便秘的基本病机是大肠传导阻滞,病位在大肠,与肺、脾、胃、肝、肾功能失调密切相关。《黄帝内经》称便秘为"后不利""大便难",如《素问·厥论》曰:"太阴之厥,则腹满䐜胀,后不利。"《素问·举痛论》曰:"热气流于小肠,肠中痛,瘅热焦渴,则坚干不得出,故痛而闭不通矣。"汉代医圣张仲景称便秘为"脾约""闭""阴结""阳结"。故便秘实为"不通",与气机壅滞密切相关,因此调畅气机在治疗便秘中非常重要。

三、医案举隅

患者于某,女,40 岁,初诊时间 2017 年 6 月 7 日,因便秘 10 年余就诊。患者 10 年前开始出现便秘,表现为排便困难,大便干,大便 5～10 天一行,期间曾服用番泻叶泡水及芦荟胶囊,未见效果,曾服用日本进口药丸,服用后便秘缓解,停药后便秘反复。曾针灸治疗 6 次,效果显著,针灸后大便一日 1～2 次,停止针灸后反复便秘。现症见:头部两侧胀痛,晨起尤甚,颈部僵硬不适。平素易胃胀胃痛,易反酸、嗳气,活动后易嗝气。末次月经:2017 年 4 月 22 日,周期 37～40 天,经期 5 天左右,量偏少,色偏暗,偶有血块。纳呆,眠差,入睡困难,多梦、易醒。小便可。舌红苔薄白,脉涩。

既往史:季节性湿疹 4 年余,每年 8 月、9 月湿疹发作,乳房下部、小腹部、大腿部湿疹严重,痒甚,服用西药 2 个月后痊愈。

西医诊断:慢性功能性便秘。

中医诊断:便秘。

中医治法:滋阴增液,润肠通便。

处方:丹栀逍遥散合麻子仁丸加减。

丹皮 15 g,炒山栀 12 g,当归 15 g,赤芍 18 g,白芍 18 g,柴胡 12 g,茯苓 15 g,香附 15 g,川芎 15 g,陈皮 12 g,生地 15 g,玄参 18 g,麦冬 20 g,火麻仁 20 g,柏子仁 15 g,熟大黄 6 g,厚朴 12 g,炒枳实 15 g,半夏 9,川连 9,黄芩 9 g,干姜 9 g,桃仁 12 g,红花 12 g,土茯苓 20 g,郁金 18 g,甘草 6 g。

分析:便秘是指由于大肠传导失常,导致大便秘结,排便周期延长;或周期不长,但粪质干结,排出艰难;或粪质不硬,虽频有便意,但排便不畅的病证。便秘的基本病机为大肠传导失常,病位主要在大肠。麻子仁丸润肠泄热,行气通便。麻子仁性味甘平,质润多脂,润肠通便;大黄泄热通便以通腑;柏子仁味微甘,气香性平,多含油质,润肠通便;白芍养阴和里以缓急;枳实、厚朴行气破结消滞。丹栀逍遥散疏肝解郁,养血健脾。丹皮、栀子凉血清热,柴胡苦平,疏肝解郁,使肝郁得以条达;当归甘辛苦温,养血和血,且其味辛散,乃血中气药;白芍酸苦微寒,养血敛阴,柔肝缓急;归、芍与柴胡同用,补肝体而助肝用,使血和则肝和,血充则肝柔;木郁则土衰,肝病则易传脾,故以茯苓、甘草健脾益气。半夏散结除痞,又善降逆止呕;干姜温中散寒;黄芩、黄连苦寒,泄热开痞,寒热平调,辛开苦降;甘草补脾和中,调和诸药。香附苦辛平,入肝经,长于疏肝行气止痛;川芎味辛气温,入肝胆经,能行气活血,开郁止痛。二药共助柴胡疏肝解郁,具有行气止痛之效。陈皮理气行滞而和胃;枳实破气消积,散结除痞;玄参甘咸性寒,滋阴降火,泄热软坚;麦冬、生地甘寒质润,助玄参滋阴增液,泄热降火。土茯苓,《本草纲目》载此药能健脾胃,强筋骨,祛风湿,利关节,治拘挛骨痛、恶疮痈肿,解汞粉、银朱毒。土茯苓解毒利湿,有文献表明以土茯苓为君药的土茯苓饮联合西药可以治疗急性湿疹。桃仁可润肠通便,亦可与红花相配活血化瘀;郁金活血止痛,疏肝行气解郁。

疏和肝胃法治疗高血压合并胃炎

一、病因病机概述

现代社会中,人们的生活方式和饮食结构发生了重大变化。各种化学食品添加剂在提高味觉体验的同时也对身体产生了不良影响和干扰。不规律的饮食、暴饮暴食以及经常食用生冷辛辣的食物会对肠胃造成较大刺激,从而引发慢性胃炎。临床上,慢性胃炎主要分为慢性非萎缩性胃炎、慢性萎缩性胃炎和肥厚性胃炎等不同类型。常见症状是上腹部疼痛,早期可能只会出现轻微隐痛,但随着疾病进展,疼痛会变得剧烈,对患者的正常生活造成很大影响,通常需要使用镇痛药物来控制疼痛。大多数患者还会出现腹胀症状,经常感到腹部有非常不舒服的饱胀感,严重时甚至会感到胃部堵塞,进食后症状进一步加重。由于肠胃功能下降,患者的消化能力也减弱,还可能出现恶心、胃酸倒流甚至呕吐等情况。中医认为,慢性胃炎属于"胃痞""胃脘痛""反酸""嘈杂"等范畴,主要是机体脾胃素虚,再加上外邪入侵而引发。一般可分为湿热互结型、肝胃气滞型、脾胃虚寒型、胃阴亏损型和瘀阻胃络型,临床应当辨证处置。

1.湿热互结

患者湿热内结,气机不畅,常出现胃脘疼痛灼热,脘腹胀闷;由于胃气发生上逆,会有泛恶、干呕等表现;机体湿热内盛,津不上承,故出现渴不欲饮、口苦口臭等症状;湿热下注伤及肠道,传化失常,故见尿黄、便秘、便溏、肠鸣等。患者舌边舌尖深红,苔黄腻,脉象圆滑。

2.肝胃气滞

患者因七情过极,伤及肝阴,导致肝气郁结、肝失疏泄,造成周身血气运行不畅,脉络不通,常见胃脘疼痛,连及胁肋;若肝气横逆犯胃,使胃气无法下行,造成胃失和降,可产生上腹疼痛、胀闷不适之感,餐后程度加重,气滞上涌常导致嗳气嘈杂,呕恶反酸。舌质淡红,苔薄白,脉象按如琴弦,端直而长。

3.脾胃虚寒

患者脾胃阳虚,无法对周身脉络进行滋养,常有胃脘隐痛之感;脾气虚弱,运化迟缓,水饮停胃,所以餐后可出现明显的胀满感,病情更甚则见呕吐清涎、纳食减少、腹泻便溏之况;脾脏与四肢相关,脾虚则出现四肢酸软;阳虚则生内寒,可有畏寒的表现。患者面色苍白,舌质淡红,苔薄白,脉沉细弱。

4.胃阴亏损

由外因或情志过度使脏腑气机紊乱、真阴亏损,伤及胃阴,胃络失于滋养,故出现胃脘隐痛、食欲缺乏、肠胃亏空之感;胃失和降则食后饱胀,干呕嗳气;胃阴虚空导致周身津液减少,常觉口干舌燥、喜冷拒热;津少则肠道失润,导致便干难解。患者舌苔可见裂纹,脉如抽丝,搏动较快。

5.瘀阻胃络

患者机体血气运行受阻,致使气滞血瘀,常发胃脘刺痛,痛有定处;血脉受伤,故便血色黑。患者舌质黯红,可见瘀斑,脉细如丝,应指明显,往来困难。

二、医案举隅

患者林某,女,发现血压升高 10 余年。现患者口稍干,自觉胃胀、腹胀,自胸膈气机不畅,偶有嗳气后可稍有缓解,咽部无异物感。纳可,眠差,入睡困难,易醒。大便不成形,无腹痛,小便调。舌质暗苔少。末次月经 2016 年 11 月 30 日,经血色发黑,无血块,无痛经,月经周期规律。既往胃炎病史 5 年。

方药:丹皮 15 g,柴胡 12 g,赤芍 18 g,白芍 18 g,半夏 12 g,川连 9 g,黄芩 9 g,干姜 9 g,党参 18 g,郁金 15 g,川朴 15 g,夜交藤 30 g,益母草 20 g,川牛膝 30 g,枸杞 15 g,菊花 15 g,泽泻 15 g,泽兰 15 g,甘草 6 g,云苓 15 g,陈皮 15 g,炒枳壳 15 g。

二诊,病史同前。患者现胸膈部胀气不舒,嗳气后可有缓解。纳稍差,不敢多食,眠可,大便日行一次,不成形,小便正常。舌质暗,苔黄厚。末次月经 2017 年 1 月 23 日,色偏暗,有少量血块,无痛经,近两个月月经周期规律。方药:上方加木香 12 g、砂仁 9 g。

三诊,病史同前。患者现胃胀、胃部不适,晚饭后尤甚,自觉口中无味,面部皮疹,痒甚,纳差,眠可,二便调,舌红苔黄。末次月经 2017 年 4 月 9 日,色量可,有少量血块。方药:上方加白鲜皮 20 g、蝉衣 12 g、地肤子 20 g、荆芥 9 g、防风 9 g。

分析:患者脘腹胀满系由湿阻气滞,脾胃失和所致。脾为太阴湿土,居中州而主运化,其性喜燥恶湿。湿困脾胃,气机失畅,则见脘腹胀满。《临证指南医案》指出"太阴湿土,得阳始运",故治之之法,当以燥湿运脾为主,辅之行气和胃,使气行而湿化。方选半夏泻心汤合柴胡疏肝散加减。方中川朴辛温而散,长于行气除满,脾气行则湿化,且其味苦性燥而能燥湿;陈皮辛行温通,理气和胃,燥湿醒脾,协川朴燥湿行气之力益彰;半夏辛温而性燥,燥湿化痰,降逆和胃,消痞除满,《本草从新》言其为"治湿痰之主药";云苓甘淡渗湿健脾,以杜生痰之源,半夏与云苓配伍,燥湿化痰与渗利水湿相合,则湿化痰消,亦体现了朱丹溪"燥湿渗湿则不生痰"之理;干姜既助半夏降逆化痰,又制半夏之毒;柴胡功擅条达肝气而疏郁结;炒枳壳行气止痛以疏理肝脾;芍药养血柔肝,缓急止痛,与柴胡相伍,养肝之体,利肝之用,且防诸辛香之品耗伤气血;患者口干,方中加入川连、黄芩苦降泻热和阳;枸杞、菊花清肝明目,又能起到降血压的作用;益母草、川牛膝、泽泻、泽兰活血调经,利水消肿,川牛膝又能补益肝肾,引血下行;夜交藤养血安神,祛风通络;甘草甘平入脾,既可益气补中而实脾,令"脾强则有制湿之能",合诸药泄中有补,使祛邪不伤正,又能调和诸药。二诊时患者痞满症状有所改善,但纳差,加入木香,辛行苦泄温通,醒脾和胃,乃三焦气分之药,能升降诸气;砂仁辛散温通,健脾化湿,温中止呕,为醒脾调胃之要药。三诊时患者胃部不适,口中无味,面部皮疹,痒甚,为表邪外束,麻疹初起、疹出不透,方中加入荆芥、防风、蝉衣祛风解表,透疹止痒;白鲜皮、地肤子清热燥湿,祛风止痒。

健脾化痰、清热活血行气治疗糖尿病性便秘

一、病机概述

便秘是糖尿病常见并发症之一,归属糖尿病胃肠病变,发病者约占糖尿

病患者的 25％。西医学认为其发病与高血糖、胃肠动力下降、胃肠道激素和菌群异常及心理因素等有关。糖尿病患者长期便秘不仅会加大血糖的波动，还会引起或加重心肌梗死、痔疮、肛裂、结肠癌等疾患，极大影响患者的生存质量。便秘的防治在糖尿病患者的管理中有重大的意义。徐云生教授认为糖尿病性便秘的中医病机主要为脾虚痰阻、热瘀互结，以健脾化痰、清热活血行气为主要治则，重视健脾补气，从化痰清热、活血行气入手，可以取得良好效果。

糖尿病性便秘可归属于中医"消渴""便秘"范畴，对于这一消渴并发症，徐云生教授通过长期的临床实践，发现患者多表现为排便困难、神疲乏力、头身困重、口黏口干、腹胀、舌质暗或有瘀点、苔黄腻。故提出其病机属标实本虚、虚实夹杂，本虚责之于脾虚，标实责之于燥热、痰浊、瘀血。脾气充足，水谷之精经过脾气布散到全身，化生气、血、精、津等，充养腑脏及四肢百骸。《灵枢》中记载："五脏皆柔弱者，善病消瘅。""脾之运化输布功能失职……因而变生消渴。"《备急千金要方》记录："凡积久饮酒……遂使三焦猛热，五脏干燥，木石犹且焦枯，在人何能不渴。"由上可见，禀赋不足或饮食失节可致脾气虚弱，脾虚则运化功能失常，升清失职，津液不能上承，发为消渴。《中藏经》云："脾病……身体重，肢节痛，大便硬。"《济生方》中记录："大肠者，传导之官，变化出焉……秘凡有五，即风秘、气秘、湿秘、冷秘、热秘是也。多因肠胃不足……所以秘结也。"消渴日久，脾虚加重，胃肠内的水谷不得运化，气血生化不足，故出现神疲懒言、乏力少气等症；血亏则肠道失润，气虚则大肠传送无力，形成便秘；脾胃运化失常，升降失枢，糟粕内积，亦形成便秘。所以脾虚是糖尿病性便秘的主要病机。消渴便秘者多过食辛辣、肥甘之品，脾胃劳伤，胃肠积热，化燥伤津，致使燥热内结。燥热内结又加重了津液的耗伤，形成了燥热愈盛津液愈亏，津液愈少燥热愈盛的恶性循环。无论禀赋不足或饮食失节而致脾气虚，一方面使水液输布失常，胃肠道得不到充足的津液滋养，津液停聚为痰浊；另一方面气虚无力行血，瘀血内生。痰浊、瘀血互结使全身气机不畅，不通则痛，气滞于四肢则麻痛，气滞于大肠则糟粕内停，气郁日久亦可化火伤津。燥热、痰浊、瘀血三者相互影响，阻碍气机，津亏肠燥，腑失通利，加重便秘之症，并使疾病缠绵难愈。

二、辨治思路

糖尿病性便秘的中医治疗需谨守虚实夹杂之病机，以健脾化痰、清热活血行气为治疗原则,健脾补气,使脾复健运,水谷精微上输心肺,下归肝肾,则津液得复,气血得充,气机畅达,大肠传导功能恢复正常。此外,清热化痰活血,使燥热得祛,痰浊得化,同时予行气导滞,则脉络得通,气血调畅,大肠气滞津亏得解,传导功能恢复正常。临床上自拟健脾调肠饮治疗,常取得较好的疗效。处方:生黄芪30 g,白术25 g,黄精15 g,炒山药12 g,瓜蒌12 g,丹参12 g,当归9 g,枳实9 g,厚朴9 g,桃仁6 g,黄连9 g,三七粉(冲服)3 g。口干严重者加天花粉12 g、知母9 g,苔厚腻者加砂仁9 g、薏苡仁15 g,大便干者加决明子9 g、玄参9 g,大便数日不解者加用生大黄6 g、芒硝(冲服)12 g,以求速下。本方中生黄芪补中益气,营运中州;白术补脾益胃,善治脾虚作渴,重用更有传导之功。两药同用补脾气,助脾运,为君药。炒山药、黄精补脾肺气阴;瓜蒌利气化痰,润肠通便,兼清热;当归养血,丹参活血,化瘀生新。以上五味相配,共为臣药。枳实、厚朴行气降浊;桃仁活血祛瘀,润肠通便;三七活血止血,"祛瘀而不伤正";黄连苦寒燥湿,清中焦之热。以上五味共为佐使。全方补而不滞,以补为通,辅以清、降、活,攻补兼施,标本兼顾。

三、医案举隅

患者郭某,男,54岁,2014年9月12日初诊。主诉:口干乏力8年,伴排便困难半年余。患者素体偏胖,既往有2型糖尿病病史8年,现于三餐餐时嚼服阿卡波糖片50 mg,晚上8点皮下注射甘精胰岛素注射液14 U,近日空腹血糖控制在7~10 mmol/L,餐后2小时血糖控制在12~14 mmol/L。半年前开始出现大便干,大便3~5天一行,排便无力,未予治疗。刻下症见:口干,周身乏力,时有双手手指端麻木疼痛,大便5日未行,小便频,纳可眠差;舌暗淡,边有齿痕,苔黄腻,脉涩。

中医诊断:消渴,便秘。

中医辨证:脾虚痰阻,热瘀互结。

处方:生黄芪30 g,白术25 g,天花粉12 g,知母9 g,黄精15 g,炒山药12 g,瓜蒌12 g,丹参12 g,当归9 g,枳实9 g,厚朴9 g,桃仁6 g,黄连9 g,决明子9 g,玄参9 g,夜交藤15 g,生大黄6 g,芒硝(冲服)12 g。

上方3剂,每日1剂,水煎取汁200 mL,分早晚2次服用。嘱患者继续使用阿卡波糖片、甘精胰岛素注射液降糖,剂量不变,建议多吃蔬菜,坚持每日运动半小时。

2014 年 9 月 15 日二诊。患者服药 2 剂后，排出硬结粪块多枚，口干乏力诸症略有改善，舌脉同前。上方去生大黄、芒硝，加三七粉（冲服）3 g。6 剂，每日 1 剂，水煎取汁 200 mL，分早晚 2 次服用。

2014 年 9 月 22 日三诊。患者服药 6 剂后，大便可，2～3 日一行，便质略稀，仍有排便无力感，口干明显改善，手指麻木疼痛减轻，小便每日 3～4 次，纳眠可，舌暗苔腻，脉涩。上方去夜交藤、决明子、知母，加党参 15 g。6 剂，每日 1 剂，水煎 200 mL，分早晚 2 次服用。

2014 年 12 月 13 日四诊。患者服上药 6 剂后，大便 2～3 日一行，质可，口干乏力诸症改善明显，遂停药未来诊。1 个月前于外地工作，饮食、降糖药物使用皆不规律，近半月，大便 3～5 天一行，质略干。因工作和个人原因，患者不愿意继续服用汤药治疗，遂嘱其务必坚持现有降糖方案治疗，维持血糖稳定。上方去三七粉，6 剂做水丸，均匀分为 15 份，每日 1 份，三餐前温水均服。2 个月后电话随访，患者上次就诊后一直坚持服用水丸，大便 2～3 日一行，质可，口干乏力诸症偶有出现，较治疗前改善明显，血糖控制也较平稳。

分析：本案患者有糖尿病病史 8 年，血糖控制虽平稳，但是消渴日久伤脾耗气，体形偏胖说明内有痰湿，手指麻痛、舌暗说明内有瘀血，苔黄腻、大便干提示内有燥热，当属脾虚痰阻、热瘀互结之证，故以健脾化痰、清热活血行气法治疗。考虑到患者初诊有口干、睡眠差、大便 5 日未行，故在健脾调肠饮基础上加知母、天花粉治疗口干，夜交藤安神，生大黄、芒硝急下通便，急治其标，标本兼顾。二诊宿便已下，故停用大黄、芒硝，加三七粉增强活血之力。三诊患者口干、睡眠症状改善，大便质稀，故去夜交藤、决明子、知母；仍感排便无力，提示气虚，故予党参补中气，健脾肺。四诊患者病情较前加重，说明本病病程长、易反复，而患者亦不能坚持长期服用汤剂治疗，故予丸剂缓行，可以达到更好的治疗效果。

总之，糖尿病性便秘是糖尿病患者常见的疾患之一，其病机以脾虚为主，兼有燥热、痰浊、瘀血，重视健脾补气，从化痰清热、活血行气入手，根据患者的病情合理配伍药物、选择剂型进行治疗，注重饮食与运动，同时注重维持血糖的平稳，方能取得良效。

第四章　脑系疾病

加减丹栀逍遥散治疗失眠

一、失眠的中西医概述

失眠是以经常不能获得正常睡眠，睡眠时间及（或）深度严重不足为主要临床表现的一种疾病。临床主要表现为入睡困难、易醒、早醒和醒后再难入睡等。长期失眠往往会导致机体免疫力、记忆力下降，产生恐惧、焦虑等不良情绪，同时还容易诱发高血压、神经衰弱，甚至造成猝死。调查研究显示，全球失眠人群约占 10％，而中国成年人的失眠率为 9.2％～11.2％。

失眠的发病因素包括易感因素、诱发因素和维持因素。悲观失望使人自身对失眠呈现不合理的信念，导致更严重的焦虑状态，使失眠发病机制的认知模式、行为模式、神经认知三个认知过程循环往复，在焦虑恐惧回路中形成情绪记忆，条件反射性激活交感神经，加快诱发更为严重的焦虑，成为一个自身延续的恶性循环，最后使人处于自身持续高觉醒状态，导致慢性失眠。目前，西医学治疗失眠主要以运用镇定安神的药物（地西泮、阿普唑仑、艾司唑仑等）为主。长期使用镇定类药物会产生一定的不良反应，而且可致药物依赖、心理依赖、反跳性失眠、戒断症状等，还会使人记忆力及反应力下降，严重威胁身体健康。

失眠属中医学"不寐"范畴，见于中医学"不得卧""目不瞑"。古代医家认为失眠病因复杂，外邪、情志、病后、劳逸等均可致不寐，不外乎阴阳失调、脏腑损伤、气血失调及痰火与瘀血致病。在寒热辨证上，大多认为不寐以热证居多，或为实热，或为虚热，或为肝火，或为痰热，宜随证治之。因此，临床上治疗不寐时也因辨证分型的不同而遣方各异。中药治疗失眠，整体上是以补虚泻实,调整脏腑阴阳为原则,主要证型包括肝火扰心、痰热扰心、心胆气虚、心脾两虚、心肾不交等,治疗常在此基础上辅以养血安神、镇静安神、清心安神等药物。常用方剂如龙胆泻肝汤、黄连温胆汤、归脾汤、酸枣仁汤、天王补心丹、桂枝加龙骨牡蛎汤等。大量研究表明,针灸治疗失眠有较可靠的疗效,多以头颈部穴位(百会、四神聪、印堂、安眠等)和四肢部穴位(神门、内关、三阴交、足三里等)为主穴,并加以配穴治疗;穴位贴敷疗法将腧穴、经络、药物融为一体,既能对穴位产生刺激,又能使中药透皮吸收,是中医常用的一种外治疗法。

失眠绵延日久,患者往往伴精神症状,因此应重视药后调护。《黄帝内经》云:"恬淡虚无,真气从之,精神内守,病安从来。"患者的情志舒畅与否,对疾病的预后有着至关重要的影响。在面对诊疗过程中患者的焦虑、烦躁、抑郁等情绪时,应耐心给予劝慰,运用情志疗法来治疗患者的疾病。在治疗疾病的方式上,除了运用汤剂,要经常嘱咐患者煎药后留药渣泡脚。此外,叮嘱患者用药忌讳、服药方式及生活习惯。

目前,随着人们生活压力逐渐增大,失眠发生率也在增加。中医药可通过调节脏腑气血、平衡阴阳,促进患者睡眠质量的改善,无药物依赖。徐教授从医数十年间,以加减丹栀逍遥散治疗失眠者数千例,无不应验,皆有事半功倍之效。现将本方组成思路及多年的运用经验简介如下。

二、方剂的创制思路

1.方剂组成

丹皮 15 g,炒山栀 9 g,柴胡 12 g,赤芍 20 g,白芍 20 g,香附 15 g,郁金 20 g,茯苓 30 g,炒白术 20 g,陈皮 15 g,远志 15 g,茯神 18 g,合欢皮 30 g,炒枣仁 30 g,甘草 6 g。

2.方剂的创制与思路

失眠在中医多被称为"不寐",在《黄帝内经》中又称"不得卧""不得眠""目不瞑",是由于心神失养或不安而引起的以经常不能获得正常睡眠为特征的一类病证。失眠患者多思多虑,多由五志过极、劳逸失调引起。《黄帝内经》曰:"忧愁者,气闭塞而不行……惊则心无所倚,神无所归,虑无所定,故气乱矣。"可见失眠的发生与情志密切相关。临床上出现失眠的患者,常常伴有情绪异常和精神刺激,这主要与肝的功能紧密相连。肝主疏泄,藏血,安养神魂,平人肝不受邪,故卧则魂归于肝,神静而得寐。《血证论》曰:

"肝病不寐者，肝藏魂，人寤则魂游于目，寐则魂返于肝。若阳浮于外，魂不入肝，则不寐。"若肝的生理功能失调，则肝不藏魂而不寐；或情志不遂，暴怒伤肝，肝气郁结，肝郁化火，邪火扰动心神，神不安而不寐。

随着现代社会的发展，工作和生活压力致使很多人存在不同程度的失眠问题。长期的精神压力，情志失常，劳逸失调，肝气失于疏泄，后天之脾胃运化无力，不能将水谷化为精微，最终导致阴虚不能纳阳，或阳盛不得入于阴，阳气浮越，无以潜藏，阴阳失交，发为不寐。多年临床观察发现，不寐以肝郁化火为临床常见的证型。其临床症状主要表现为心烦难以入眠、急躁易怒、口干口苦，或有胸胁胀痛，舌质红、苔黄、脉弦数等。不寐病位主要在心、肝，临证施治当首分虚实，实证多为肝火内扰、邪热扰心所致，虚证多为阴血不足、心失所养所致，故临证当谨遵补虚泻实、调理脏腑原则，实证当泻其有余，疏肝泻火、清化痰热；虚证当补其不足，益气养血、补肝益肾。因其易扰心神，在此基础上当加以安神定志之药。

丹栀逍遥散出自明代薛己编撰的《内科摘要》，源自《太平惠民和剂局方》的逍遥散，加牡丹皮、栀子组成，以疏肝清热、健脾养血为组方原则，通过养肝体而助肝用，使肝气机调畅。此经典名方常常用于治疗肝郁，肝郁血虚日久，生热化火。牡丹皮、炒山栀为清肝泻火之要药，可增强疏肝清热的作用，使肝火得清，肝郁得解，心神得宁，失眠自愈；柴胡具有疏肝解郁，调畅气机的功效；白芍滋养肝阴，当归养肝血活血，二味合用，养肝体而柔阴，以助其升发疏散的功能，兼能防治柴胡疏泄太过；香附、郁金理气解郁，兼赤芍活血化瘀，以防气滞血瘀；陈皮健脾化湿，白术、茯苓、甘草健脾益气，使运化有权，营血有源，顾护脾胃；远志、茯神、合欢皮、炒枣仁可解郁养心，安神益智。诸药合用，使肝郁得疏，血虚得养，脾弱得复。选用丹栀逍遥散加减治疗不寐，其组方严谨、立法周全，根据不同证型酌量加减，使心肝脾同调，气血兼顾。

三、医案举隅

医案1：

患者李某，男，72岁，2018年3月14日因失眠半年就诊。半年前患者无明显诱因出现失眠，甚时一夜不眠，伴心烦，汗出，口干口苦，咽干，晨起吐酸水，自觉服佐匹克隆片、阿普唑仑片后症状加重，停药后减轻。纳可，眠差，排尿不畅，大便调。舌红苔黄腻，脉弦滑。

西医诊断:失眠。

中医诊断:不寐。

治法:疏肝和胃,宁心安神。

处方:丹栀逍遥散合半夏泻心汤加减。

丹皮 18 g,炒山栀 15 g,柴胡 9 g,赤芍 18 g,白芍 18 g,郁金 20 g,茯苓 20 g,茯神 20 g,陈皮 15 g,半夏 12 g,黄连 9 g,黄芩 9 g,干姜 9 g,浮小麦 30 g,合欢皮 30 g,炒枣仁 30 g,远志 15 g,煅龙骨 30 g,煅牡蛎 30 g,骨碎补 30 g,怀牛膝 30 g,川牛膝 30 g,川芎 18 g,桑寄生 30 g,夜交藤 30 g,丹参 20 g,甘草 6 g,党参 15 g,柏子仁 20 g。6 剂,水煎服,日一剂。

2018 年 3 月 21 日二诊。患者服药后自汗减轻,烦躁减轻,将炒山栀减量至 12 g。现症见:仍入睡困难,伴口干口苦,咽干,晨起吐酸水,纳可眠差,夜尿晨尿排出不畅。舌红苔黄腻,脉弦滑。古人谓"胃不和则卧不安",仍需加强健脾和胃之力,故上方加鸡内金 15 g、焦山楂 9 g、焦神曲 9 g、焦麦芽 9 g、海螵蛸 30 g、炒白术 15 g。6 剂,水煎服,日一剂。

2018 年 3 月 28 日三诊。患者服药后晨起反酸减轻,烦躁缓解。现症见:心神不宁,入睡困难,服阿普唑仑片 1 片、佐匹克隆片 2 片方可入睡,伴自汗,口干,眼干眼涩,口舌生疮。纳可,眠差,二便调。舌红苔黄厚,有裂纹,脉滑数。上述症状可见一派阴虚内热之象,故将黄连加量至 15 g,并加黄柏 9 g 以加强清火之力,知母 15 g 以滋阴清热。6 剂,水煎服,日一剂。

2018 年 4 月 4 日四诊。患者服药后稍有干咳,口疮愈合。现症见:失眠,入睡困难,伴自汗,晨起反酸,眼干涩。纳可眠差,大便干,小便调。舌红苔黄,有裂纹,脉弦涩。考虑肝气犯胃所致,仍需疏肝和胃、清热安神,上方改黄芩 15 g、柏子仁 30 g、茯神 30 g、柴胡 12 g、焦山楂 12 g、焦神曲 12 g、焦麦芽 12 g,加瓦楞子 20 g、珍珠母 30 g。6 剂,水煎服,日一剂。

2018 年 4 月 11 日五诊。患者服药后精神状态好转。现症见:凌晨偶有反酸,睡眠时间较前延长,双下肢及眼部皮肤瘙痒,伴抓痕。纳可,二便调。舌质紫暗,苔黄腻,中有裂纹,脉滑数。皮肤瘙痒考虑湿热之邪作祟,当加以清热化湿药物;舌质有血瘀之象,故加用活血化瘀药物。上方加白蒺藜15 g、川楝子 12 g,改丹参 30 g。又服 6 剂后,效佳。

分析:患者烦躁失眠日久,心火旺盛,肝失疏泄,气郁化火,肝火横逆犯胃,故可见一派心烦、汗出、口干口苦、咽干、晨起吐酸水等症状,考虑其在脏者为心、肝,病位在少阳。心主神志,心火亢于上,心神被扰,故失眠;且"胃不和则卧不安"，脾胃不和亦可见失眠；水不济火，肾阴虚于下，故见排尿不畅等症状。故治疗上予丹栀逍遥散清心肝之火，半夏泻心汤散结除痞，两方合用，并加用疏肝解郁、养心安神之品以助睡眠，滋阴补肾之品以滋肾水、平心火，活血化瘀之品以防热灼阴伤、脉络瘀阻。二诊时患者自述自汗心烦减轻，仍口干口苦、晨起吐酸水，故将炒山栀减量，加鸡内金、焦三仙、炒白术健脾消食，海螵蛸制酸止痛。三诊时患者反酸症状减轻，心烦改善，却有眼干眼涩、口舌生疮之新症，考虑肾阴不足、心火偏旺，故将黄连加量以降心火，并加黄柏、知母滋阴清热。四诊时患者仍入睡困难，心烦、吐酸症状反复，故加大黄芩、柏子仁、茯神、柴胡和焦三仙的用量，以加大疏肝清热、养心安神之力，并新加入瓦楞子制酸止痛，珍珠母平肝潜阳、安神定惊。五诊时患者自述精神症状好转，加入川楝子疏肝泄热，白蒺藜平肝潜阳、祛风止痒。

医案2：

患者朱某，女，2018年8月29日初诊，失眠伴耳鸣2年余，近2个月加重。患者2年前无明显诱因出现失眠，服用维生素 B_1 后，可睡眠约4小时/晚，偶伴头晕，耳中蝉鸣频繁，2个月前失眠加重。现症见：眼睑、面部浮肿，双下肢水肿、乏力，汗少，口渴，耳鸣明显，声如蝉鸣，近半年体重增长15 kg。纳可，眠差，二便调，舌红苔白厚。

西医诊断：失眠。

中医诊断：不寐。

治法：疏肝清热，健脾利湿，养心安神。

处方：丹栀逍遥散加减。

丹皮15 g，炒山栀9 g，柴胡12 g，赤芍20 g，白芍20 g，香附15 g，郁金20 g，茯苓30 g，夏枯草18 g，炒白术20 g，陈皮15 g，泽泻30 g，泽兰30 g，川牛膝30 g，怀牛膝30 g，益母草20 g，黄芩15 g，百合20 g，黄精20 g，磁石30 g，珍珠母30 g，炒枣仁30 g，夜交藤30 g，甘草6 g，山药20 g，玉米须30 g。6剂，水煎服，日一剂。

2018年9月5日二诊。病史同前。患者乏力，面部、双下肢浮肿减轻，耳鸣较前缓解。现症见：眠差，偶有心烦，手足心发热，伴反酸，纳尚可，小便调，大便伴有少量鲜血，无明显不适。舌红苔黄腻，伴舌边剥苔。考虑阴虚发热所致，上方改炒山栀12 g、丹皮20 g、益母草30 g，加地骨皮20 g、炒粳米15 g。6剂，水煎服，日一剂。

2018年9月12日三诊。患者睡眠时间延长至5～6小时/晚，时有心慌,自觉胁肋胀感,手足心发热出汗。纳可,眠差,睡眠时间不稳定,二便调。舌红苔黄腻,伴舌边剥苔。辅助检查:2018 年 7 月 1 日 24 小时动态心电图显示窦性心律、偶发房性期前收缩、心率快时 ST-T 改变。治以清热泻火、养阴复脉,上方改地骨皮 30 g,加青皮 15 g、丹参 20 g、生龙牡各 30 g、炙甘草 12 g,去甘草。6 剂,水煎服,日一剂。

2018 年 9 月 19 日四诊。患者睡眠时间为 5~6 小时/晚,心慌及胁肋胀感均有减轻,手足心发热、汗出改善。纳可,二便调。舌脉同前。上方继服月余,诸症好转。

分析:患者失眠较为严重,并且伴有耳鸣。主要是由于肝气郁结,郁久化热,热火扰动心神,心神不安而不寐。肝郁化火日久,耗伤阴血,肝肾阴虚,则导致耳鸣。《丹溪心法·头眩》曰:"头眩,痰挟气虚并火,治痰为主,挟补气药及降火药。无痰不作眩,痰因火动,又有湿痰者,有火痰者。"肝郁化火,脾虚生湿,炼液为痰,上蒙清窍,则会导致头晕。肝郁克脾,脾虚失于健运,气血生化乏源,则气虚乏力,气不化水,水湿停滞,导致眼部、面部、双下肢浮肿。二诊时患者症状皆有好转,出现心烦、便血之症,故加大炒山栀、丹皮、益母草用量,加入地骨皮清降肺中伏火,肺与大肠相表里,可滋阴泻火。粳米可养胃和中,解其反酸。三诊时患者时有心慌、胁肋胀感,故加大地骨皮用量,加入青皮疏肝破气,丹参活血祛瘀,生龙牡重镇安神,换甘草为炙甘草则益气、止痛、缓急、和中之效更显。四诊时患者症状均有好转,可继服此方。

❧ 医案 3:

患者张某,女,50 岁,2016 年 12 月 28 日初诊,入睡困难,眠浅易醒 1 个月余。患者自述 1 个月前无明显诱因出现入睡困难,未服用药物治疗。现症见:有困意,但入睡困难,眠浅易醒,心慌胸闷,晨起手稍感麻木,活动后可缓解。纳可,二便调。舌红,苔黄厚,脉弦。

西医诊断:失眠。

中医诊断:不寐。

治法:疏肝清热,养心安神,活血通络。

处方:丹栀逍遥散合桂枝甘草龙牡汤加减。

丹皮 18 g,柴胡 12 g,赤芍 15 g,白芍 15 g,炒山栀 9 g,郁金 20 g,香附 15 g,黄连 9 g,桂枝 12 g,生龙骨 30 g,生牡蛎 30 g,半夏 12 g,当归 9 g,熟地黄 12 g,茯苓 15 g,茯神 20 g,陈皮 12 g,炒枣仁 30 g,合欢皮 30 g,川芎 15 g,

炙甘草12 g。6剂,水煎服,日一剂。健脑补肾丸随服。

2017年1月4日二诊。病史同前,患者服药后睡眠改善。现症见:入睡困难,眠浅易醒,仍感心慌,胸闷,下午较明显,心率变化波动较大,左手麻木感消失,自觉手指末梢发胀、发紧,活动后好转。纳可,二便调。舌暗苔黄腐腻,脉弦。上方改黄连12 g、炒山栀12 g、川芎18 g,加丹参30 g、百合20 g、远志15 g。6剂,水煎服,日一剂。

2017年1月11日三诊。病史同前。患者服药后心率减慢,出汗减少。现症见:眠差,入睡困难,眠浅易醒,伴心慌胸闷,烦躁易怒。纳可,二便调。舌紫暗苔黄厚。上方改炒山栀15 g、茯苓20 g、茯神30 g、黄连15 g,加肉桂6 g、珍珠母30 g。6剂,水煎服,日一剂。

2017年1月18日四诊。病史同前。患者服药后睡眠改善,夜间眠长6~7小时,凌晨2~3点醒后复睡。现症见:眠浅,心慌,胸闷,烦躁易怒。纳可,二便调。舌紫暗苔薄黄,脉沉代。上方加檀香9 g、砂仁9 g、红景天20 g、党参20 g。6剂,水煎服,日一剂。

2017年11月15日五诊。现症见:眠浅易醒,排便困难,日一行,心慌,胸闷,情绪易激动。纳可,小便调。舌红苔白厚。上方6剂继服。

2018年1月8日六诊。病史同前。现症见:眠浅,偶心慌,烦躁易怒。纳可,二便调。舌紫苔黄厚。上方加夜交藤30 g、黄芩9 g、黄柏12 g。6剂,水煎服,日一剂。

分析:患者入睡困难且眠浅易醒,主要是由于肝气郁结,气机失调,郁久化热,热火扰动心神,心神不安而不寐,神志不能安定。肝郁克脾,脾虚失于健运,气血生化乏源,则出现心脾气虚,不能推动血液运行,从而出现胸闷气短及关节麻木之症。二诊时患者睡眠症状改善,但仍心慌胸闷,加大黄连、炒山栀和川芎用量,并加入丹参活血祛瘀、泻火除烦,百合清心安神,远志安神益智、交通心肾。三诊时患者心率减慢,汗出减少,但仍入睡困难,烦躁易怒,心慌胸闷,故加大炒山栀、茯苓、茯神、黄连的用量,加入肉桂补火助阳、温通心脉,珍珠母平肝潜阳、安神定惊。四诊时患者睡眠改善,加入檀香利气宽胸,砂仁行气温中,红景天、党参益气活血。五诊上方续服。六诊加入夜交藤养血安神,黄芩、黄柏清热燥湿。

医案4:

患者房某,女,61岁,2015年3月4日初诊,失眠3年。患者自述3年前无明显诱因出现失眠,入睡困难,眠浅易醒,睡眠时间短,未行特殊治疗。现症见:失眠,入睡困难,眠浅易醒,伴腰部及左下腹疼痛不适,余无明显不适。纳可眠差,小便调,大便干,2～3日一行。舌质暗苔滑,脉弦涩。既往糖尿病2年,未规律服药,近期测空腹血糖 7.8 mmol/L,餐后 2 小时血糖 9.2 mmol/L。

西医诊断:失眠。

中医诊断:不寐。

治法:滋肾养阴,益气健脾。

处方:杞菊地黄丸合生脉散加减。

枸杞15 g,菊花15 g,川芎18 g,当归12 g,葛根20 g,丹参30 g,苍术20 g,白术20 g,玄参30 g,菟丝子30 g,沙苑子30 g,三七粉(冲服)3 g,山萸肉15 g,炒枣仁30 g,黄芪30 g,麦冬30 g,五味子9 g,熟地15 g,地骨皮20 g,桑枝30 g,山药20 g。6 剂,水煎服,日一剂。

2015 年 3 月 11 日二诊。病史同前。患者服药后睡眠状态改善,腰部不适缓解。现症见:仍入睡困难,伴晨起咽干口干,余无明显不适。纳可眠差,二便调,大便日一行。舌质暗苔滑,脉弦涩。上方加知母12 g、生地12 g、天花粉30 g。继服 6 剂,水煎服,日一剂。

2015 年 3 月 18 日三诊。病史同前。现症见:眠差,入睡困难,眠浅易醒,眼部易疲劳,伴口干,晨起咽干。纳可,二便调。舌质暗苔滑。近期空腹血糖7.3 mmol/L,餐后 2 小时血糖8.3 mmol/L。上方改生地 15 g、葛根30 g,加骨碎补30 g、夜交藤30 g。6 剂,水煎服,日一剂。

2015 年 3 月 25 日四诊。患者服药后咽干口干缓解,眼部疲劳减轻。现症见:眠可,无入睡困难,伴腰痛,双膝疼痛,自觉与天气有关,伴唇色暗红。纳可,大便稍干,小便调。舌质暗苔滑,脉细。上方改生地 20 g、熟地20 g、地骨皮30 g,加续断20 g。6 剂,水煎服,日一剂。

2016 年 12 月 28 日五诊。现症见:入睡困难,易醒,每晚睡眠时间3～4 小时,冬至时好转,伴肩周酸痛,遇冷甚,活动后好转。纳可眠差,二便调。舌红苔薄白,舌体胖大。上方加百合20 g、丹皮15 g、姜黄15 g、桂枝12 g、赤芍18 g、白芍18 g,去地骨皮。6 剂,水煎服,日一剂。

分析:患者素有消渴之证,则肾阴亏虚,肾阴不能上济心火,心肾失交,出现失眠。二诊加入知母、生地、天花粉滋阴清热。三诊加大生地、葛根的用量,并加入骨碎补滋补肝肾,夜交藤养血安神。四诊患者失眠症状消失,加大生熟地、地骨皮用量,并加入续断补肝肾、强筋骨。五诊时患者又出现入睡困难症状,故加入百合清心安神,丹皮清肝经之热,桂枝、姜黄温通经脉、祛除关节经络之风寒湿痹;去地骨皮。

中医辨证治疗顽固性头痛

一、顽固性头痛的中西医概述

顽固性头痛是临床上的常见病、多发病,主要包括神经性头痛、血管性头痛和肌紧张性头痛三类。本病发病率较高,在我国一般人群发病率为5%左右,女性发病率高于男性。其症状典型,时间不一,少则半月,多则几年、十几年不等,且反复发作,经久不愈,严重影响患者的健康与生活质量。

顽固性头痛的病因及发生机制目前尚不完全清楚,可能与遗传因素、内分泌和代谢、饮食、精神等有关,传统的观点认为是神经介质异常释放,引起头颅内外血管功能紊乱,牵动头部血管壁内的神经末梢所致。有研究者认为,脑血管的舒张功能异常加上某些体液物质暂时性改变,导致血管的异常痉挛或持续扩张而引发病情。西医对症治疗以止痛、镇静、扩血管、营养神经等为主,但仅能暂时缓解症状,停药后易复发,且不良反应较多。

顽固性头痛是临床上常见的疑难病症,中医学中又称为"头风""首风""脑风"等。对于引发顽固性头痛的原因,中医学认为,头为诸阳之会,清阳之府,髓海之所在,五脏六腑之精华皆上注于头。当人体的正气不足,抵抗力下降时,六淫邪气乘机侵袭机体,阻遏清阳,或因内伤,脏腑功能失调,邪气稽留,以致气血逆乱,瘀血阻于经络,脑髓失其所养,皆可引起头痛。

二、顽固性头痛的特色辨治经验

徐云生教授认为顽固性头痛的病因病机错综复杂,寒、痰、湿、火、风、瘀等外感、内伤因素皆可引起头痛。头为诸阳之会、清阳之府,又为髓海之所在,居于人体之最高位,五脏精华之血、六腑清阳之气皆上注于头,手足三阳经亦上注于头,故五脏六腑任一脏器病变皆可致头痛。顽固性头痛多与肝、脾、肾三脏功能失调有密切关系。饮食不节,嗜食肥甘厚味,脾脏健运失司,化生痰湿,上蒙清窍,阻遏清阳,而致头痛。情志所伤,肝脏失其疏泄,气郁化火,上扰清空,或因肾水不足,水不涵木,肝肾阴亏,肝阳上亢,上扰清空,发为头痛。先天禀赋不足,年老体衰,久病气血亏虚或房劳过度,肾精亏损,髓海空虚,而致头痛。或阴损及阳,肾阳衰微,清阳不展,发为头痛。或久病入络,瘀血阻滞,气血不通,不通则痛。徐云生教授治疗上多采取辨证施治,肝阳头痛治以平肝潜阳息风,血虚头痛治以滋阴养血、和络止痛,气虚头痛治以健脾益气升清,痰浊头痛治以健脾燥湿、化痰降逆,肾虚头痛治以养阴补肾、填精生髓,瘀血头痛治以活血化瘀、通窍止痛。现将临床所遇一二阐述如下。

三、医案举隅

医案 1:

患者韩某,男,33 岁,2017 年 2 月 15 日初诊,头痛伴乏力 3 年余。患者自述 3 年前无明显诱因出现头痛,伴乏力,查体血压 160/100 mmHg,心率 120 次/分,服西药降压药物(具体不详)后血压降至 120/80 mmHg 左右。后常反复发作,近日因劳累及思虑过度出现头痛,伴乏力,未行特殊治疗。现症见:头痛,伴全身乏力,口干,睡前易心悸,伴大腿内侧湿疹。纳可,眠差,二便调。舌红苔黄厚,脉弦。

西医诊断:高血压。

中医诊断:头痛。

治法:滋补肾阴,平肝潜阳。

处方:天麻钩藤饮合六味地黄丸加减。

天麻 15 g,钩藤 30 g,石决明 30 g,枸杞 15 g,菊花 18 g,川牛膝 40 g,泽泻 30 g,泽兰 30 g,川芎 18 g,丹皮 18 g,葛根 15 g,丹参 30 g,桑寄生 30 g,熟地 18 g,山药 18 g,山萸肉 15 g,生龙骨 30 g,生牡蛎 30 g,珍珠母 30 g,夜交藤 30 g,玉米须 30 g,茯苓 15 g,炙甘草 12 g,炒山栀 12 g,柴胡 12 g,赤芍 20 g,白芍 20 g。6 剂,水煎服,日一剂。

2017 年 2 月 22 日二诊。患者服药后头痛减轻,口干症状缓解,自述夜间伴肝咳,考虑阴虚肺热所致,故加用桑白皮 20 g、地骨皮 30 g 以清肺止咳。6 剂,水煎服,日一剂。

2017 年 3 月 1 日三诊。患者服药平妥,诸症状较前皆有减轻,上方继服 1 个月后症状未再复发。

分析:患者为青年男性,平素急躁易怒,情绪不稳,肝火旺盛,日久则肝火伤阴,肝阴受损,肝阳偏亢,阳亢化风,风阳上扰头目则见头痛;肝阳有余,化热扰心,故心神不安、眠差;肝肾同源,肝阴虚累及肾阴虚,故治疗上当以平肝息风为主,佐以清热安神、补益肝肾之法。天麻钩藤饮具有平肝息风、清热活血、补益肝肾之功,临床用于高血压、急性脑血管病属于肝阳上亢者,疗效显著。方中天麻、钩藤平肝息风,石决明咸寒质重,与枸杞、菊花合用可平肝潜阳,并能除热明目;川牛膝引血下行,兼益肝肾,并能活血利水;桑寄生补益肝肾以治本。六味地黄丸滋补肝肾之阴以制阳亢。方中熟地黄填精益髓,滋补阴精;山萸肉补养肝肾,并能涩精;山药双补脾肾;泽泻、泽兰、玉米须利水泄浊,并能逐瘀通络;云苓健脾渗湿,配芍药补脾健运;柴胡、川芎疏肝解郁,行气止痛;赤白芍清热养血柔肝;炒山栀、丹皮清热凉血;葛根、丹参逐瘀通络;生龙牡、珍珠母、夜交藤平肝潜阳,安神定惊;桑白皮、地骨皮清肺中伏火;炙甘草养胃和中,与白芍酸甘化阴,并能调和诸药。上方共奏平肝息风,滋肾养阴,清热安神之功效。

医案2:

患者林某,男,50岁,2018年11月21日初诊,阵发性头痛10余年。患者自述因遗传因素,10年前出现阵发性头痛,休息后可自行缓解,多在饮酒、受风后,以及眠差时头痛加重。至今未行特殊治疗。1周前因饮酒出现头痛,无头晕,无恶心呕吐,未服用药物治疗,至今仍反复发作,遂来就诊。现症见:阵发性头痛,蹲起时伴头晕,乏力,双膝自觉发凉,畏寒。纳眠可,二便调。舌红苔黄腻,脉滑。血压118/77 mmHg,心率80次/分。

西医诊断:血管性头痛。

中医诊断:头痛。

治法:化痰息风,健脾祛湿。

处方:半夏白术天麻汤加减。

半夏12 g,天麻15 g,炒白术15 g,茯苓15 g,泽泻20 g,丹皮18 g,川芎18 g,白芷15 g,仙鹤草30 g,蔓荆子15 g,石菖蒲15 g,远志15 g,党参20 g,郁金15 g,枸杞子15 g,菊花15 g,赤芍18 g,甘草6 g,三七粉3 g。6剂,水煎服,日一剂。

2018年11月28日二诊。患者服药后头痛次数较前减少,自觉肢体麻木,偶有刺痛,考虑瘀血阻络所致,当活血化瘀、通络止痛,故加用全蝎6 g、土元12 g。6剂,水煎服,日一剂。

2018 年 12 月 5 日三诊。患者服药后头痛症状减轻,肢体麻木疼痛症状改善;嘱其上方继服半月后,诸症消退,后患者自行停药。

分析:患者平素多饮酒,嗜食肥甘,滋腻碍胃,脾湿生痰,湿痰壅遏,引动肝风,风痰上扰清空导致头痛发作。脾虚则气血生化乏源,见气虚乏力,畏寒,双膝自觉发凉。故当治以化痰息风,健脾祛湿。半夏白术天麻汤用于治疗头痛之风痰上扰者疗效明显。方中半夏辛温而燥,燥湿化痰,天麻甘平而润,入肝经,善于平肝息风,李东垣在《脾胃论》中说"足太阴痰厥头痛,非半夏不能疗;眼黑头眩,风虚内作,非天麻不能除",二者相伍,长于化痰息风,是治疗风痰眩晕头痛之要药;白术健脾燥湿,云苓、泽泻健脾渗湿,以治生痰之本;丹皮、郁金清热泄火;川芎、白芷、蔓荆子疏散风热,祛风止痛;仙鹤草补虚强壮;石菖蒲豁痰开窍;枸杞、菊花平抑肝阳;党参健脾益气,养血生津;远志安神益智,交通心肾;赤芍清热凉血,散瘀止痛;三七粉、全虫、土元破血逐瘀,息风止痉。全方共奏化痰息风,祛风止痛之功效。

解郁健脾法论治抑郁性失眠

抑郁症是一种由多种因素引起的情感障碍性疾病。随着社会的高速发展,社会各界的竞争日趋激烈,人们所面对的来自生活、工作、家庭和健康等方面的压力日益增加,抑郁症也逐渐被人们所重视。作为临床近年来发生率不断提高的精神障碍之一,抑郁症的主要表现为缺乏兴趣或愉快感及心境低落等,伴随程度不一的行为或认知变化,主要特征为致残率、复发率高,对患者生活质量及生命安全产生严重影响。抑郁症目前广受临床关注,中西医均开展了相关研究,但临床发现单纯采用西医疗法治疗抑郁症的有效率较低,且复发率较高,而相比之下,中医药以天然化合物代替镇静药物,以脏腑、经络的整体调理代替局部治疗的治疗思维,在抑郁性失眠这一综合性、难治性疾病的治疗上,体现出明显的优越性。

一、辨治思路

2012～2015 年,经历 6 次工作会议,《中国抑郁障碍防治指南》第二版的修订工作最终完成。该指南参照了美国、英国、加拿大的抑郁障碍防治指南以及近 10 年的重要研究文献,对抑郁症症状评价的主要依据是《汉密尔顿抑郁量表》（HAMD）和《蒙哥马利抑郁评定量表》（MADRS）。作为一种精神疾病，抑郁症的症状并不完全是纯粹的情绪性和精神性症状。这些症状甚至不占大多数——除罪恶感、自杀倾向、兴趣缺失（感受无能）、疑病妄想外，其他症状如睡眠问题、迟缓（包含注意力集中困难、懒散）、精神与躯体性的焦虑、全身症状（四肢、背部或颈部沉重感，背痛、头痛、肌肉疼痛，全身乏力或疲倦）、性欲减退、月经紊乱、体重减轻等均具有一定的躯体反应。此外，作为一项主要症状，"情绪抑郁"虽然是一种纯粹的情绪性症状，却是肝气郁结、肝失疏泄这一中医证候的重要表征，进一步说明了中医思维在认识抑郁症方面的独特优势。

除代表肝郁的主要症状"情绪抑郁"之外，抑郁症还包括如下症状：以喜太息、月经紊乱、背部沉重感、腹胀、呃逆等为代表的肝的生理功能失调性症状；以全身乏力或倦怠、四肢乏力或沉重感、胃肠道症状（消化不良）、腹胀、腹泻、呃逆、腹绞痛、体重减轻为代表的脾与气的生理功能失调性症状；以注意力集中困难、迟缓、尿频、性欲减退、月经紊乱等为代表的肾的生理功能失调性症状；以悲伤、睡眠障碍、心悸为代表的心系症状。此外，不同部位的疼痛，提示了抑郁症患者也存在气血、经络不通的病理特点。这些症状两两之间，甚至三三之间，都是相互联系的。譬如从肝气郁结，失于疏泄这一基本病机出发，肝五行属木，脾五行属土，木盛则乘土，肝的生理功能失调自然会影响脾胃，这就形成了肝郁脾虚证和肝胃不和证，也解释了抑郁症患者为何会出现全身乏力或倦怠、四肢乏力或沉重感以及胃肠道症状（消化不良、腹胀、腹泻、呃逆）等。又如从睡眠障碍、心悸、尿频、汗出、口干、性欲减退、月经紊乱等症状出发，心火不能下降因而心悸、失眠、汗出、口干，肾水不能上升因而尿频、性欲减退、月经紊乱，即肾水不足以滋养心火，水火不能相济的心肾不交证。基于中医理论，心肾不交证本质上是一种阴虚证，而阴虚证的重要表征是心烦，由此又解释了量表中"激越""精神焦虑"或"内心紧张"等症状。梳理上述理论，可见抑郁性失眠的病理过程和内在规律，如图4-1所示。

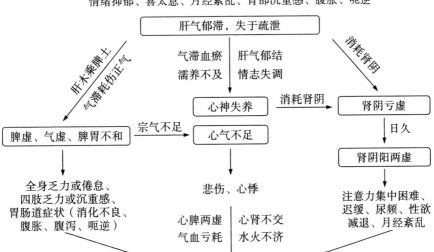

情绪抑郁、喜太息、月经紊乱、背部沉重感、腹胀、呃逆

图 4-1　抑郁性失眠的病理过程和内在规律

明确了抑郁性失眠的致病机制,可发现抑郁性失眠这一给患者带来极大痛苦的疾病,本就不是单纯的睡眠障碍这么简单,而是一种初始病因为肝气郁滞,而后逐步影响脾、心、肾、气、血的涉及全身多个脏腑的身心疾病。那么在治疗上,就要根据患者的实际情况和病程进展进行综合辨治,除了睡眠障碍这一"标中之标"和肝郁气滞这一"本中之本"外,还要格外注重兼夹证型的辨识。对于脾系病症较重的患者,要辨明是"肝郁脾虚""肝胃不和""心脾两虚",还是"肝肾两虚""心肾不交""阴阳两虚"的情况。肝郁脾虚者宜"疏""补"结合,补而不滞;肝胃不和以"和"为纲,调和疏解;心脾两虚以"补"为用,补益心脾。对于心系病症较重的患者,要明确兼夹证型,偏于心脾两虚的患者应重视平补气血;偏于心肾不交的患者则应重视滋养阴津。而对于肾系病症较重的患者,则应把握好"肾阴"这一核心,因为无论心肾不交、肝肾阴虚还是阴阳两虚,其核心病理机制都是"肾阴亏耗"。滋补好肾阴,则心火不能上炎、肝阳不能上亢、肾阳得以濡润。徐云生教授在临床实践中,根据上述发病机制,创新化裁古方,形成经验方解郁归脾汤、解郁泻心汤、交泰地黄汤,临床应用效果良好。

二、方剂组成与用法

1.方剂组成

解郁归脾汤：柴胡、香附、赤白芍、郁金、茯苓、陈皮、川芎、合欢皮、生龙牡、远志、茯神、炒枣仁、炒白术、山药、党参、甘草、当归。

解郁泻心汤：丹皮、炒栀子、柴胡、香附、赤白芍、郁金、茯苓、陈皮、川芎、半夏、黄连、黄芩、厚朴、木香、合欢皮、生龙牡、炒枣仁、柏子仁、珍珠母、甘草。

交泰地黄汤：枸杞、菊花、山萸肉、山药、熟地、茯苓、丹皮、泽泻、黄连、肉桂、柴胡、香附、赤白芍、甘草、炒枣仁、菟丝子、磁石、生龙牡。

2.煎煮方法

水煎服。

3.方剂创制思路以及加减化裁

(1)解郁归脾汤：根据抑郁性失眠患者肝郁脾虚，进而导致心神失养、心气不足的病机创制本方。首先，方中柴胡、香附、赤白芍、郁金、茯苓、陈皮、川芎、白术、当归十味药的思路取自古方逍遥散和柴胡疏肝散。根据中医理论，肝为风木之脏，性喜条达，恶抑郁，主藏血；肝为刚脏，体阴而用阳。抑郁症患者情志不畅，肝的疏泄功能就会失常，气郁和气滞就会出现。肝木不能条达，如同秋末枯柳，肝体就会失于柔和，藏血功能也就不能很好地发挥，血虚和血瘀也会随之而来。本十味药以逍遥散的组方思路为基础，以柴胡疏肝散的药物选取为补充，在原方以柴胡为君药的基础上加用香附、郁金，疏肝理气的同时兼顾活血；以当归、白芍为臣药的基础上加用赤芍，柔肝养血的同时注重凉血活血，以增强对抑郁症患者肝郁化热引发焦虑的治疗效力；以白术、茯苓、甘草为佐药的基础上加用陈皮，健脾的同时注重行气、和中，以增加对肝郁患者常见"胃不和"症状的治疗效果，从而减轻"卧不安"的严重程度；最后加用川芎为使，行气血，引诸药，同时契合肝"风木"之脏的本性。本十味也是治疗抑郁症的基础药物，解郁归脾汤以及后述解郁泻心汤均由本十味药物衍化而来。

前述内容已阐述过肝与脾的关系。一方面源于五行学说中木盛克土的传变机制；另一方面肝郁气滞，疏泄不及也会在一定程度上耗伤正气，从而导致脾气亏虚。而肝又有着贮藏血液、调节血量的生理功能，肝郁血虚，心主血脉的功能就会受到影响，心神不能得到好的濡养，心的整体生理功能就会受损。加之脾气亏虚不能生成足够的宗气,心脾两虚证就会出现。针对这一病理机制,徐云生教授以名方四君子汤、归脾汤为基础,选取了远志、茯苓、茯神、炒枣仁、炒白术、山药、党参、甘草、当归九味药用以补益心脾。在归脾汤以"参、芪、术、草"作为补气健脾药的基础上,去黄芪而用山药,以取其补肺、脾、肾三脏之气而生血的功效,一则补肺气而加强宗气化生,一则补肾气而预防久病及肾,此为君药;辅之以当归养血,茯苓、茯神、炒枣仁、远志宁心安神。归脾汤原方还以木香辛散、理气、醒脾,与大量益气健脾药配伍,防止大量益气补血药滋腻碍胃。在本方中,由于前述柴胡、香附、陈皮等十味药已有充分的理气、和胃功效,故裁之。

在调理治疗肝郁脾虚、心脾两虚等根本病机的同时,还要顾及"睡眠障碍"这一标证。除归脾汤中所含的茯神、炒枣仁、远志外,以生龙牡、合欢皮等助眠,其中生龙牡重镇安神、平肝潜阳,合欢皮主治心烦失眠,二者除助眠外,均有改善情绪的功效,对于抑郁性失眠的患者,可谓症药相合。如失眠顽固,还可酌情加用柏子仁、夜交藤、珍珠母等药物,往往也能收获奇效。

本方的配伍特点:一是综合化裁。根据抑郁性失眠的病理机制,综合了逍遥散、柴胡疏肝散、四君子汤和归脾汤多个方剂的组方思路和用药规律,选用逍遥散的组方思路,取柴胡疏肝散疏肝理气、活血化瘀药物的选药思路,取归脾汤补气健脾、养心活血的选药思路,出于古方又不泥于古方。二是补而不滞。本病由肝郁和脾虚共同为病,如仅顾心脾两虚导致的失眠标证,以补益心脾类药物为主,容易出现滋腻碍胃,加重气滞的情况。故补气与理气相互结合,养血与活血相互结合。

(2)解郁泻心汤:除肝郁脾虚外,抑郁症还可因情志不遂,肝郁化火,胃失和降而导致肝胃不和证。《素问·逆调论》中提到"胃不和,则卧不安也",可见胃失和降也是失眠的重要原因之一。这也解释了很多人晚餐过饱后出现的夜间失眠的现象。明代秦景明在《症因脉治》中提到,可以二陈平胃散化裁治疗。徐教授在30余年的临床经验中,结合这一致病机制,创制了解郁泻心汤。

首先,作为调理肝郁气滞的基础方剂,本方仍以前述的柴胡、香附、赤芍、白芍、郁金、茯苓、陈皮、川芎八味药物作为汤底。在此基础上,又结合了肝胃不和"气郁化火"的关键病理环节,加用丹皮、炒栀子两味药物以清肝火而除烦。

其次,徐教授以古方半夏泻心汤思路为基础,以二陈平胃散为补充,选取陈皮、半夏、黄连、黄芩、厚朴五味药物对"胃失和降"进行治疗。其中半夏散结消痞，与陈皮相合取二陈汤之意，加厚朴取二陈平胃散之意，对胃"失和"的痞满胀闷之症临床疗效明显；黄连、黄芩苦降、泄热、开痞，对胃"失降"的呃逆纳呆之症临床疗效明显。五味相合，具有半夏泻心汤寒热平调、辛开苦降的方义，又裁掉了原方中用以补益脾气的人参、大枣，以避免加重抑郁症患者肝气郁滞的本证。此外，如胃失和降较为严重，还可酌情加用炒麻仁、炒枳壳、熟大黄等药物进行进一步通腑降气。

最后，选取合欢皮、生龙牡、炒枣仁、柏子仁、珍珠母六味药物对该类型的抑郁性失眠患者进行助眠治疗。其中，取生龙牡和珍珠母平肝潜阳、重镇安神的作用，平抑失于和降的肝火、胃气；同时取炒枣仁、柏子仁润肠的特性，进一步加强全方通腑降气的功效；最终辅之以合欢皮除烦助眠。总览全方，疏肝、和胃、助眠各得其所，标本兼治，用药严谨，经临床30余年总结和实践，适宜该类型抑郁性失眠患者使用。

（3）交泰地黄汤：大量的中医临床观察和研究发现，各类慢性疑难病发展至疾病的后期，均存在着不同程度的肾虚。抑郁症，尤其是睡眠障碍严重的抑郁症也难逃这一规律。首先，肝郁化火后灼伤津液，肝血瘀阻不能生精，均可导致肝肾阴虚；其次，肝郁通过脾虚、血瘀等环节影响到心后，日久也会引发心肾不交。但是前述的病理机制中也提及过，无论这些证型如何改变，只需把握好"肾阴"这一核心。因为无论心肾不交、肝肾阴虚还是阴阳两虚，其核心病变环节都是"肾阴亏耗"。滋补好肾阴，则心火不能上炎、肝阳不能上亢、肾阳得以濡润。结合这一思路，徐教授创制了交泰地黄汤。

在滋补肾阴的核心环节，交泰地黄汤采用完整的杞菊地黄丸为底方，选取枸杞、菊花、山萸肉、山药、熟地、茯苓、丹皮、泽泻以滋补肝肾。其中山萸肉、山药、熟地、茯苓、丹皮、泽泻出自经典名方六味地黄丸，三补三泻，补重于泻，且肝、肾、脾三阴并补，为滋补肾阴的基础方剂；在此基础上，结合失眠患者常见的头目昏花症状和抑郁症患者常见肝郁化火的病理机制，加用枸杞、菊花，形成杞菊地黄丸。此外，在临床实践中，结合患者的实际情况加减化裁，如有下肢不适（疼痛、乏力、酸软等）可加用桑寄生、川牛膝，头目昏花明显可加菟丝子、沙苑子。

唐代著名医家孙思邈曾引用道家的理念，用"心肾相交，水火既济"来说明心在上属火，肾在下属水，"水升火降"维持心肾，水火平衡则阴平阳秘，身体健康。而对于抑郁症,尤其是睡眠障碍严重的抑郁症患者来说,肾阴亏虚必然无法滋养和涵降心火,这就形成了心肾不交证。因而在杞菊地黄丸化裁的基础上,徐教授又增加了黄连、肉桂两味药。取黄连苦寒,入少阴心经,降心火,不使其炎上;取肉桂辛热,入少阴肾经,暖水脏,不使其润下;寒热并用,如此可得水火既济。

最后,对应抑郁性失眠共有的肝郁本证,使用柴胡、香附、赤白芍疏肝理气,同时选用炒枣仁养心安神,磁石、生龙牡重镇安神,对于交通心肾、水火相济同样适应,在临床中获得了很好的疗效。

三、方剂功效与主治

解郁归脾汤功在疏肝解郁,活血养血,同时兼顾补益心脾,适用于伴有全身乏力倦怠、迟缓、消化不良、腹胀腹泻、食欲减退、心悸健忘、喜太息(过度换气和叹息)、腹痛、月经紊乱等肝郁脾虚,心神失养症状的抑郁性失眠患者。

解郁泻心汤功在疏肝解郁,和降胃气,适用于伴有激越、精神或躯体性焦虑(包括烦躁易怒、嗳气呃逆、巅顶疼痛)、消化不良(胃中嘈杂或吞酸)等肝胃不和症状的抑郁性失眠患者。

交泰地黄汤功在滋补肝肾,交通心肾,适用于心烦心悸、五心烦热、口燥咽干、焦虑等五志化火,思虑过度,久病伤阴导致心肾不交的抑郁性失眠患者。

四、医案举隅

医案1:

患者梁某,女,64岁,2017年9月6日初诊。患者于2个月前因家庭变故导致失眠,服用安眠药效不显。现精神抑郁、欲哭、喜太息,懒动,对事不感兴趣,时常因家庭变故而感到自责。失眠严重,服佐匹克隆片、阿普唑仑片等安眠药效不显,每晚睡眠3~4小时,且眠浅易醒。眠时胸闷气短,四肢乏力沉重。晨起头昏头胀。近期情绪低落,常有恐惧感。平素乏力伴胁、背、腹部胀,食欲减退,消化不良。素有心悸健忘。大便微溏,小便可。舌淡苔薄白,舌边苔少,脉沉弦,有轻微期前收缩。

该患者因家庭变故导致失眠,现症见精神抑郁、喜太息,对事不感兴趣,自责,胁、背、腹部胀等,首先可判断出患者肝气郁结的"本证"。在此基础上，患者又出现了四肢酸痛、乏力懒动、食欲下降、消化不良等脾虚症状，可初步判断因肝郁气滞、木盛克土引发了肝郁脾虚证。脾虚则宗气不足以推动心，肝郁则血瘀不足以滋养心脉，最终引发心神失养、心气不足，也就出现了心悸、胸闷、气短、失眠、悲伤欲哭等症状。综合脉证，可见患者病及肝、脾、心三脏，为肝气郁结，心脾两虚证，选方解郁归脾汤化裁，全方如下：

丹皮18 g，炒山栀9 g，柴胡12 g，香附15 g，赤白芍各20 g，郁金20 g，茯苓30 g，茯神30 g，陈皮15 g，川芎15 g，当归9 g，党参30 g，鸡内金15 g，炒白术20 g，砂仁9 g，炒枣仁30 g，合欢皮30 g，生龙牡各30 g，远志15 g，柏子仁18 g，夜交藤20 g，甘草6 g，桂枝12 g，百合30 g，川怀牛膝各30 g。

在原方的基础上，首先加用丹皮、炒栀子，以预防肝郁化火可能带来的焦虑及胃失和降。此外，在补益心脾的参、苓、术、归等药物基础上，加用鸡内金、砂仁，上治消化不良，下治脾虚泄泻。同时加用桂枝、川牛膝、怀牛膝，温通经脉，引血下行，治疗患者四肢酸痛的散在症状。在助眠药物的选取上，考虑患者失眠较为严重，选取包含炒枣仁、合欢皮、生龙牡、远志、柏子仁、夜交藤、百合在内的大队助眠药物，以达到在全身状况尚未调理平衡的先期，先改善睡眠状况的治疗目标。

患者于2017年9月13日二诊，睡眠明显改善，胸闷缓解。但头部眉棱骨以上胀满昏蒙仍明显，四肢仍乏力酸重，食欲仍一般。考虑脾虚症状仍有，且仍存在痰湿内蕴的情况，因而在上方基础上加用石菖蒲15 g、菊花15 g、薄荷12 g以清利头目、化痰开窍。续服21剂后，患者情绪明显好转，乏力、消化不良、头晕、四肢酸痛等症状消失，睡眠时间延长至每晚6～7小时。

医案2：

患者侯某，女，50岁，2017年1月3日初诊。患者长期从事信访接待工作，工作压力较大。于2年前因工作压力大始发失眠、情绪抑郁等症状，赴当地精神卫生中心确诊为轻度抑郁症，未规律服药。现入睡困难，凌晨3～4点方可入睡，眠浅易醒，每晚睡眠时间约为3小时。患者平素喜太息，偶有两胁胀感，时有背胀。消化欠佳，胸骨下部嘈杂满闷不适，呃逆、嗳气、反酸并现。现乏力、烦躁、焦虑、易怒、口干而不欲饮水，偶有寒热交替感，体温正常。双侧乳房可触及增生肿块，有压痛。舌红苔黄腻，右手斜飞脉，左脉弦细略数。现未用药。曾于2016年11月14日查体发现双侧乳腺小叶增生、宫颈囊肿、甲状腺结节，曾服逍遥丸，有疗效。

月经史：2016年2月停经，既往月经量、色、质可，经期急躁易怒。

患者因工作压力引发失眠、情绪抑郁等症状,伴见喜太息、胁背部胀,脉弦细,可判断为肝气郁结的"本证"。而在这一基础上,焦虑症状(口干、烦躁、易怒、腹胀)较为明显,舌红苔黄,脉略数,且疾病病程已达2年,根据中医理论和前述的临床经验,不难看出患者肝郁已化为火邪。加之患者消化欠佳,胸骨下部嘈杂满闷不适,呃逆、嗳气、反酸并现的临床表现,综合脉证,可诊断为肝郁化火,肝胃不和的基本证型,选方解郁泻心汤化裁:

丹皮15 g,炒山栀9 g,柴胡9 g,香附15 g,郁金15 g,赤白芍各18 g,茯苓25 g,茯神20 g,川芎15 g,陈皮20 g,半夏12 g,川连15 g,黄芩12 g,炒枣仁30 g,合欢皮30 g,生龙牡各30 g,百合20 g,珍珠母30 g,甘草6 g,夜交藤30 g,川牛膝30 g。

前述已明确肝郁化火,肝胃不和的基本证型,选方用药的思路也已较为清晰。但在本例中,还有若干现象值得思考。患者在肝胃不和的基本症状外,还存在寒热交替感和乳腺增生、宫颈囊肿、甲状腺结节等表现。抑郁症患者存在寒热交替感而无任何指标异常时,时常被片面地视为疑病或妄想的表现。但结合本例患者胸骨下部嘈杂满闷不适、呃逆、嗳气等临床表现,不难联想到以"心下痞,但满而不痛,或呕吐,肠鸣下利,舌苔腻而微黄"为主要表现的,寒热错杂的半夏泻心汤证。乳腺增生、宫颈囊肿、甲状腺结节等均属结节与增生类的症状,在中医理论中,多因痰、气郁结而成。这一方面体现了患者气郁、气滞的体质,另一方面为化裁使用半夏泻心汤提供了思路。本例在解郁泻心汤原方的基础上,重用陈皮、茯苓,在半夏泻心汤的基础上取二陈汤之意,在消痞散结、寒热平调的同时兼顾燥湿化痰、理气和中。全方以清肝和胃为纲,兼顾痰阻、气郁、火郁、血瘀,选药严谨,用方合理,仅12剂即使患者症状得到极大改善。

医案3:

患者房某,女,61岁,2015年3月4日初诊,初诊时已失眠数年。患者曾于更年期前患抑郁症,后转化为双相障碍(躁郁症),服药控制,但失眠仍严重。现入睡困难、眠浅,常在半梦半醒状态徘徊。多为噩梦,以致常惊醒、眠时短。夜间盗汗,平素耳鸣,自述因眠差,常出现头目昏花、目睛敏感疲劳等症状。周身乏力酸胀,下肢尤甚。腰部及左腹部常不适,夜尿频。口腔溃疡频发,舌尖常发热。食欲一般,口干多饮。焦虑易急,甚则心悸,偶有五心烦热。偶有手足麻木感。大便干结,2~3日一行。舌质暗苔滑,脉弦涩。

既往血糖升高 2 年，未规律服药，近期测血糖空腹 7.8 mmol/L，餐后 2 小时血糖达 9.2 mmol/L。

综合来看，本例患者的病情是十分错杂的。从主诉和现病史来看，患者由更年期综合征开始，逐渐演化为抑郁症，后又增加了焦虑的成分，转化为双相障碍，而失眠作为贯穿始终的夹杂病证，更是经久不愈。从既往史和实验室检查来看，患者空腹血糖、餐后 2 小时血糖均不正常，根据指南可确诊为糖尿病，再结合患者常现头目昏花、目睛敏感疲劳的症状，加之手足麻木、心悸，糖尿病很可能引发了微血管病变，进而继发了糖尿病视网膜病变。如果采取纯西医治疗，就上述多种疾病，需要长期服用大量的药物。二甲双胍的胃肠道不良反应自不必说；镇静类药物在长期使用后也可以预见会出现耐药和各类不良反应。随着患者生活质量的不断降低，本身的焦虑和抑郁情绪则会不断被放大，对患者来说这恐怕不是最佳的选择。这时，中医药"异病同治"的优势就自然而然地体现出来了。

患者现年 61 岁，于更年期前后出现抑郁、焦虑、失眠等症状，疾病时间已有近 10 年。单就时间来看，必须要考虑"久病伤阴"和"久病及肾"情况的存在。结合现病史中腰膝酸软、耳鸣多梦等症状，以及五心烦热、口干多饮、焦虑失眠等症状，不难发现"肾阴亏耗"的核心证型。此外，从口腔溃疡、舌尖灼热感、心悸、血糖升高等症状中，可发现肾水不足以和降心火的心肾不交证；从目睛症状中又可发现肝肾虚火的征象；从手足麻木、舌质紫暗中能够发现肾虚日久引发血瘀。综合脉证，可初步诊断为肝肾阴虚，心肾不交证，兼夹证型为血瘀证，选方交泰地黄方化裁：

枸杞 15 g，菊花 15 g，山药 20 g，山萸肉 15 g，熟地 15 g，菟丝子 30 g，黄连 9 g，肉桂 3 g，川芎 18 g，当归 12 g，丹参 30 g，三七粉（冲服）3 g，苍白术各 20 g，沙苑子 30 g，炒枣仁 30 g，生黄芪 30 g，麦冬 30 g，五味子 9 g，玄参 30 g，葛根 20 g，地骨皮 20 g，桑枝 30 g。

全方共计 23 味药物，在中药方剂中，药味已不算少。但是本例配伍的最核心特点却是"化繁为简"。以枸杞 15 g、菊花 15 g、山药 20 g、山萸肉 15 g、熟地 15 g、菟丝子 30 g、黄连 9 g、肉桂 3 g、沙苑子 30 g 为例，为"交泰地黄方"原方化裁加沙苑子，用于治疗患者肝肾阴虚的根本之证。但在遣方时，考虑患者阴虚日久，体内津液恐已不足以支持"三泻"（茯苓、泽泻、丹皮）的利湿渗湿的作用，权衡之下去掉该三味，在治疗前期先以"三补"（山萸肉、山药、熟地）为主，滋充阴津。而枸杞、菊花、菟丝子、沙苑子四味除了有滋补肝

徐云生
XUYUNSHENG
辨治疑难杂病经验集

肾阴精以治疗更年期综合征、躁郁症和失眠的功效外,更有现代实验研究已经确定的降血糖和改善视网膜功能等药理作用,可同时缓解患者糖尿病,并预防可能发生的视网膜病变。黄连、肉桂两味,除了交通心肾的功效外,黄连更是现代中医临床中治疗糖尿病之要药。此外,当归、川芎、丹参、三七粉四味长于活血化瘀,意在兼顾患者心悸、手足麻木等症状,并预防可能发生的糖尿病微血管病变;黄芪、麦冬、五味子源于名方"生脉散"和全国著名中医心血管病泰斗周凤梧教授经验,在补宗气、养心肺,治疗心悸的同时,开水之上源以滋阴;葛根、玄参除烦降糖,除能够缓解患者肝郁化火导致的焦虑抑郁情绪外,还能够协助交泰地黄汤缓解血糖紊乱。纵览全方,多数药物除"证"的治疗,也能够兼顾"病"的治疗,任何一味药物的遣用,均具有多重含义。药味虽多而不敢忘记审慎,千头万绪却不致乱了阵脚,终于 28 剂后,患者入睡困难消失,头目昏花、眼部疲劳、手足麻木、心悸症状均明显改善,情绪明显好转,血糖降至空腹 6.8 mol/L、餐后 7.8 mmol/L,深为中医药博大精深所叹服。

补肾化瘀通络法治疗高血压合并脑梗死

一、病因病机概述

脑卒中临床多有起病急、病死率和致残率高的特点。全国第三次死因调查显示,脑卒中在我国死因顺位中居第一位,而脑梗死约占全部脑卒中的80%。高血压是以体循环动脉压增高为主要表现的临床综合征,《中国高血压防治指南(2010 版)》指出,高血压是我国人群脑卒中及死亡的主要危险因素,控制血压可遏制脑血管疾病发病及死亡的增长态势。因此,高血压合并脑梗死的防治日益受到临床工作者的重视。西药治疗脑梗死起效快、针对性强,但西药治疗靶点单一,而且耐药性和不良反应明显,不适宜中老年脑梗死患者长期使用。中药治疗脑梗死虽然起效慢,但作用靶位多、安全、无耐药性,更具有长效性。

二、医案举隅

患者丁某,男,66 岁。首诊:口眼歪斜 8 年余。现口眼歪斜,偏向右侧,右眼迎风流泪,春秋及天气寒冷时尤甚,无口角流涎、头晕头痛、心慌胸闷等症。既往高血压病史 20 余年，峰值 160/95 mmHg。纳眠可，大便调，夜尿 3～4 次/天，睡前多饮水后出现。舌红苔白。

方药：枸杞 15 g，菊花 15 g，云苓 15 g，熟地 15 g，山萸肉 15 g，泽泻 20 g，丹皮 18 g，山药 15 g，川怀牛膝各 30 g，川芎 18 g，桃仁 12 g，红花 12 g，当归 12 g，地龙 15 g，土元 12 g，蜈蚣 2 条，全虫 9 g，丹参 30 g，僵蚕 15 g，白附子 12 g，甘草 6 g，赤白芍各 18 g。

分析：机体年老体弱，正气不足，肌表不固，腠理疏松，风邪乘虚而入，客于面部经络，风邪中络使气血运行异常，脉络失养，而发于面部口眼歪斜。肾为先天之本，主骨生髓，脑为髓之海，肾阴精不足，髓海失充，故头晕目眩。古有云"治风先治血，血行风自灭"。治疗上以补益阴血为主，佐以祛风通络，方选杞菊地黄丸合桃红四物汤合牵正散加减。本方重用丹参活血祛瘀，通经止痛；川怀牛膝逐瘀通经、补肝肾，又能引血下行；熟地甘温滋腻，善补营血，又能益精填髓；当归入血分，力能补血，又补中有行；川芎活血行气，祛瘀止痛；当归、川芎相伍使"补血不滞血，行血不伤血"；芍药养血敛阴，柔肝和营；辅之甘草，酸甘化阴，缓急止痛；桃仁、红花活血化瘀；白附子辛温燥烈，入阳明走头面，祛风化痰，尤善治头面之风；僵蚕、全虫均能祛风止痉，其中全虫长于通络，僵蚕并能化痰；蜈蚣、地龙息风镇痉，通络止痛，化痰散结；山萸肉补养肝肾，固秘精气；山药补脾益阴，滋肾固精；泽泻利湿泄浊，并防熟地之滋腻；丹皮清泻相火，并制山萸肉之温涩；云苓健脾渗湿，配山药补脾而助健运；菊花、枸杞养肝明目。

平肝养肾法治疗眩晕

一、病机概述

眩是指眼花或眼前发黑，晕是指头晕甚或感觉自身或外界景物旋转。二者常同时并见，故统称为"眩晕"。轻者闭目即止；重者如坐车船，旋转不定，不能站立，或伴有恶心、呕吐、汗出，甚则昏倒。眩晕病因复杂，然历史记载颇多。《素问·至真要大论》中载："诸风掉眩，皆属于肝。"《灵枢·口问》所言"上气不足，脑为之不满，耳为之苦鸣，头为之苦倾，目为之眩"，谓"上虚为眩"。《临证指南医案·肝风》中载："肝阳内风震动，心悸眩晕少寐……肝阴虚风上巅，头目不清。"元代朱丹溪提出"无痰不作眩"。《证治汇补·眩晕》曰："血为气配,气之所丽,以血为荣,凡吐衄崩漏,产后亡阴,肝家不能收摄荣气,使诸血失道妄行,此眩晕生于血虚也。"《灵枢·海论》载:"髓海不足,则脑转耳鸣,胫酸眩冒,目无所视。"肾藏精,精生髓,髓养脑,肾精亏虚不能滋养脑髓,亦可导致眩晕。

二、辨治思路

近年来,临床实践和实验研究发现中医药治疗眩晕疗效显著。徐云生教授认为,眩晕是精神活动失常的表现,精神的本体为神,神与心肝两脏的关系最为密切。眩晕病机为情志不遂,肝气郁结,气郁化火,肝阴耗伤,风阳易动,上扰头目;或年高肾亏,髓海不足,无以充盈于脑;或病久不愈,耗气伤津,导致气血两虚。气虚则清阳不升,血虚则清窍失养,发为眩晕。正如《景岳全书·眩运》言:"原病之由,有气虚者,乃清气不能上升,或汗多亡阳而致,当升阳补气;有血虚者,乃因亡血过多,阳无所附而然,当益阴补血,此皆不足之证也。"或饮食不节,脾失运化,健运失司,水湿内停,积聚生痰,痰阻中焦,清阳不升,头窍失养,发为眩晕。

三、医案举隅

患者薛某,女,64岁,2018年5月2日初诊。主诉:阵发性头晕,伴头胀7年,加重月余。患者自述7年前无明显诱因出现阵发性头晕头胀,曾就诊于济南某医院,查血压244/177 mmHg,诊断为"高血压3级(极高危)"。住院治疗(具体不详)后,上述症状缓解,血压降至140/40 mmHg。后口服苯磺酸氨氯地平片2.5 mg/d,阿司匹林肠溶片100 mg/d,坎地沙坦4 mg/d,盐酸阿罗洛尔50 mg/d,服药期间仍出现阵发性头晕头胀,近1个月来,症状加重。现症见:阵发性头晕,伴头胀,眼干涩,视物模糊,偶头痛,余无明显不适。纳眠可,二便调。舌暗红苔黄腻,脉弦细数。血压193/103 mmHg,脉搏56次/分。治以平肝息风,清热活血,补益肝肾。方拟天麻钩藤饮合杞菊地黄丸加减。

处方:天麻15 g,钩藤30 g,石决明30 g,枸杞子15 g,菊花15 g,川牛膝40 g,怀牛膝20 g,泽泻30 g,泽兰30 g,川芎18 g,丹参30 g,茯苓15 g,牡丹皮18 g,熟地黄18 g,山萸肉15 g,山药18 g,决明子15 g,玉米须30 g,夏枯草18 g,桑寄生30 g,桃仁9 g,红花9 g,甘草6 g。6剂,水煎服,日一剂,每次150 mL。嘱调畅情志。

2018年5月16日二诊。患者自述服药后头晕、头胀明显改善。现症见：身热汗出，白天甚，害热。纳眠可，二便调。舌红苔黄，脉弦。血压152/93 mmHg。拟上方加川厚朴、炒栀子各12 g，地骨皮20 g。6剂，水煎服，日一剂。

　　随访：2018年8月2日，得知患者期间服用上方中药后，眩晕未发，偶有头痛，血压稳定在134/56 mmHg左右。

　　分析：此患者辨证为肝肾亏虚，肝阳上亢证，虽口服西药降压，然上冲之气血未降，日久则有出血之虞。方中天麻、钩藤平肝息风；石决明咸寒质重，平肝潜阳，除热明目，助君平肝息风之力；川牛膝、怀牛膝引血下行，兼补益肝肾，并能活血利水；枸杞子、菊花滋木清风；佐以决明子清肝明目，以解眼干眼涩、视物模糊；夏枯草清肝散结；玉米须味甘性平，归肾、肝、胆经，具有利水消肿、清肝利胆之效。现代药理研究也证实玉米须有利尿、降血压等作用。因其为本虚标实，故用药当在镇肝息风、清热活血的基础上，佐以培补肝肾之品，这也体现了徐教授在疾病初期以祛邪为主、兼以扶正的学术思想。方中熟地黄填精益髓，滋补阴精；山萸肉补养肝肾，并能涩精；山药双补脾肾，既补肾固精，又补脾以助后天生化之源。此三味药合用，补肝脾肾，即所谓"三阴并补"。佐以泽泻、泽兰利湿泄浊，并防熟地黄之滋腻；牡丹皮清泄相火，并制山萸肉之温涩；茯苓健脾利湿，配山药补脾而助健运。茯苓、泽泻、牡丹皮合用，即所谓"三泻"，泻湿浊而降相火。川芎、丹参活血行气，配桃仁、红花，取桃红四物汤之意，活血化瘀、行气止痛；甘草调和诸药。二诊患者眩晕缓解，然身热汗出，乃阴虚生内热，故加炒栀子、地骨皮凉血退热；佐以川厚朴理气健脾，以固后天之本，体现了徐教授注重治未病思想的运用，尤其是在疾病初愈正气尚虚，邪气留恋之时，注重调摄脾胃，防其复发。

　　眩晕病因虽复杂，但其基本病理变化，不外虚实两端，虚证常因气虚、血虚、精亏而作，实证常由痰浊、瘀血、肝火而起，虚是其本，实为其标，虚证者治疗以补虚为主，实证者治疗则先祛邪而后补虚。其病位在于头窍，病变脏腑与肝、脾、肾三脏相关。徐教授主张治疗过程中不能脱离辨证论治的思想，不可拘泥一方一药，临床不能见眩晕就单纯给予天麻、钩藤、菊花、石决明等药物，应综合多方面分析，在平肝潜阳、清热凉血的基础上，给予补益肝肾、健脾益胃之品。因肾为先天之本，主藏精生髓，而机体生命活动的持续和气血津液的化生，还依赖于脾运化的水谷精微来供给，故有"脾主后天，肾主先天"之说。正如《医宗必读》曰:"一有此身,必资谷气,谷入于胃,洒陈于六腑而气至,和调于五脏而血生,而人资以为生者也。故曰后天之本在脾。"其强调了脾的重要性,脾的功能正常与否关系到其他脏腑功能,所以临证用药常用一些健脾益气助脾胃运化之药物。

第五章　肝胆系疾病

肝脾同治治疗肝癌腹水

一、原发性肝癌的中西医概述

原发性肝癌属于肝脏上皮性恶性肿瘤中的一类,是我国第三位肿瘤致死病因,发病率高,预后极差,严重威胁着我国人民的生命健康和生活质量。

肝癌早期一般无明显症状,而一旦出现肝区不适、钝痛、腹腔积液等典型症状、体征时,便提示肝癌已进入中晚期,病情发展迅猛,预后极差。随着腹腔积液增加,腹腔压力上升,患者易出现腹胀、腹痛、呼吸困难、食欲下降、恶心呕吐、电解质紊乱、低蛋白血症、抵抗力下降合并严重感染,最后危及生命。腹水是中晚期肝癌的五大并发症之一,大大降低了肝癌患者的生活质量且缩短了其生存期。西医学主要从以下三点阐述原发性肝癌腹水的形成机制:①腹膜及腹膜腔癌细胞种植转移产生渗出液,癌组织浸润、糜烂、出血形成血性腹水;②肝癌合并肝硬化致肝功能异常,蛋白质合成减少,胶体渗透压降低,而致血浆外渗形成腹水;③门静脉高压及门静脉癌栓形成,使组织液回流受阻,肝淋巴液代偿增多,外漏入腹腔形成腹水。目前,原发性肝癌腹水的西医疗法包括腹腔内置管引流术、补充白蛋白、给予利尿剂、腹腔灌注化疗、生物反应调节剂治疗、靶向治疗和基因治疗等。由于西医治疗有诸多不良反应,近年来,临床研究逐渐转向中西医结合治疗。研究表明,中医药在提高患者生活质量,延长其生存期方面具有显著优势。

肝癌一病,早在《黄帝内经》就有类似记载;历代有"肥气""痞气""积气"之称。如《难经·五十六难》载:"肝之积名曰肥气,在左胁下,如覆杯,有头足。"又曰:"脾之积,名曰痞气,在胃脘覆大如盘,久不愈,令人四肢不收,发黄疸,饮食不为肌肤。"《脉经·平五脏积聚脉证》曰:"诊得脾积,脉浮大而长,饥则减,饱则见,膜起与谷争减,心下累累如桃李,起见于外,腹满呕泄,肠鸣,四肢重,足胫肿,厥不能卧,是主肌肉损,其色黄。"宋代《圣济总录》云:"积气在腹中,久不瘥,牢固推之不移者……按之其状如杯盘牢结,久不已,令人身瘦而腹大,至死不消。"

中医学认为肝癌性腹水属于中医"鼓胀""积聚"等范畴。《灵枢·水肿》将"鼓胀"列为四大顽症之一。"鼓胀"是由疾病迁延不愈,损伤正气,气血津液运行受阻,水液积聚于腹中而成。其病机为本虚标实、虚实夹杂,治疗当行气活血化瘀以利其小便。广大医家采用中药汤剂和中成药内服内治、中药外敷外治、针灸等中医特色诊疗结合西医常规治疗,在治疗肝癌腹水上取得了显著疗效。在缓解肝癌患者术后不适、提高免疫力、提高生活质量等方面,中医药的应用在一定程度上弥补了西医的不足。

二、原发性肝癌的特色辨治经验

对于肝癌,临床变证、并发症很多,针对其不同的病机,采用不同的辨证加减用药。肝癌患者晚期常常出现顽固性腹水,此时大多患者体质虚弱,腹水治疗后常在短期内再次积聚。肝癌患者晚期由于积聚阻滞气机,加之气血不足,水液代谢运行受阻,从而形成腹水,临床上在四苓散利水的同时常常加用木香、厚朴花等理气药,取其气行水自行之意。腹水根据其临床表现又分为阴水和阳水,阴水症见腹水的同时,兼有纳少便溏、四肢不温等脾肾阳虚症状,喜用肉桂、真武汤加减以温阳利水;阳水症见腹水兼有口干、大便秘结、小便短赤等实证,可以己椒苈黄丸加减以泻热逐水、通利二便。

三、医案举隅

患者刘某,男,50岁,2017年9月20日初诊,肝癌5年余。现症见:腹胀、腹水,周身浮肿,胸闷、双侧乳房胀痛,时有咳嗽咳痰,痰白易咳。纳眠可,小便调,大便时有偏干。舌淡红苔黄腻,脉弦。

西医诊断:肝癌。

中医诊断:虚劳。

中医治法:健脾补肾,清热利湿,疏肝理气,活血化瘀。

处方:茵陈五苓散合膈下逐瘀汤加减。

茵陈21 g,茯苓30 g,猪苓30 g,白术30 g,桂枝15 g,黄芪60 g,阿胶

11 g,柴胡 15 g,赤芍 21 g,白芍 21 g,当归 15 g,川芎 15 g,陈皮 15 g,香附 15 g,车前子(包煎)30 g,芡实 20 g,山药 30 g,炙附子(先煎)15 g,干姜 9 g,甘草 6 g,红花 12 g,桃仁 12 g,生地 12 g,熟地 12 g,郁金 30 g,三棱 12 g,丹参 20 g,桑白皮 30 g,三七粉(冲服)3 g,虎杖 15 g,鳖甲 15 g,醋山甲 9 g,白花蛇舌草 30 g,半枝莲 20 g,水红花子 15 g,枸杞 15 g,五倍子 6 g,菟丝子 18 g,桑寄生 30 g,姜黄 15 g,灵芝 30 g。6 剂,配合应用大黄䗪虫丸活血化瘀、参芪十一味健脾益气。

2017 年 10 月 11 日二诊。病史同前,服药平妥。现症见:双侧乳房胀痛,纳眠可,二便调,舌红苔白,脉弦。患者自述既往查体蛋白偏低,上方加土元 9 g 活血通经,青皮 12 g 疏肝破气、散结消滞;芡实加量至 30 g,以固精止漏。

2018 年 1 月 10 日三诊。病史同前。现症见:胸闷,腹胀、腹水,低热,饮食不佳,眠可,二便调,舌淡苔白,脉弦。上方加鸡内金 15 g、焦三仙各 9 g 健脾开胃;患者低热考虑阴虚内热所致,故加用鹿角胶 3 g、阿胶 3 g、龟板胶 5 g、蜂蜜适量,取"壮水之主,以制阳光"之意。继服 15 剂,制膏方。

2018 年 7 月 11 日四诊。病史同前。现症见:腹水 3.4 cm,因腹内压力大出现腹股沟疝,咳痰色白易咳出,余阴性。纳眠可,小便调,大便偶干。舌淡红苔黄腻,脉弦。辅助检查:2018 年 6 月 22 日血生化检查:谷丙转氨酶 20 U/L,白蛋白 33 g/L,球蛋白 42.9 g/L,乙肝核心抗原(阳性),甲胎蛋白 1.09 µg/L。血常规:白细胞 $2.66×10^9$ 个/L,中性粒细胞 $1.6×10^9$ 个/L,血红蛋白 88 g/L,血小板 $69×10^9$ 个/L。患者腹水较前加重,将上方改茵陈 30 g、桃仁 15 g、土元 12 g,加仙灵脾 15 g、肉桂 9 g、益母草 20 g、大腹皮 15 g、冬瓜皮 30 g、泽泻 30 g 以利水消肿,其中仙灵脾、肉桂补脾肾之阳,取"益火之源,以消阴翳"之意。

后患者多次于门诊复查,现诸证渐轻,浮肿及腹水较前减轻,精神尚可。

分析:肝癌属"虚劳""积聚"范畴。《医林改错》曰:"凡肚腹疼痛,总不移动,是血瘀。"肝癌疼痛病因病机为"不通"与"不荣",疼痛是"气血不通、气机不畅"所致,血瘀气滞是"不通"的重要因素,时间越长,积块体积越大。瘀血是主要病理基础,也是病变病理产物。其治疗基本原则是扶正祛邪,攻补兼施。肝为木脏,脾为土脏,二者在五行上属于相克关系。肝主疏泄,调畅气机以维持脾胃气机升降。肝受到影响,一定程度上就会横伐脾土,影响脾胃升清降浊的能力,不利于机体化生水谷精微,进而对全身的气机造成不利的影响。脾不能正常运化,饮食不化,从而出现脘腹胀满,呕吐嗳气,伴有腹部胀闷不适,进食后腹胀加重,还有消瘦乏力,疲倦气短,进食量减少,口干不喜饮,大便稀且次数偏多,小便黄短,甚则出现腹水、黄疸、下肢浮肿等症状。现代药理研究表明,五苓散不仅能调节水盐代谢,还能改变血管通透性,其作用几乎涉及水液代谢的全过程。膈下逐瘀汤出自王清任《医林改错》,主治横膈以下、上腹部血瘀病证以及泄泻等,适用于膈下血瘀所引起的两胁肋及腹部胀痛,与肝癌疼痛治疗原则一致。现代药理研究表明,五倍子中含有五倍子酸,研究发现五倍子酸具有抗炎、抗突变、抗肿瘤、抗氧化等多种生物学活性,并有研究表明五倍子酸对肝癌 SMMC-7721 细胞的生长有抑制作用。白花蛇舌草具有调节免疫活性、抗化学诱变、抗肿瘤、抗菌抗炎、抗氧化等作用,白花蛇舌草总黄酮是抗肿瘤作用的有效成分。半枝莲性辛、味甘,归心、小肠、肺经,具有清热解毒、利尿、消肿的功效,是临床上常见的抗肿瘤中药,可用于治疗肝癌、胃癌、肠癌、乳腺癌等多种肿瘤,并可辅以外敷治疗癌症。灵芝补脾益肺、扶正固本,多项临床研究表明,灵芝多糖具有较好的抗肿瘤和免疫调节作用,如抗肝癌、乳腺癌、白血病、膀胱癌、黑色素瘤等。

二诊加入土鳖虫。土鳖虫始载于《神农本草经》,主治"心腹寒热洒洒,血积癥瘕",具有散血瘀、消坚结、解凝活血、接骨续筋、消肿止痛、下乳通经等功效,近年来文献报道土鳖虫具有抗肿瘤作用。加入青皮疏肝破气,散结消滞。加大芡实用量益肾健脾。三诊时患者出现腹胀、胸闷症状,加入焦三仙、鸡内金健脾和胃,鹿角胶、阿胶补虚滋阴养血。四诊时患者出现腹水、腹股沟疝,故加大茵陈之量,加入冬瓜皮、大腹皮、泽泻,以增强利水渗湿之力,加大桃仁、土元用量以活血化瘀,加仙灵脾、肉桂补肾壮阳,阴阳相互制约,取其"益火之源,以消阴翳"之意。

第六章　肾系疾病

从肝肾、从痰治疗耳鸣

一、耳鸣的中西医概述

耳鸣是一种常见的临床症状，多因噪声污染、生活压力过大、用脑过度等因素造成，不仅影响患者的日常生活，还会引起严重的心理障碍，属耳鼻咽喉科难治性疾病。据调查，在耳鸣患者中，情绪受不同程度影响者占45.6%，目前尚没有一种得到医学界公认的具有确切疗效的治疗方法。

目前，导致耳鸣发生的病因很多，常见的为现代生活节奏加快，以及患者心理及身体因素。特发性耳鸣主要是由于患者耳蜗神经或者周围的听神经发生病变，从而出现耳鸣。对于特发性耳鸣的病因，目前尚未明确，普遍认为与感染、自身免疫、血管病变等因素有关。现代医学认为，特发性耳鸣的发生多数与高血压致动脉硬化或神经衰弱致神经功能紊乱而引起局部血液循环障碍有关。临床上患者就诊时对耳鸣所述的症状多数是主观的，且临床客观评定方式不多，导致医生对该疾病不甚了解，且定位诊断困难，造成治疗方法不足，具有一定的治疗难度。目前，对于该疾病的治疗还没有特效药，一般采取血管扩张药物或中药等进行治疗。西医治疗的最大优势是对于本病早期的治疗可以最大限度地恢复或维持听力，但也存在诸多不足之处，如对于耳鸣早期预防缺乏有效的方法，且治疗效果欠佳，西药存在诸多不良反应等。

耳鸣一证，历代医家论述颇多。《灵枢·海论》曰："髓海不足则脑转耳鸣。"《灵枢·决气》云："精脱者，耳聋……液脱者……耳数鸣。"《灵枢·口问》说："故上气不足，脑为之不满，耳为之苦鸣。"《诸病源候论·耳病诸候》

指出："肾气通于耳,足少阴肾之经,宗脉之所聚,劳动经血,而血气不足,宗脉则虚,风邪乘虚随脉入耳,与气相击,故为耳鸣。"又说:"肾为足少阴之经,而藏精,气通于耳……若精气调和,则肾脏强盛,耳闻五音;若劳伤血气,兼受风邪,损于肾脏而精脱,精脱者则耳聋。"从而认为耳鸣有内伤、外感之别。中药治疗耳鸣既能整体调节机体的阴阳平衡,又能在治疗时运用辨证论治,实现同病异治的个体化治疗。《景岳全书》提出:"耳鸣当辨虚实。凡暴鸣而声大者多实,渐鸣而声细者多虚;少壮热盛者多实,中衰无火者多虚;饮酒味厚素多痰火者多实,质清脉细素多劳倦者多虚。"实证选用息风、清火、化痰等法以治其标;虚证当用补养气血、养肝、益肾、健脾等法以治其本。

二、耳鸣的特色辨治经验

耳鸣者,其人自觉耳内鸣响,如闻蝉声或如潮声,声响或细或暴。在临床中发现耳鸣发病原因较多,若不实施有效方法治疗,能够引起注意力不集中、睡眠障碍等,继而对患者的日常生活及工作造成不利影响,严重者可导致抑郁症。耳鸣为虚实夹杂之证,其主要病机以肝肾亏虚为本虚,以痰为标实,虚实夹杂。肝为将军之官,主疏泄,主升发;若肝失条达,郁而化火,肝风挟痰上扰清窍,清窍不通则耳鸣。肾为封藏之官,藏精,主骨生髓,开窍于耳;肾精亏损,耳目失养则见耳鸣。实者由情志内伤,肝郁化火,灼津成痰,痰浊阻络上扰清窍而发病。

治疗耳鸣需辨证论治,临床上不仅要重视"辨证求因、分清标本缓急、辨明虚实",还要做到"急则治标、缓则治本、标本兼治",灵活应用,才能收桴鼓之效。因此,凡耳鸣者,首先应辨明虚实,以免犯虚虚实实之戒。实证误补,虚证误攻,危害极大。虚则补之,当补益肝肾之阴,以阴抑阳;实则泻之,故当清肝泻火,化痰息风。肾精充足,耳窍得养,肝肾同源,肝木不旺,则无阳亢化风、上扰清窍之害。痰去浊消,头目清明,则外音可辨。

三、医案举隅

患者韩某,男,51岁,2017年10月25日初诊。耳鸣3年余,加重2个月余。患者自述3年前因心烦引起耳鸣,曾于2017年6月于某省级医院检查耳部,未发现异常,遵医嘱服用银杏叶提取物片(每次2片,每日3次)、活血通脉片(每次5片,每日3次);又于2017年10月20日,于当地医院检查听力正常,遵医嘱服用银杏提取物片(每次2片,每日3次)、甲磺酸倍他司汀片

（每次 2 片，每日 3 次），效不佳。现症见：耳鸣，头胀，余无明显不适；自觉双眼迎风流泪。纳眠可，小便调，大便稀，日行一次。舌淡红苔薄白。既往史：2003 年行痔疮切除术，现恢复较好。戒烟 4 年余。

西医诊断：特发性耳鸣。

中医诊断：耳鸣。

治法：补益肝肾，清肝泻火，化痰息风。

处方：丹栀逍遥散合杞菊地黄丸加减。

丹皮 18 g，炒山栀 12 g，柴胡 12 g，香附 15 g，赤芍 30 g，白芍 30 g，龙胆草 18 g，川楝子 15 g，泽泻 30 g，枸杞 15 g，菊花 15 g，磁石 30 g，川芎 18 g，丹参 30 g，天麻 12 g，半夏 9 g，炒白术 20 g，熟地 15 g，山萸肉 15 g，山药 20 g，桃仁 9 g，红花 9 g，生龙骨 20 g，生牡蛎 20 g，甘草 6 g。6 剂，水煎服，日一剂。

2017 年 11 月 1 日二诊。病史同前。患者服药后耳鸣症状未见改善，失眠症状明显减轻，服药后大便次数明显增加，日行 5～6 次，不成形。现症见：耳鸣，右耳伴随喵鸣音减轻，余无明显不适。纳眠可，小便调。舌红苔黄润，脉弦。患者耳鸣病程较长，剂轻则不愈，当加强清肝化痰之力。上方改菊花 18 g、红花 12 g、炒山栀 9 g，加郁金 20 g、珍珠母 30 g、石菖蒲 15 g、川牛膝 30 g、茯苓 20 g、胆南星 12 g。7 剂，水煎服，日一剂。

2017 年 11 月 15 日三诊。病史同前，服药平妥。患者服药后头胀症状减轻，耳鸣改善。患者自觉耳鸣症状与头胀有关，常多思虑，受惊吓后头胀加剧，头胀部位在前额眉棱骨处。现症见：耳鸣，偶头胀，心情易低落，焦虑。纳眠可，二便调。舌红苔白润，脉弦。在上方基础上加以安神定志药，加百合 30 g，远志 15 g，改茯苓 30 g、炒白术 30 g。7 剂，水煎服，日一剂。

2017 年 12 月 6 日四诊。病史同前。患者服药后头胀减轻，情绪好转。现症见：耳鸣，耳中有蝉声，右耳明显，余无明显不适。纳眠可，二便调。舌红苔白厚，脉弦。上方改炒山栀 12 g，熟地 18 g。6 剂后诸症皆消。

分析：患者由于心烦引起耳鸣，为肝郁化火，脾虚生湿，炼液为痰，引动肝风，肝风挟湿痰上扰清窍所致耳鸣。二诊症状未见明显好转，增加菊花、红花、炒山栀的用量；加郁金疏肝行气，清热凉血。三诊加百合清心安神，远志安神益智，交通心肾；加大茯苓、白术用量。四诊患者症状减轻，增加炒山栀和熟地用量。

从脏腑、气血辨证治疗脱发

一、脱发的中医概述

脱发症,属于中医"斑秃""油风"等范围,是皮肤科中的常见病、多发病。其临床可分为斑秃、脂溢性脱发、老年性脱发、化疗性脱发等类型,并以斑秃和脂溢性脱发的发病率最高。

有关脱发的记载最早见于《黄帝内经》,称之为"毛拔""发落""发坠"。《素问·上古天真论》云:"女子……五七,阳明脉衰,面始焦,发始堕;六七,三阳脉衰于上,面皆焦,发始白……丈夫……五八,肾气衰,发堕齿槁;六八,阳气衰竭于上,面焦,发鬓颁白……八八,则齿发去。"头发的生长有赖于肾气的强盛,若肾气衰弱则头发便会脱落。《金匮要略》云:"夫失精家,少腹弦急,阴头寒,目眩,发落,脉极虚芤迟,为清谷,亡血失精。"皆认为头发的生长和肾气密切相关。《素问·五藏生成》云:"肾之合骨也,其荣发也,其主脾也,是故……多食甘,则骨痛而发落。"指出嗜食肥甘厚味,致使脾虚生湿,湿热上蒸,毛发不固,亦可发生脱发。《诸病源候论·毛发诸病候》中记载:"足少阳胆之经也,其荣在须;足少阴肾之经也,其华在发。冲任之脉为十二经之海,谓之血海,其别络上唇口,若血盛则荣于须发,故须发美;若血气衰弱,经脉虚竭,不能荣润,故须发秃落……若血气盛则肾气强,肾气强则骨髓充满,故发润而黑;若血气虚则肾气弱,肾气弱则骨髓枯竭,故发变白也。"强调毛发的正常生长不仅需要肾气强盛,亦需要血液的濡养;并首先提出脱发主要病机为肝肾不足,气血虚衰。并且《诸病源候论》首先提出"鬼舐头"病名,并云:"人有风邪在于头,有偏虚处,则发秃落,肌肉枯死,或如钱大,或如指大,发不生,亦不痒,故谓之鬼舐头。"认为脱发的发生与风邪侵袭及人体本身正气不足相关。

二、脱发的特色辨治经验

"发为血之余,发为肾之外候"。徐云生教授认为,根据"气行则血行""气能生血""气不耗,归精于肾而为精;精不泄,归精于肝而化清血"可知,毛发的生长有赖于气、血、精,毛发的生长荣枯与脏腑、气血的关系密切。脱发证见多端,但根据脏腑理论,脱发的病因仍以肝肾不足为本,血瘀、血热、湿热为标。然而本病多为虚实夹杂或本虚标实证,随着社会发展、工作节奏、生活方式等外部环境的变化,脱发不仅仅是由虚而致,更是由于精神压力的增加以及饮食的失衡所导致的一种虚实夹杂的疾病。治疗脱发应从气、血、肝、肾、心、脾入手,养血生发可贯穿始终,根据证型的不同,或养肝肾之阴,以生阴血;或补后天脾胃,使气血生化有源,另外对于兼证则可随证加减。

三、医案举隅

患者张某,女,41岁,2015年9月9日初诊。脱发10余年,加重1年。患者自述10年前无明显诱因出现脱发,未服药治疗,脱发后可有新发长出,然脱发症状反复发作,5年前面部出现色斑。现症见:脱发,头皮无痒感,面部色斑,布于双颊,周身乏力,晨起右手麻木。纳可,多梦,小便调,时有便秘,3~4日一行。舌暗苔白,脉滑数。既往史:7年前因甲亢行[131]I治疗后患甲减,现服用左甲状腺素钠片治疗。

西医诊断:脱发。

中医诊断:脱发。

中医治法:疏肝解郁,滋补肝肾,清热燥湿,活血化瘀。

处方:逍遥散合桃红四物汤加减。

柴胡12 g、香附12 g、赤芍15 g、白芍15 g、丹皮15 g、茯苓15 g、川芎12 g、当归9 g、桃仁9 g、红花9 g、丹参30 g、枸杞15 g、山萸肉15 g、生地15 g、侧柏叶40 g、生黄芪15 g、女贞子15 g、甘草6 g、泽泻15 g、土茯苓20 g、益母草20 g。14剂,水煎服,日一剂。

2015年10月14日二诊。患者服药平妥。现症见:脱发,新发生长缓慢;脸部色斑;晨起眼睑浮肿;服药期间大便正常,停药则大便次数减少;纳眠可。舌红苔薄黄,脉弦。患者服药后症状改善不明显,故加强活血化瘀之力,上方改当归12 g、丹皮18 g、红花15 g、茯苓18 g、益母草30 g、赤白芍各18 g、桃仁12 g。14剂,水煎服,日一剂。

2015年12月23日三诊。患者服药后脱发症状减轻,脸颊色斑减轻。现纳可,眠差;大便偏干,2~3日一行,小便可。故当养血滋阴,补肝益肾,安神。上方改当归15 g、枸杞18 g、生地30 g、女贞子18 g、泽泻18 g,加熟地30 g、制首乌30 g。14剂,水煎服,日一剂。

2016年6月1日四诊。患者服药平妥,晨起眼睑浮肿,午后缓解;纳眠可,小便调,服药后大便干症状缓解。舌红苔薄黄,边有齿痕,脉弦。上方改泽泻 20 g 以泄热祛湿。

2017 年 4 月 12 日五诊。患者坚持服药,自觉头发增长较快,发量增多,余未见明显不适。

分析:肝喜条达,患者因情志不舒、饮食不节以及体质等因素以致肝失条达,气机运行不畅,郁而化火;津伤阴血亏虚而见乏力,头发失于濡养而见脱发;气滞血瘀而见面部痤疮,右手麻木。治疗上当疏肝解郁,滋补肝肾,清热燥湿,活血化瘀。方中柴胡苦平,疏肝解郁,使肝郁得以条达;配伍香附增强疏肝之效;当归养血和血,乃血中气药;白芍养血敛阴,柔肝缓急;当归、白芍与柴胡同用,补肝体而助肝用,使血和则肝和,血充则肝柔。木郁则土衰,肝病易传脾,故以茯苓、甘草健脾益气,非但实土以御木乘,且使营血生化有源。柴胡为肝经引经药,又兼使药之用。桃仁、红花活血化瘀,配伍当归、白芍、生地、川芎,取桃红四物汤之意;赤芍、丹参、益母草活血化瘀;丹皮清热凉血,活血化瘀,清透阴分伏热;侧柏叶寒凉入血而祛风,有生发乌发之效,《日华子本草》谓其"黑润鬓发";山萸肉补益肝肾,收涩固脱;土茯苓、泽泻健脾利湿;黄芪配伍柴胡益气,与白术、茯苓同用健脾利水,配伍当归养血活血;枸杞清肝明目,配伍女贞子滋补肝肾,明目乌发。全方共奏疏肝解郁,滋补肝肾,活血行气之效。二诊效显,仍见脱发、色斑等症,且见晨起眼睑浮肿,故加重活血化瘀、淡渗利水之品。三诊脱发、色斑明显缓解,然当归、枸杞、生地、女贞子、泽泻加量,且加熟地及制首乌,体现在疾病后期当治其本,增强滋补肝肾、乌发生发之效。四诊但见舌有湿象,故加重泽泻利水渗湿。

行气化瘀活血法治疗糖尿病肾病下肢水肿

一、糖尿病肾病中西医概述

糖尿病肾病是糖尿病患者常见的并发症之一,随着其发病率的上升,目前已成为终末期肾脏病的第二位原因。临床上,多数患者会出现蛋白尿,进而导致低蛋白血症,极易造成下肢水肿,甚至引发肾衰竭,威胁患者生命。因此,及早预防、控制糖尿病肾病的发生和发展极为重要,而中医药疗法对于改善糖尿病肾病下肢水肿具有极大优势。

中医学认为本病属于"消渴""水肿"等范畴。水肿具有按之凹陷、不易恢复、反复发作等特点。徐教授认为,本病多由于先天禀赋不足、饮食不节、久病劳倦等致脾失运化，水湿内停，肾失开阖，水液泛于肌肤；又因脾肾两虚，无力气化水液，内生湿浊，气血运行不畅而为瘀，血病及水，发为水肿。徐教授认为本病证属本虚标实、虚实夹杂，本虚责之于脾肾，标实责之于水湿、瘀血。《素问·至真要大论》载："诸湿肿满，皆属于脾。"脾为后天之本，居于中焦，为气机升降之枢纽，在水液代谢过程中起重要的调节作用。脾气健运，津液化生充足，输布正常，则脏腑形体官窍得养；脾失健运，升清失职，津液输布障碍，产生水湿痰饮等病理产物，从而导致水肿。《素问·水热穴论》载："肾者，胃之关也，关门不利，故聚水而从其类也，上下溢于皮肤，故为胕肿。"肾主水，具有主司和调节全身津液代谢的功能，津液代谢依赖于肾的蒸化与固摄作用。消渴日久，脾肾两虚加重，脾失转运，肾失开阖，水湿内停，水液泛滥于肌肤，故出现水肿。久居潮湿环境，水湿侵入体内，或饮食劳倦损伤脾胃，湿浊困遏脾阳，脾胃升清降浊功能失司，水液潴留，久则及肾，肾阳不足，蒸腾气化失司，体内水液输布排泄功能失常，致湿、痰等病理产物产生，发为水肿。脾肾气虚则气化功能失常，内生水湿，湿浊之邪内蕴日久，气血运行不畅，血行迟滞而成瘀。瘀血形成之后，一方面可化为水液，泛于肌肤而成水肿。正如唐容川所云："瘀血化水，亦发水肿。"另一方面，瘀血阻滞气机运行，使水液输布失调而停积为水，"血不利则为水"，最终湿瘀互结，进一步加重水肿，导致疾病迁延，缠绵难愈。

糖尿病肾病历代论述颇丰。《黄帝内经》记载"消瘅"之病为"血气逆留，䐃皮充肌，血脉不行"所致。《景岳全书》："下消者，下焦病也，小便黄赤为淋为浊，如膏如脂，面黑耳焦，日渐消瘦，其病在肾，故又名肾消也。"《证治要诀》："下消消肾，肾衰不能摄水，故小便虽多而不渴。"《圣济总录》："此病久不愈，能为水肿痈疽之病。"《杂病源流犀烛》："有消渴后身肿者，有消渴面目足肿而小便少者。"《圣济总录》："消渴病久，肾气受伤，肾主水，肾气虚衰，气化失常，开阖不利，水液聚于体内而出现水肿。"从以上论述中可以看出其病机演变规律：发病之初，即为消渴，病在肺胃肝肾，气阴两虚，阴液亏乏，欲取水自救，肾气虚损，开阖失司，关门不闭，则水无底止，而为消渴。消渴日久，肾阴益亏，阴损耗气，固摄无权，而致尿频尿多，尿浊而甜。肝肾同源，精血互化，肝肾阴虚，精血不能上承于目而致两目干涩；阴虚火旺，灼伤目之血络，则眼底出血，视物模糊；肝肾阴虚，阴虚阳亢，则头晕、耳鸣；肝肾阴虚，络脉瘀阻，筋脉失养，则肢体麻痛。病程迁延，阴损及阳，脾肾虚衰，气化失职，水湿潴留，泛溢肌肤，则面足水肿，甚则出现胸水、腹水；阳虚不能煦四末，则

徐云生
XUYUNSHENG
辨治疑难杂病经验集

畏寒肢冷。病变晚期,肾体劳衰,肾用失司,浊毒内停,五脏受损,气血阴阳衰败,肾阳衰败,水湿泛滥,浊毒内停,变证蜂起。浊毒上泛,胃失和降,则恶心呕吐,食欲缺乏;脾肾衰败,浊毒内停,气血化生无源,则见面色萎黄、唇甲舌淡等血虚之候;水湿浊毒上犯,凌心射肺,则心悸气短,胸闷喘憋不能平卧;肾元衰竭,浊邪壅塞三焦,肾关不开,则少尿或无尿,已发展为关格病终末阶段。从以上分析可见肾之开阖失司作用于该病的全过程。

糖尿病肾病之早期多表现为消渴病的临床症状,如多饮、多食、多尿、消瘦、乏力、尿中泡沫增多等肺胃热炽的症状,虽为肺胃之症,但诸症皆因肾虚元气不足,三焦气化失职,肾为胃关,肾虚关门不闭,则水无底止,而为消渴。水液有降无升则多尿,水液不能蒸腾气化为津则口渴多饮,精微失于布散,谷气下流则肌体失于充养,故形瘦而多食。因此,对于早期的患者,在治疗中不能过多拘泥于"三消"的理论不放,而是从开始就将辨治着眼于肾元亏虚,临床上取益气滋肾之法,疏调三焦,多在辨治的基础上另取金匮肾气丸以微补少火,复其气化之源,临床多取得了较好疗效。

消渴日久,阴损及阳,肾之阴阳俱虚,肾阳虚衰,不能温化蒸腾水液则关门不开,胃纳虽多,但水无气化,水聚而为肿。水为阴邪,浊阴上逆,必影响于胃,致胃失和降而见恶心呕吐、腹胀、浮肿、小便不利、畏寒肢冷等症,属糖尿病肾病之中晚期,此时当治以温肾回阳、化气行水、降逆化浊,方以真武汤类温肾阳为主。《名医方论》曰:"人之一身,阴阳是也,上焦属阳而主心肺,下焦属阴而主肝肾,肝藏阴血,肾兼水火。真武一方,为北方行水而设。用三白者,以其燥能制水,淡能伐肾邪而利水……肾为胃关,聚水而从其类,倘肾中无阳,则脾之枢机虽运而肾之关门不开,水虽欲行,孰为之主。故脾家得附子则火能生土,而水有所归矣,肾中得附子则坎阳鼓动,而水有所摄矣……若生姜者,并用以散四肢之水气而和胃也。"李用粹《证治汇补·消渴》中亦云:"盖五脏之津液,皆本乎肾,故肾暖则气上升而肺润,肾冷则气不升而肺枯,故肾气丸为消渴良方也。"因此,对于糖尿病中期之患者,辨治以温补肾阳为主,少参活血祛瘀化痰之剂,以图肾气可复,恢复肾之气化功能。病之晚期,肾气衰惫,关门不开,水液呈泛滥之势,急以大剂四逆辈回阳救逆,求肾气复燃,或可保命于须臾,后再图缓功。

二、糖尿病肾病下肢水肿的特色辨治经验

徐教授根据多年临床经验自拟"糖肾消肿方"随症加减,常取得良好成

效。处方:生黄芪30 g,丹参30 g,川牛膝30 g,怀牛膝30 g,炒白术20 g,茯苓20 g,泽泻20 g,山药18 g,牡丹皮15 g,车前子15 g,附子(先煎)6 g,肉桂12 g,酒大黄6 g,甘草6 g。方中君药生黄芪补脾益气、利水消肿,"助表中之气",气行则水行,水行则肿自消。研究表明,黄芪可降低早期糖尿病肾病患者的尿蛋白、白介素-6、肿瘤坏死因子水平,作用机制与改善机体炎症损伤程度有关。附子辛热,温肾助阳、化气利水,亦为君药,两药配伍符合严用和"先实脾土,次温肾水"的思想。肉桂补肾阳、温经脉,酒大黄活血化瘀、泻热通腑,两药相配,一温一寒,一补一泻,寒温并用,补泻兼施。药理学研究证实,大黄中的大黄酸和大黄素具有利尿消肿的作用。炒白术、山药补气健脾,其中白术为"补气健脾第一要药",其粗糖与石油组分具有改善机体水液代谢的作用。山药补而不滞。以上四味相配伍,共为臣药。泽泻淡泄肾浊,茯苓渗利脾湿,车前子清热利尿,三药合用,以引浊邪下行,意在取《金匮要略·水气病脉证并治第十四》中"诸有水者,腰以下肿,当利小便"之意。丹参通脉活血,使气血通畅,川牛膝、怀牛膝畅达经络气血,进而开通阳化气蒸津生液之路。牡丹皮凉血而不留瘀,活血而不动血,共为佐药。甘草调和诸药为使。综观全方,以补为主,辅以清、下、活。补而不滞,行而不伤,补泻兼施,标本同治。随症加减:湿浊日久化热伤津,症见口干咽燥者,加天花粉20 g、知母15 g生津止渴;瘀阻脉络、肢体麻木者,加川芎18 g、鸡血藤20 g、地龙12 g活血化瘀,舒筋活络;久病、延治所致肾阳衰微,小便量多清长者,去泽泻、车前子,加菟丝子18 g、补骨脂20 g温固肾元;肾阳久衰及阴而虚烦失眠、手足心热者,加熟地黄15 g、黄精12 g滋补阴血。

三、医案举隅

患者李某,男,60岁,2019年6月7日初诊。主诉:血糖升高5年伴双下肢水肿2年。患者5年前确诊为2型糖尿病,未服药治疗。3年前因血糖偏高,自行服用二甲双胍,血糖控制不佳,遂于门诊就诊。刻下症见:患者双下肢凹陷性水肿,全身乏力,口干口渴,多食易饥,饭后腹胀,大便干,2～3日一行,小便有泡沫,眠可,舌暗红,苔黄腻,脉沉细。空腹血糖:13.81 mmol/L;尿糖(＋＋＋)。

中医诊断:消渴,水肿。

中医辨证:脾肾两虚,湿热瘀滞。

处方:黄芪30 g,黄连20 g,天花粉20 g,山药30 g,葛根30 g,丹参30 g,

苍术 30 g,白术 30 g,玄参 20 g,桑白皮 20 g,瓜蒌 20 g,桑枝 20 g,鬼箭羽 20 g,荔枝核 20 g,茯苓 18 g,陈皮 15 g,厚朴 12 g,炒枳壳 12 g,熟大黄 9 g,川牛膝 30 g,怀牛膝 30 g,泽泻 20 g。6 剂,每天 1 剂,水煎取汁 400 mL,分早晚 2 次服用。

2019 年 6 月 14 日二诊。患者双下肢水肿减轻,刻下症见双目干涩,仍乏力,饭后腹胀,偶有饥饿感,口干,大便量少、成形,小便有泡沫,舌暗红,苔黄,脉沉细。上方改桑枝 30 g、桑白皮 30 g,加川芎 18 g、当归 12 g、桂枝 12 g。6 剂,每天 1 剂,水煎 400 mL,分早晚 2 次服用。

2019 年 6 月 22 日三诊。患者服药 6 剂后诸症减轻,舌暗红,苔黄,脉沉细。嘱上方继服 12 剂。随访诉病情好转。

分析:本案患者有糖尿病病史 5 年,因消渴病迁延日久或治不得法等多种病因致脾肾虚损,健运失司,水湿内停;又因肾阳虚,气不化水,水不归经,逆而上泛,传入脾而见下肢浮肿;肾失开阖,水谷精微随尿外泄,则见泡沫尿。结合症状及舌脉给予健脾温肾、泻热祛瘀之法。患者初诊时有多食易饥、口干口渴等症,故在糖肾消肿方基础上加黄连、桑白皮清泻肺胃之热;口干口渴加葛根、天花粉以生津止渴,桑枝、荔枝核、鬼箭羽降血糖;苍术配玄参降血糖,乃施今墨先生之经验,苍术虽燥,但伍玄参之润,可用其长而制其短;饭后腹胀加瓜蒌、陈皮、厚朴、炒枳壳行气除胀。二诊加大桑枝用量降血糖;加大桑白皮用量利尿消肿;小便有泡沫加川芎、当归,二药共用可降低血糖及尿蛋白排泄率,同时还能活血通络;加桂枝以温阳化气。三诊时患者诸症减轻,说明治疗效果理想,故予上方继续服用。

第七章　肢体经络疾病

四妙四藤汤治疗急性痛风性关节炎

一、急性痛风性关节炎的中西医概述

痛风性关节炎是风湿免疫科较为常见的疾病,主要为嘌呤代谢紊乱和(或)尿酸排泄障碍所致的晶体相关性关节病。由于民众饮食结构的改变和营养物质的过度摄取,当前我国痛风性关节炎的发病率正呈逐年上升趋势,在我国的患病率为 0.15%～0.67%。急性痛风性关节炎多在深夜发病,受累关节呈现红肿热痛,主要表现为单关节或多关节的突发红肿剧痛,常累及第一跖趾关节,其次为掌指、指间关节及踝关节,同时伴发热头疼、全身乏力等症状,反复发作甚至可致关节功能障碍和关节畸形,最终导致多系统损害及肾衰竭,严重降低了患者的生活质量。

西医认为痛风是嘌呤代谢紊乱导致尿酸排泄减少或尿酸生成过多引起的一种晶体性关节炎。随着人类社会的不断发展,痛风性关节炎患者常伴有肥胖、高血压、高血脂等表现,除了这些因素外,外伤、手术刺激、劳累、精神心理因素等诱因也会促使痛风发病。西医认为非甾体抗炎药、秋水仙碱、激素等药物是治疗痛风疗效确切的药物,但在使用过程中出现的肾功能损害、皮疹、骨髓抑制、胃肠道功能紊乱等不良反应限制了其在临床上的应用。

中医学对痛风的认识由来已久,认为"浊瘀痹"是痛风最主要的病因病机特点,素体脾肾亏虚,产生了湿浊、痰浊及瘀血,并将产生的代谢产物沉积于关节、软组织及软骨,引发了身体一系列的炎症反应。中医将痛风的发作分为内因和外因两个方面,内因为正气不足及腠理不密,导致外因六淫之邪乘虚而入,侵犯人体经络、关节、肢体等,从而经络痹阻、肌肉关节气血运行

不畅,内外合邪,引起关节的僵硬、红肿热痛致痛风急性发作。急性痛风性关节炎发作时,往往发病急骤,患者局部关节疼痛剧烈,夜不能寐。中医对痛风的治疗一般采用辨证论治的方法,痛风急性期多辨证为湿热蕴结证,"急则治其标实",其相应治法为清热利湿、通络止痛,分别采用四妙散加减、上中下痛风汤、四妙散合二陈汤等方剂治疗。近年来,中医治疗方法包括中药治疗、中医外治法等,对于痛风的治疗,具有疗效确切、不良反应小、操作方便等优点,越来越受到广大患者的重视及青睐。

痛风的非药物治疗包括饮食控制、减体质量、戒烟、多饮水及体育锻炼。饮食控制是非药物治疗的核心及基础。急性痛风性关节炎患者必须严格限制高嘌呤食物的摄入,如动物内脏、海鲜、酒类等。急性痛风性关节炎发作时患者要绝对卧床休息,抬高患肢,以促进局部的血液循环,另外还需关节制动,注意保暖。一般应休息 72 小时至关节疼痛缓解后才可开始活动。去除诱发因素,加强心理干预和调适,及时消除各种不良情绪和心理压力,可提高治疗效果。

二、方剂的创制与思路

痛风是临床常见的代谢性疾病之一,可分为急性期和慢性期,急性期发作时疼痛难忍,好转后易复发。徐云生教授数年来对急性痛风性关节炎的诊疗过程和思路如下。

1.方剂组成

茯苓 20 g,土茯苓 30 g,苍术 15 g,白术 15 g,薏苡仁 20 g,山药 20 g,泽泻 20 g,泽兰 20 g,虎杖 15 g,黄柏 15 g,茵陈 18 g,忍冬藤 30 g,青风藤 30 g,海风藤 30 g,络石藤 30 g,桑枝 20 g,独活 15 g,威灵仙 15 g,川牛膝 30 g,桑寄生 20 g,陈皮 15 g,甘草 6 g。

2.方剂的创制与思路

痛风属中医"痹证"范畴,古有"虎咬风""历节风"等多种称谓。目前,有关痛风的辨证分型研究较少,且缺乏公认的分型标准,证候分布规律尚不清晰。中医历代先辈对于痹证有颇多论述。在《素问·痹论》中就曾记载:"风寒湿三气杂至,合而为痹。"当时人们认为痹证为风、寒、湿三种外邪侵袭人体所致,且根据三种邪气的不同特性,分为行痹、痛痹、浊痹。《金匮要略》中有云"诸肢节疼痛,身体魁羸,脚肿如脱……""病历节不可屈伸",又有"血痹病从何得之……夫尊荣人骨弱肌肤盛,重困疲劳汗出,卧不时动摇,加被微风,遂得之",可见仲景先师在前人经验的基础上,已经初步认识到了痹证的病因除了外因,内虚在该病发生发展过程中也起到了至关重要的作用。"痛风"的病名首次见于元代朱丹溪的《格致余论·痛风论》:"彼痛风者,大率因血受热,已自沸腾,其后或涉冷水,或立湿地,或扇取凉,或卧当风,寒凉外抟,热血得寒,汗浊凝涩,所以作痛。夜则痛甚,行于阴也。"指出了痛风性关节炎发病的原因、机制及临床表现。张景岳在《景岳全书》中记载:"外是阴寒水湿……内由平素肥甘过度……病变部位红肿潮热,久则骨蚀。"认为外感邪气,恣食肥甘,内蕴湿热,内外相合而为病。徐教授认为脾气虚弱,肾精不足为痛风性关节炎发病的根本原因。《黄帝内经》提出了"脾主运化"的概念。宋代严用和于《脾胃虚实论》中首次提到:"(脾)运化精微,灌溉诸经。"对脾所主的生理功能提出了明确的解释:运化水谷、运化水液。脾气健旺,则水运不停,血行脉内。脾虚运化失常,水液停聚体内,随其他邪气流注于关节之上,发为痛风。如《说文解字》所云:"痹,湿病也。"另外,"肾者,作强之官,伎巧出焉",肾脏除了主收藏精气,亦主人体水液代谢,《素问·水热穴论》曰:"肾者,胃之关也,关门不利,故聚水而从其类也。"若肾气虚弱,鼓动无力,湿、热、浊气无法被及时排出体外,则导致尿酸沉积于体内,成为推动痛风性关节炎进展的关键因素。脾肾无论在生理、病理上均有着密切的联系,肾与脾,先后天相互资生,精血同源。《素问·通评虚实论》曰:"精气夺则虚。"《证治汇补·虚损》曰:"虚者,血气之空虚也;损者,脏腑之损坏也。"因此,若患者不慎摄生,由于饮食、生活节律失调等原因损伤脾胃及肾脏,一则导致体内基础代谢失常,湿热邪浊内生;二则精血亏虚,易受邪气侵扰,"邪之所凑,其气必虚"。脾肾行水功能失其常度,水湿内停,凝聚成痰,注于筋骨,阻滞经络,日久则化热,肿痛难忍,发作频繁。国医大师朱良春认为湿浊郁滞为痛风性关节炎的病因病机。徐云生教授提出,随着生活水平不断提高,饮食习惯与古时已有较大差别,不良的生活习惯和较大的工作压力已成为当今痛风性关节炎发病的主要原因。饮食过于滋腻厚重,脾为其所困,则酝酿生痰、化热。《素问·太阴阳明论》:"四肢皆禀气于胃,而不得至经,必因于脾,乃得禀也。"脾主四肢,而湿热内蕴,瘀热随行,四肢则受其累,且该病机贯穿于疾病的整个过程。本病以脾肾亏虚为本,湿热瘀阻为标,把握整体的阴阳虚实尤其关键。徐教授针对患者的具体病情,按照急则治其标,缓则治其本的原则,强调急性期应以清热化湿、祛瘀止痛为治疗原则,辅以健脾补肾,将改善患者生活质量放在首位;虚者缓缓图之,优先针对鸠占鹊巢的现实病因,避免补益太过,闭门留寇。临床上采用经验方四妙四藤汤帮助患者平稳度过急性期,后期再以健脾益气养血之方调理,取得了令人满意的疗效。

四妙散出自清代张秉成的《成方便读》,是在朱丹溪二妙散(苍术、黄柏)的基础上加薏苡仁及牛膝而成。四妙散由苍术、黄柏、薏苡仁、牛膝组成。方中苍术性温,味辛、苦,归脾、胃、肝经,具有燥湿健脾、祛风散寒之功效。黄柏味极苦,气微,嚼之具有黏性,性寒,归膀胱、肾经,具有燥湿清热、解毒泻火、去腐消肿的功效。薏苡仁性凉,味甘淡,归脾、胃、肺经,具有健脾渗湿、清热排脓、除痹、利水的功能。牛膝性酸、平,味苦,归肝、肾经,有补肝肾、强筋骨、逐瘀通经、引血下行等作用。这四味药共同组成四妙散,方中苍术可苦温燥湿;黄柏苦寒,可直入下焦;薏苡仁不仅甘淡利湿,还具有清热功效;牛膝可强健筋骨、温补肝肾、通畅血脉,有利于关节功能恢复。诸药相伍,使得湿热得以泄化,痹证得以清除。

四藤汤为自拟方,其四藤分别为络石藤、忍冬藤、青风藤、海风藤,四藤皆有良好的祛风除湿、通络止痛之功效,是治疗痛风的常用药物。四藤汤是徐云生教授在继承先贤以三焦立法的基础上,重视淡渗利湿,泻浊祛瘀,再结合现代药理学研究,现代人们的普遍病理生理特点,补泻兼施,气血同调,通过多年的临床经验总结而来。总体治疗原则为清热利湿,祛瘀止痛。四妙四藤汤药物组成如下:清风藤 20 g,海风藤 20 g,络石藤 20 g,忍冬藤 20 g,土茯苓 30 g,茯苓 20 g,炒泽泻 30 g,泽兰 30 g,生薏苡仁 30 g,炒苍术 20 g,生白术 20 g,黄柏 15 g,虎杖 15 g,威灵仙 15 g,独活 15 g,车前子(包煎)12 g,川芎 15 g,桑枝 20 g,土元 12 g,三七粉(冲服)3 g,炙甘草 6 g,桑寄生 30 g。四藤共为君药,共奏利湿消肿,祛风通络止痛的作用,《中药大辞典》中记载四藤均有祛风湿、利小便、治风湿痹痛之功;土茯苓、茯苓、泽泻、薏苡仁、车前子淡渗利湿,通利三焦,使湿去热清,热去湿利,辅助君药引浊气从小便而出;黄柏、虎杖清热消肿,解毒定痛;威灵仙、独活协助加强祛风除湿通络;泽兰、虎杖既入血分又可利水,二药合用兼有清热利湿、活血逐瘀的作用;久病入络,以三七粉、土元、川芎为代表入络搜邪,邪去痛自止;最后桑寄生、苍白术保护脾肾,扶正祛邪;甘草为使药,具有补益脾气、解毒清热、调和诸药、缓急止痛之功。诸药合用,共奏利湿化浊、祛瘀通络之效。

临床病机繁多,大医贵在审证权方,对不同体质、不同病因的患者分而论治。徐云生教授针对诸多患者,若湿重于热,关节肿甚而不发红,倦怠乏力,舌淡体胖苔白滑,则加重二术、薏苡仁用量,或加用山药、党参运脾除湿;热象明显时,红肿疼痛剧烈,舌红苔黄,大便干,小便黄,或伴有口干口苦,皮肤干燥瘙痒,选用如白花蛇舌草、夏枯草、黄芩、五味消毒饮等清热解毒类药物或方剂;关节痛甚,行动不利,舌紫暗多有瘀点者,为血阻络瘀甚状,加用全蝎、蜈蚣、水蛭、地龙等虫类药物搜剔余邪;若饮食欠佳,食后腹胀者,加焦三仙、鸡内金、炒谷芽;累及颈椎导致头晕目眩者,加天麻、钩藤;肝郁气滞、三焦郁滞者,加枳壳、香附、柴胡;关节麻木、僵硬者,加伸筋草、木瓜、芍药;阴虚发热、夜间发热甚者,加地骨皮、青蒿、鳖甲;腰膝酸软,起夜遗尿者,应补养肾气,加补骨脂、山萸肉、仙灵脾、菟丝子等。除此之外,徐云生教授重视与患者之间的交流,常常强调治病需要医者与患者双方共同努力。《素问·上古天真论》中曰:"上古之人,其知道者,法于阴阳,和于术数,食饮有节,起居有常,不妄作劳。"要求患者要顺应自然界的变化规律而生活,这对于痛风性关节炎的恢复有着重要的意义。

三、医案举隅

医案1:

患者赵某,女,76岁,2017年2月6日初诊。患者自述3个月前出现双足拇趾红肿疼痛,右足拇趾尤甚。于当地医院就诊检查尿酸升高(具体不详)。服用百令胶囊、小苏打等,效欠佳,期间多反复发作。现症见:右足拇趾肿痛,双下肢膝以下浮肿,偶有头晕。纳眠可,尿频、尿急,夜尿每天3～4次,大便每天2次,不成形。舌红苔薄黄,脉弦涩。既往有高血压、冠心病、腰椎间盘突出病史。证属肝肾阴虚,痰瘀痹阻证,拟方二苓四妙四藤汤以补益肝肾、祛湿通络。

西医诊断:痛风(急性期)。

中医诊断:痹证。

治法:补肾健脾,清热利湿,活血通络。

处方:杞菊地黄汤合四妙四藤汤加减。

枸杞15 g,菊花15 g,茯苓20 g,山萸肉18 g,泽泻30 g,泽兰30 g,土茯苓20 g,骨碎补30 g,苍术30 g,白术30 g,桑寄生30 g,独活18 g,青风藤30 g,忍冬藤30 g,车前子(包煎)15 g,海风藤30 g,络石藤30 g,芡实20 g,薏苡仁30 g,桑枝30 g,益智仁20 g,玉米须30 g,川芎18 g,续断30 g,杜仲20 g,三七粉(冲服)3 g,全虫6 g,土鳖虫12 g,甘草6 g。6剂,日一剂,分两次服。

2017年2月15日二诊。患者双足疼痛较前减轻，双下肢仍浮肿，尿频，双下肢外侧皮肤瘙痒，故将上方改益智仁30 g、车前子18 g，加白鲜皮30 g、木瓜30 g、赤白芍各20 g，加大祛湿、固摄之力。再服6剂。

2017年2月22日三诊。患者服药后双足拇趾疼痛消失。现仍有双腿浮肿无力，偶有头晕，双下肢外侧皮肤瘙痒。患者腰痛，既往有腰椎间盘突出病史，夜尿频，每晚3～4次，大便溏，每日2次。舌红苔薄黄，脉弦涩。故将上方改车前子30 g、三七粉6 g，加狗脊20 g、蝉衣12 g，继服6剂。

2017年3月1日四诊。患者双足拇趾疼痛未再出现，双下肢浮肿无力减轻，外侧皮肤瘙痒减轻。夜尿频减少，大便已成形。上方继服12剂后病愈。

分析：痛风症似风而本非风，在病机方面，急性痛风多在内外各种因素基础上发作，先天禀赋不足，脾肾功能失健，其运转输布和气化蒸发失常，水谷精微化生为湿浊、痰饮、瘀血等致病物质，若不能正常排出，则停积体内，阻碍气血运行，浊瘀又可以成为新的致病因素，继而损及脏腑的生理功能。如此互为因果，相互作用，形成恶性循环。患者系老年女性，正气不足，肝肾亏虚；肝肾阴阳气血不足，气血津液运行无力，可导致痰、瘀的形成。痰瘀互结，故可表现为关节肿大强直变形，功能障碍。方中山萸肉滋养肝肾，《汤液本草》曰"入足厥阴、少阴经"，《日华子本草》曰"暖腰膝，助水脏，除一切风，逐一切气，破症结，治酒皶"。泽泻利湿泄浊，泽兰活血化瘀、行水消肿，茯苓与苍白术共同健脾渗湿利水，枸杞与菊花相配，枸杞滋补肝肾，《本草通玄》曰："枸杞子，补肾益精，水旺则骨强，而消渴、目昏、腰疼膝痛无不愈矣。""按枸杞平而不热，有补水制火之能，与地黄同功。"菊花平肝，《本草纲目》曰："菊花，昔人谓其能除风热，益肝补阴。盖不知其尤多能益金、水二脏也，补水所以制火，益金所以平木，木平则风息，火降则热除，用治诸风头目，其旨深微。"《本草正义》曰："凡花皆主宣扬疏泄，独菊花则摄纳下降，能平肝火，息内风，抑木气之横逆。"川芎与赤白芍同用，活血行血。独活寄生汤加减，主治痹证日久，肝肾两虚，气血不足证，选用长于祛下焦风寒湿邪而除痹痛的独活，与补肝肾、祛风湿、壮筋骨的寄生、杜仲以及入肝经行血活血的川芎，有祛风湿、止痹痛、益肝肾、补气血之用。四藤运用独到。《本经逢原》曰："凡藤蔓之属，象人之筋，所以多治筋病。"从中医取类比象，藤类药物如瓜之蔓舒展，形质条达，与关节经络同气相求，善于走行通利关节而达四肢，通其所滞。海风藤味辛、苦，性微温，归肝经，有祛风湿、通经络、止痹痛之功;青风藤味苦、辛,性平,归肝、脾经,辛散苦燥,祛风湿通经络;络石藤味苦,性寒,归心、肝、肾经,能祛风舒筋,行络中之滞,常与忍冬藤配伍组成药对。"藤蔓之属,皆可通经入络",既可以通经入络以祛除病邪,又可以作为引经药引领诸药物直达病所,常用于络病的治疗。痹证血伤入络,凝痰败瘀,痼结难解,非草木之品所能宣透,配伍虫类药,借虫类动跃攻冲之力和啖血之性以剔邪搜络、破血止痛、祛痰逐瘀。全虫即全蝎,搜风剔络;土鳖虫活血行瘀。车前子利水通淋、清肝明目,《本草经解》记载,车前子"益脾利水,则湿下逐,故又除湿痹也"。芡实补脾去湿,益肾固精;薏苡仁利水渗湿,健脾,除痹,力缓,故用量须大,宜久服。益智仁温脾暖肾,《本草经解》曰"同白茯、白术、末,治赤白浊"。续断补肝肾行血脉,肾主骨而藏精,肝主筋而藏血,续断补精血而理筋骨,宜入此二经矣。桑枝归肝经,祛风通络,《玉楸药解》曰"桑枝治脚气中风……",用于治痹痛拘挛、脚气有功。玉米须利尿消肿,三七粉活血化瘀止痛,防止过多补益之品滋腻太过呆补留瘀。甘草调和诸药,和里缓急。补益肝肾之品与祛风湿止痹痛通络药物以及健脾利水渗湿药物配合,直达病所,力求药到病除。土茯苓解毒除湿,通利关节,现代药理研究表明土茯苓的主要活性成分为黄酮类和黄酮苷类、苯丙素类,也是发挥药理作用的基础物质,具有利尿、镇痛、抗炎、抗氧化、抗肿瘤和抗痛风作用,而落新妇苷作为黄酮苷类主要成分,其含量高,具有显著生物学效应。二诊加大益智仁与车前子的量,加强补益肝肾与利水渗湿之用,加入白鲜皮解毒除湿。《本草经解》记载木瓜"气温,味酸,无毒。主湿痹脚气,霍乱大吐下,转筋不止……肝主筋,湿伤筋,筋挛则痹;木瓜温能散湿,酸能舒筋,故主湿痹。脚气者,湿侵肝络也;酸能滋肝,温能散湿,故亦主之",可用之舒筋活络。赤白芍同用,赤芍偏活血祛瘀,白芍柔肝缓急止痛。三诊时患者疼痛消失,仍有双腿浮肿无力,故加大车前子量以期增强利水消肿之用;腰椎间盘术后腰痛,故三七粉加量以活血化瘀,狗脊补肝肾、强腰膝,与杜仲、续断共有补肝肾之用;双下肢外侧皮肤瘙痒,下肢外侧为胆经所过,肝胆相表里,加入归肝经的蝉衣(蝉蜕),可借其疏散之用疏风止痒。

> **医案 2:**

患者田某,男,53 岁,2017 年 9 月 6 日初诊。患者痛风病史 16 年,于 2001 年确诊痛风,期间尿酸水平波动较大。因今年痛风发作多次前来就诊,查尿酸最高达 650 μmol/L,自行服非布司他片治疗。现症见:手足关节肿胀,双膝疼痛,活动受限。乏力明显,双足麻木、发凉,触之觉痛。口苦,纳差,眠差,难以入睡,小便有泡沫,大便成形,2～3日一行。既往史:糖尿病史多年,自服二甲双胍(每天3次,每次1片),20日前测空腹血糖7.8 mmol/L。舌淡红,苔白厚,边有齿痕,脉弦。化验检查:尿酸355 μmol/L(2017年8月31日),尿酸482 μmol/L(2017年9月5日)。

西医诊断:痛风(急性期)。

中医诊断:痹证。

中医辨证:脾肾亏虚,湿热下注。

治法:健脾益气,清热利湿,活血通络。

处方:四妙散合健脾消渴方加减。

生黄芪30 g,黄连20 g,天花粉30 g,山药30 g,苍术30 g,白术30 g,玄参15 g,土茯苓30 g,泽泻30 g,泽兰30 g,玉米须30 g,黄柏15 g,薏苡仁20 g,骨碎补30 g,桑寄生30 g,桑皮30 g,怀牛膝30 g,川牛膝30 g,杜仲20 g,桑枝40 g,川芎18 g,赤芍20 g,当归12 g,茯苓20 g,炒枣仁30 g,党参30 g,黄精30 g,桂枝12 g,独活20 g,威灵仙15 g,细辛5 g,甘草6 g。

上方服用12剂,于2017年9月22日二诊。患者服上方后双膝疼痛明显缓解,纳差症状明显改善,胃口较前佳。现症见:周身阵发痒感,搔抓后出现皮疹。双足明显发凉、麻木,小腿部发凉,伴触痛感。喉中有痰,视物模糊。纳可,眠差(因足部冷痛而难以入睡)。大便3～4日一行,成形,小便调。舌红苔白厚,边有齿痕,脉弦。上方加三七粉(冲服)3 g、鸡血藤30 g活血化瘀,并改桂枝15 g、当归18 g加强活血化瘀功效,改善双足麻木症状;加白鲜皮30 g、地肤子30 g清热利湿止痒;夜交藤30 g、白芍20 g养阴助眠。

分析:痛风是一种常见的代谢性疾病,与嘌呤代谢紊乱和(或)尿酸排泄减少相关,临床上表现为高尿酸血症、反复发作的急慢性关节炎、痛风石形成以及肾脏损害。痛风急性发作时主要表现为关节红肿热痛及活动受限,严重影响患者的生活质量。痛风,在古代医学中属于"痹病""历节""白虎""气脚"等范畴,朱丹溪在《格致余论》中指出:"痛风者,四肢百节走痛,书中谓之白虎历节风证是也……大率因血受热,已自沸腾,其后或涉冷水,或立湿地,或扇取凉,或卧当风,寒凉外搏,热血得寒,污浊凝涩,所以作痛,夜则痛甚,行于阴也。"患者痛风病史16余年,近期尿酸升高,慢性病急性发作首先应缓解疼痛。二诊因其周身阵发痒感,故加入白鲜皮、地肤子清热除湿止痒,白芍柔肝缓急止痛,夜交藤、鸡血藤通络止痛,三七粉活血化瘀;双足及胫部发凉,考虑血瘀阻络,加三七粉活血化瘀,加大桂枝之量以枝走肢,温经散寒通络,加大当归之量加强活血养血之功。

➤ **医案3:**

患者刘某,男,40岁,2018年3月21日初诊,右膝部肿胀疼痛17天。患者2013年发现痛风,服中药1年余,曾复发4次,期间间断口服碳酸氢钠片(每次1片,每日3次)、双氯芬酸钠片(每次1片,每日1次)、苯溴马隆片(每次1片,每日1次)、布洛芬片(每次1片,每日1次)。现症见:右膝部肿胀、疼痛,活动后尤甚,左足大趾运动后疼痛。纳眠可,多梦,小便色黄,大便不成形,日约5次。舌淡红苔黄腻,边有齿痕,脉滑。2018年3月11日化验:尿酸299 μmol/L,谷氨酸氨基转肽酶235 U/L,碱性磷酸酶134 U/L,总蛋白64 g/L,球蛋白19 g/L,葡萄糖6.3 mmol/L;2018年3月19日化验:尿素氮4.19 mmol/L,肌酐69 μmol/L,尿酸626 μmol/L。

西医诊断:痛风(急性期)。

中医诊断:痹证。

中医辨证:湿热下注,肝肾阴虚。

中医治法:清热利湿,滋养肝肾,通络止痛。

处方:四妙四藤汤加减。

茯苓20 g,土茯苓30 g,苍术15 g,白术15 g,薏苡仁20 g,山药20 g,泽泻20 g,虎杖15 g,黄柏15 g,茵陈18 g,忍冬藤20 g,青风藤20 g,海风藤20 g,络石藤20 g,桑枝20 g,独活15 g,威灵仙15 g,桑寄生20 g,甘草6 g,陈皮15 g。6剂,水煎服,日一剂。

2018年3月28日二诊。病史同前,服药平妥。患者自述服上方后膝部肿胀疼痛症状减轻。现症见:右膝部疼痛,活动后疼痛加重。左足趾、踝部偶不适,偶腰酸。纳眠可,小便调,大便4～5次/日,质可。舌红苔黄腻,边有齿痕,脉滑。上方加骨碎补20 g、续断20 g、川芎15 g、土元12 g以补肾益髓,活血通络。6剂,水煎服,日一剂。

2018年4月4日三诊。病史同前,服药平妥。现症见:右膝肿胀疼痛,压痛,活动时脚踝微痛不适,晨起尤甚。腰酸。纳眠可,小便调,大便3～5次/日,质可。舌红苔黄厚腻,脉弱。当继续加大补肾壮骨、活血通络力度,上方改桑枝30 g、桑寄生30 g、独活20 g、泽泻30 g,加怀牛膝30 g、车前子(包煎)15 g。12剂,水煎服,日一剂。

2018年5月30日四诊。患者自述5月18日晚右膝关节出现肿痛,活动受限,5月19日自服秋水仙碱,每2小时一片,自服第8片时呕吐黄色胃内容物,5月20日膝关节肿痛症状减轻,爬楼梯时仍右膝关节疼痛、肿胀,于22号左右上述症状基本消失,期间口服苯溴马隆片(每次1片,每日1次)、双氯芬酸钠片(每次1片,每日1次)、碳酸氢钠片(每次1片,每日1次)。现症见:右膝关节于爬楼梯后疼痛,无肿胀,左足大趾阵发性疼痛,夜间盗汗、恶寒。纳可,多梦,服中药期间大便质稀,日4～5次,现已成形,日2～3次,小便色黄。舌暗红苔黄腻,脉滑。考虑湿热所致,故上方加金钱草15g清热利湿。6剂,水煎服,日一剂。

2018年7月4日五诊。服药平妥,患者现右膝关节屈曲时疼痛,余无明显不适。纳眠可,二便调。舌红苔黄腻,脉滑。上方改骨碎补30g、续断30g以补肾壮骨益髓。6剂,水煎服,日一剂。

2018年8月22日六诊。病史同前,服药平妥。现症见:右膝关节疼痛,屈曲时尤甚。纳眠可,小便色黄,大便可。舌红苔黄厚腻。上方加黄连15g、桑白皮20g清热祛湿。继服1个月后诸证缓解,遂停。

分析:痛风属于核苷酸代谢障碍所引起的疾病,是由于长期高尿酸血症导致尿酸盐沉积于关节和软组织,从而形成的异质性和代谢类的疾病。痛风的临床表现为急性关节炎、痛风石沉积、痛风性慢性关节炎和关节畸形等。土茯苓归肝、胃经,具有解毒除湿、通利关节的功效,其主要化学成分有黄酮类、黄酮苷类、苯丙素类等,具有利尿、镇痛、抗炎、抗氧化、抗肿瘤和抗痛风等作用。黄酮及黄酮苷类化合物主要为落新妇苷等,研究证明,多数黄酮类化合物和落新妇苷可通过抑制黄嘌呤氧化酶活性及促进尿酸排泄等防治高尿酸血症。二诊症状减轻,说明药证对应,因其有腰酸,故加入骨碎补、续断以补益肝肾精血,强腰膝止痛;川芎活血行血;土元即土鳖虫,痹证血伤入络,凝痰败瘀,痼结难解,非草木之品所能宣透,配伍虫类药,借虫类动跃攻冲之力和啖血之性以剔邪搜络、破血止痛、祛痰逐瘀,故用土鳖虫活血行瘀。三诊加大桑枝、泽泻之量,加强利水除痹之功;加大独活、桑寄生之量,增强补肝肾、益气血之功;加怀牛膝形成四妙散格局,再加入车前子以清热利湿通淋。四诊加入金钱草,金钱草中活性组分具有明确的抗痛风疗效,活性成分基本清晰,安全性良好,具有进一步开发成为抗痛风植物药的基础。加入金钱草利水通淋,除湿退黄,改善小便色黄及膝痛症状。五诊时加大骨碎补、续断用量补益肝肾精血。六诊时关节疼痛,故加入黄连、桑白皮清热祛湿。

❀ 医案4:

患者张某,男,49岁,2021年3月24日初诊。患者主诉右脚踝部刺痛一周。患者一周前大量饮酒后出现右侧脚踝部刺痛难忍,行走不便。于当地医院查得血尿酸 472 μmol/L,口服非布司他片(40 mg,每次 1 片,每日 1 次)、洛索洛芬钠片(每次 2 片,每日 1 次),自觉控制效果一般,遂前来就诊。平素血脂水平较高,血压 151/98 mmHg,心率 86 次/分,余阴性。现症见:右侧脚踝阵发性刺痛,微红肿,无破溃,口干不渴,无口干口苦。纳可,睡眠因疼痛较差,大便可,小便微黄。舌淡苔白腻,脉细滑稍涩。

西医诊断:痛风。

中医诊断:痹证。

中医辨证:湿浊阻滞。

中医治法:清热利湿,祛风通络。

处方:四藤汤加减。

清风藤 30 g,海风藤 20 g,络石藤 20 g,忍冬藤 30 g,茯苓 30 g,土茯苓 30 g,薏苡仁 30,决明子 30 g,天麻 30 g,钩藤 30 g,苍术 30 g,白术 30 g,黄柏 12 g,泽泻 30 g,泽兰 30 g,川怀牛膝各 30 g,桑寄生 20 g,独活 20 g,威灵仙 18 g,川芎 18 g,葛根 20 g,丹参 18 g,三七粉(冲服)3 g,桑枝 30 g,生甘草 9 g。6 剂,水煎服,日一剂,分早晚两次服用。

停用西药,嘱清淡饮食,每日多饮水。

2021 年 3 月 31 日二诊。患者服药后平妥,现右脚踝疼痛明显缓解,疼痛轻微,略有浮肿。纳一般,眠可,二便调。舌淡苔白腻,脉弦涩。加焦三仙各 10 g、陈皮 6 g。继服 12 剂。

2021 年 4 月 15 日三诊。患者复查血尿酸 352 μmol/L,疼痛消失,肿胀消失,已能正常行走。嘱咐清淡饮食,每日保持饮水量,适当运动。

分析:本例患者为中年男性,肾气渐衰,饮酒无度,清浊不分,湿热内生,脾气失于健运,湿性趋下,致脚踝肿痛。方中四藤祛风止痛,活血利湿;因该患者湿重于热,用大量茯苓、土茯苓、薏苡仁等利水渗湿,通利三焦;苍白术、桑寄生补脾肾之气,祛风湿;泽泻、泽兰、川怀牛膝、三七粉血水同治;独活、威灵仙、川芎、桑枝协助四藤祛风湿,止痹痛。本方以快速消肿止痛为首要目的,兼顾脾肾。全方药物数目多,多而不杂,共奏除湿止痛,祛风通络之功,湿去则热即退,血和则风自消,脾肾调和,各司其职,病则痊愈也。

徐云生
XUYUNSHENG
辨治疑难杂病经验集

补肾化瘀法治疗糖尿病微血管病变

一、病机概述

糖尿病微血管病变是指微小动脉和微小静脉之间毛细血管和微血管网，因长期高血糖影响而血管内皮损伤，基底膜增厚，通透性增加，微血管舒缩功能障碍，微血管瘤及微血栓形成和血管闭塞导致的微循环障碍。微血管遍布全身各个组织器官，因而糖尿病所致的微血管病变范围也很广泛。糖尿病微血管病变的发病机制主要涉及以下几个方面，即与高血糖相关的葡萄糖毒性产物的形成及糖毒性产物对细胞信号通路的影响，血液流变学的异常等。糖尿病微血管病变是糖尿病多种并发症的病理基础，也是糖尿病预后的决定性因素，主要包括糖尿病视网膜病、糖尿病肾病、糖尿病神经病变及糖尿病心肌病变等。

肾虚血瘀是糖尿病微血管病变的重要病机。糖尿病微血管病变是在糖尿病的基础上进展而来的。糖尿病在中医上归属于"消渴"的范畴，其基本病机主要在于阴津亏虚，燥热偏盛。历代医家治疗消渴莫不注重于肾虚，《灵枢》曰："肾脉……微小为消瘅。"《外台秘要》云："消渴者，原其发动，此则肾虚所致。"《医贯》提出："治消之法，无分上中下，先治肾为急。"可见，糖尿病微血管病变本发乎肾，而"久病及肾"，消渴日久，肾精亏损，肾气不足，腰酸、视物模糊、尿浊、胸痹诸症随之发生。再者，当今社会人们生活节奏加快，压力增大，熬夜等不利于养生的习惯增多，极易损耗肾精，引发消渴及其变证。故徐云生教授在治疗糖尿病微血管病变时，将补肾作为首要原则。

徐云生教授多年临床发现糖尿病患者大多存在血瘀的症状和体征，如面色晦暗、四肢麻木、肢体疼痛、舌质紫暗、舌有瘀斑瘀点等异常。认为瘀血既是糖尿病的病理产物，也是导致糖尿病及其微血管并发症的主要因素之一。消渴病日久，气阴两伤，气虚无力推动血液运行则血行不畅致瘀；阴津亏少，津血同源，则血液黏稠不畅成瘀。阴亏严重者，阴损及阳，阳虚生内寒，寒凝血脉，脉道不利亦可成瘀。此外，2型糖尿病患者多为肥胖之人，胖人多痰湿，痰湿壅滞血脉，血行不畅成瘀。瘀血留滞于微小血管，脉道闭阻，甚者血溢脉外进而发为本病。瘀血阻于肢体经络则麻木、刺痛；瘀阻于眼络则视瞻昏渺，血不循经而外溢，故眼底出血，离经之血久积干扰精明，可致失明;瘀阻于肾则肾失开阖,膀胱气化无权,水湿潴留,泛于肌肤发为水肿。现代研究亦显示,糖尿病微血管病变与中医证型中的血瘀证为同一病理的两种表现。血瘀证是微血管病变临床症状的外在体现,微血管病变是血瘀证的具体内在病理基础。血瘀证贯穿于糖尿病微血管病变的全病程阶段。

二、辨治思路

本病以肾虚为本,血瘀为标,属于本虚标实、虚实夹杂之证,当以补肾活血为基本治疗法则。补肾以固本为要,在滋阴药中适当配伍助阳之品,调整肾之阴阳,肾阴充则一身阴液得养,口干、口渴诸症得以缓解;肾阳足则一身津液得气化布散全身,肾之开阖固摄恢复正常,精微物质不致外流。临床多用山萸肉、生地黄、西洋参补肾养阴,配伍少量附子、肉桂、肉苁蓉、菟丝子益肾补阳。补肾治疗的同时应用活血化瘀通络药使气血调和,经脉畅通,机体整体功能得以恢复,临床多用牡丹皮、当归、川牛膝、鬼箭羽、三七粉等活血化瘀之品。本病临床表现多样,涉及多个脏腑、官窍,故应在补肾活血的基础上分清病位所在而对症治疗。如糖尿病肾病多因消渴日久,阴气亏损,阴损及阳,脾肾衰败,水湿潴留而致,以脾肾为主,故补肾的同时应注重温脾涤痰,临床多加炒白术、炒苍术、淮山药、车前子等健脾利湿之药;糖尿病视网膜病变多因肾阴亏损,肝肾同源,肝失濡养,肝肾精血不能上承于目而发,以肝肾为主,故滋肾的同时应注重补肝阴,养肝血,临床多加枸杞子、女贞子、菊花等养肝明目之药。徐云生教授临诊结合患者具体病史,辨证论治,在临床上取得了满意的效果。

糖尿病微血管病变是糖尿病的特征性并发症,是发生在微小动静脉间毛细血管网的病变,以微血管障碍、微血管瘤形成和微血管基底膜增厚为病理特征,可导致多脏器病变,尤以眼底、肾小球、心肌等微血管病变为主,是当前糖尿病患者致残、致死的主要原因之一。糖尿病微血管病变是临床常见的糖尿病并发症,若不积极治疗,很可能导致失明、肾衰等更严重疾病。西医治疗强调糖尿病早期血糖控制,减少高血糖对微血管的影响,对于已形成的微血管病变治疗效果不理想。徐云生教授认为在西药控制血糖基础上,在糖尿病早期运用补肾活血中药介入治疗,可以有效预防微血管病变的发生;对已经形成的微血管病变,根据病变的脏腑、部位,在补肾活血的基础上辨证论治,能取得良好的治疗效果。现代研究也显示补肾活血的中药可以减轻糖尿病大鼠毛细血管扩张及视网膜组织水肿,降低糖尿病大鼠

RAGE 信使核糖核酸的表达水平,对糖尿病大鼠的视网膜具有保护作用。

三、医案举隅

患者白某,男,62 岁,2015 年 10 月 14 日初诊。患者糖尿病 17 年,双下肢浮肿 1 年余。患者 17 年前查体后确诊为糖尿病,现精蛋白生物合成人胰岛素注射液(预混 30R)早晚各 20 U 皮下注射,阿卡波糖片 50 mg、每日 3 次口服控制血糖,空腹血糖控制在 10 mmol/L 左右。患者 1 年前无明显诱因出现双下肢浮肿。现症见:双小腿轻度凹陷性水肿,下肢乏力,走路双足有踩棉花感,时有口干,口不苦。纳眠可,夜尿频,大便干。舌暗红,苔白,脉沉涩。实验室检查:尿微量白蛋白 519.3 mg/L。证属肾阳不足,血瘀水停。治以温肾利水,活血消肿。予济生肾气丸加减。药用:制附子(先煎)、肉桂各 12 g,熟地、玄参、苍术、白术、山药、菟丝子、车前子(包煎)、沙苑子各 20 g,山萸肉 18 g,泽泻、泽兰、茯苓、川牛膝、黄芪各 30 g,五倍子 9 g,三七粉(冲服)3 g。每日一剂,水煎取汁 200 mL,分早晚两次服用,共 7 剂。嘱患者继续使用精蛋白生物合成人胰岛素注射液(预混 30R)、阿卡波糖片降糖,剂量不变,保持精神愉悦。

2015 年 10 月 21 日二诊。患者双下肢浮肿、乏力减轻,晨起口干,多梦,夜尿 2～3 次。在原方基础上加桂枝 12 g,鸡血藤、夜交藤各 30 g,继服 7 剂,1 周后复诊。

2015 年 10 月 28 日三诊。患者双下肢浮肿明显减轻,夜尿 1～2 次,无明显口干症状,复查尿微量白蛋白 214.5 mg/L,嘱患者将上方改为水丸继服。初诊 2 个月后电话随访,患者血糖控制稳定,双下肢浮肿情况较 2 个月前改善明显,偶在劳累后加重,未诉其他明显不适。

分析:本案患者系糖尿病肾病,是糖尿病全身微血管病变的并发症之一。中医认为本病发病是由于消渴日久,阴气亏损,阴损及阳,肾气衰败,水湿内停,发为浮肿,故以济生肾气丸加减,温补肾阳利水,恢复肾之气化、封藏之功,则体内水液代谢得以恢复正常。患者双下肢浮肿,下肢血行必受阻不畅而致瘀,舌质暗红、脉涩亦是佐证,故予三七粉、川牛膝、泽兰以活血化瘀行水。在黄芪补脾益气,温补肾阳的同时,予炒白术、炒苍术、茯苓燥湿健脾,增强利水之效。诸药共用,同奏温肾利水,活血消肿之功效。

补气活血通络、清热解毒祛湿法治疗糖尿病足

一、病机概述

糖尿病足是指与糖尿病患者下肢远端神经异常和不同程度周围血管病变相关的足部溃疡、感染和（或）深层组织破坏，属于中医学"筋疽""脱疽"等范畴。其临床特点是多发于四肢末端，尤以下肢多见，初起趾端发凉、怕冷、麻木，或有间歇性跛行，继之趾端疼痛加剧，久之脚趾变黑坏死，甚则脱落。早在《黄帝内经》中即有相关论述。《灵枢·痈疽第八十一》云："发于足趾，名曰脱痈，其状赤黑，死不治；不赤黑，不死。不衰，急斩之，不则死矣。"此后历代医家对"筋疽""脱疽"等诊治多有发挥，认识逐渐加深，治疗体系逐步完善。

先天不足或后天失养导致正气亏虚是发病的基础。若患者个人先天体质较差，直接导致正气亏虚，即《灵枢·五变》所言："五脏皆柔弱者，善病消瘅。"若患者后天饮食起居失于调摄，或饮食失节，长期过食肥甘厚味，损伤脾胃；或情志失调，长期受到过度的精神刺激；或劳欲无度，长期损耗精气，皆可间接导致正气虚弱。正气亏虚则抵御邪气功能下降，导致外邪入侵或产生瘀血、痰饮等病理产物，成为发病的基础。

气血凝滞、经脉阻塞为发病的主要病机。正气虚弱，行血能力下降，血行不畅，气血凝滞，瘀阻脉络，甚或痹阻不通，导致趾端失养，久之化热化腐，变为脱疽。病机的特点是正虚邪实，血脉瘀滞，筋脉失养，湿毒内生，化腐致损，虚、瘀、湿、毒四者相互胶结。

二、辨治思路

针对上述病机，治疗上以补气活血通络、清热解毒祛湿为原则，方选补阳还五汤合四妙勇安汤加减。补阳还五汤出自王清任《医林改错》，原用以治疗气虚血瘀之中风病。因其病机与糖尿病足相似，用以治疗糖尿病足亦有显著疗效。本方以补气为主，活血通络为辅。方中重用生黄芪四两，力大而行走，意在补气行血，瘀去络通，为君药。当归尾活血而不伤血，为臣药。赤芍、川芎、桃仁、红花助当归尾活血化瘀；地龙通经活络，力专善走，周行全身，以行药力，为佐药。诸药合用，使气旺、瘀消、络通。四妙勇安汤来源于

《验方新编》，主要治疗热毒炽盛之脱疽。方中重用金银花清热解毒，为君药；玄参滋阴清热解毒，为臣药；当归活血化瘀，为佐药；甘草解毒调药，为使药。本方量大力专效宏，有清热解毒、活血定痛的功效。

徐云生教授在此两方的基础上加减，用于治疗糖尿病足，疗效满意。方药如下：生黄芪 60 g，川芎 18 g，当归 15 g，赤白芍各 30 g，桂枝 15 g，桃仁 12 g，红花 12 g，丹参 30 g，丹皮 18 g，金银花 18 g，蒲公英 20 g，元参 20 g，鸡血藤 30 g，桑枝 30 g，川牛膝 30 g，三七粉（冲服）6 g，地龙 12 g，全蝎 9 g，水蛭 3 g，土元 12 g，苍白术各 20 g，茯苓 15 g，炙甘草 6 g。方中重用黄芪 60 g 补气行血，大补元气而起痿废；川芎、当归、赤白芍、桃仁、红花、丹参、丹皮、三七粉活血化瘀，祛瘀而生新；桂枝、桑枝、鸡血藤、地龙、全蝎、水蛭、土元通络止痛；牛膝活血利湿，引药下行，直达病所；金银花、蒲公英、元参清热解毒，以清瘀热；苍白术、茯苓健脾祛湿，以消渗液；炙甘草调和诸药。众药合用，补气活血通络、清热解毒祛湿之功显著。

三、医案举隅

患者张某，75 岁，因血糖升高 25 年，足部破溃 2 年，由轮椅推来就诊。因患者不耐受手术治疗，特来内科门诊服用中药调理。现症见：右足次趾破溃、青紫、肿胀、渗黄色脓液，麻木、疼痛较甚。右足背部连及小腿色红，肿胀，触之热。精神不振，周身乏力，口干多饮，纳眠差，小便偏黄，大便偏稀。舌暗红，苔黄腻，脉虚涩。一诊处方：生黄芪 45 g，桂枝 15 g，地龙 12 g，川芎 18 g，当归 15 g，赤白芍各 30 g，桃仁 12 g，红花 12 g，金银花 18 g，蒲公英 20 g，元参 20 g，丹参 30 g，丹皮 18 g，鸡血藤 30 g，桑枝 30 g，川牛膝 30 g，三七粉（冲服）6 g，全蝎 9 g，水蛭 3 g，土元 12 g，炙甘草 6 g。7 剂，水煎服，日一剂，分早晚两次饭后温服。同时继续服用降糖西药、皮下注射胰岛素控制血糖。局部创面按时换药。

二诊：患者服上药后右足次趾肿胀、疼痛大为减轻，局部仍有渗液及热感，双下肢麻木，周身仍觉乏力感，舌脉同前。处方：上方改生黄芪 60 g，加木瓜 20 g、黄柏 12 g、苍白术各 20 g、茯苓 15 g。14 剂，水煎服，日一剂，分早晚两次饭后温服。西药照前使用，局部创面按时换药。

三诊：患者服上药 2 周后，诸症减轻，局部破溃面亦见愈合迹象。效不更方，上方改为丸剂继服，每天 2～3 次，每次 10 g，使药力缓和而持久。西药照前使用，局部创面换药照旧。3 个月后患者复诊，言足趾部溃疡已基本愈合，足部肿胀、疼痛、麻木感不甚明显，偶有乏力、口干症状。患者见症状极大改善，不欲再服中药。遵从患者意见，为其调整降糖西药及胰岛素用量，对其进行糖尿病教育，并嘱其注意保护足部。又半年后随访，患者言自上次门诊后足趾破溃未再出现，现已能轻微下地活动。

分析：患者因其后天饮食起居失于调护，机体失养，久而导致正气虚弱。又年逾古稀，"阴气自半"，使得正虚进一步加重。故患者可见精神不振，周身乏力等症状。正气虚弱，则行血无力，血脉瘀滞，瘀阻脉络，趾端失于气血荣养。"不通则痛""不荣则痛"，故可见右足次趾破溃、青紫、肿胀、麻木、疼痛等症状。患者糖尿病病史 25 年，脉络瘀久化热，可见口干多饮，局部色红、发热。脾虚无以化湿，湿热下注，可见破溃处渗黄色脓液。舌暗红，苔黄腻，脉虚涩亦是瘀血、湿热之象。患者正虚邪实，血脉瘀滞，筋脉失养，湿毒内生，化腐致损的病机特点明确，故处方补阳还五汤合四妙勇安汤加减以补气活血通络、清热解毒祛湿。因其病史较长，"久病入络"，仅靠草木药物不能迅速起效，必借虫类药入络搜剔络内久踞之邪，使"血无凝著，气可宣通"。因此，地龙、全蝎、水蛭、土元四种"血肉有情之品"合用，增强其通络止痛效果。二诊时患者气虚、湿热、瘀阻脉络之象仍较明显，故黄芪加量以大补正气，加用木瓜舒筋活络，黄柏清热燥湿，苍白术、茯苓健脾祛湿。三诊时诸症向愈，为继续巩固疗效，又减轻患者服药负担，遵从岳美中先生"治慢性病要有方有守"的训诫，改为丸剂，长期服用，使药效缓慢持久发挥，慢病缓图。故患者服药数月后，足部溃疡基本痊愈。本则病案因处方恰当，切中病机，又抓住了慢性病需守方继进的特点，三诊时改为丸药长期巩固治疗，故疗效满意。

徐云生
XUYUNSHENG
辨治疑难杂病经验集

第八章　气血津液疾病

理气化痰散结法治疗梅核气

一、梅核气的中西医概述

梅核气是临床上常见的咽喉部疾病。西医学认为，本病是因精神因素所导致的咽部神经官能症，又名"咽异感症""癔球症"，临床症状以咽中异物感，犹如梅核梗阻，咳之不出，咽之不下为主要特征。该病在中青年女性中较为多见，病程长短不一。

西医认为梅核气与以下几点有关：与咽部器官疾患有密切关系；部分颈椎病患者兼有咽部不适等症状；部分食管、胃肠道患者也出现咽部梗阻不适等症状；梅核气属于神经官能症，与精神疾病关系密切，部分冠心病患者也会出现咽部不适等症状。治疗上可以应用抗抑郁类药物。抗抑郁药可以有效控制梅核气患者的焦虑、抑郁等症状，改善由心理障碍或心理压力而转化出来的躯体化症状，从而得到意想不到的治疗效果。

梅核气是中医临床常见病、疑难病，中医治疗颇为棘手。关于其临床表现及诊疗方法，古人多有论述。《黄帝内经》最早记载梅核气症状，如《素问·咳论》曰"心咳之状，咳则心痛，喉中介介如梗状，甚则咽肿喉痹"，所描述症状与梅核气喉咙有异物感实则无物存在的症状相同。有学者研究发现，咽异感症的发生与心理社会刺激强度有关，或者患者伴有忧郁和焦虑情绪反应，并以肝郁气滞型症状更加明显，且焦虑与忧郁呈高度相关，认为心理学因素是咽异感症发病的重要因素；此外，久病入络，气郁痰凝日久，阻塞经络，导致经络不通，不通则痛，表现喉颈局部或肩背等关联组织疼痛。气郁、痰结、痰气互结是梅核气基本病理变化，因此，理气、化痰、散结成为本病治疗的重点。

二、梅核气的特色辨治经验

临床中发现，人的情志变化与肝的疏泄功能关系密切，情志过极则会伤肝。肝喜条达，若肝失条达，气机郁结，木郁乘土，运化失职，升降失常，则痰湿内生，而咽喉是气机升降出入之关窍，痰与气相互搏结，痰气郁结聚于咽喉则发病。此外，现代社会随着生活压力的增大，不规律进食、暴饮暴食等饮食不节行为必然导致脾胃受损，脾失健运则水湿内停，湿聚痰生，痰湿阻滞，土壅木郁，肝气上逆，痰气交阻，结于咽喉亦可发病。基于以上病机，梅核气临证表现为虚实夹杂，脾虚肝郁为本，痰凝气滞为标。临床以半夏厚朴汤疗之，多数效佳。

三、方剂的组成与功效

半夏厚朴汤源自《金匮要略》，是治疗梅核气最经典的方剂。《金匮要略·妇人杂病脉证并治第二十二》指出："妇人咽中如有炙脔，半夏厚朴汤主之。"所谓"炙脔"一般认为是指烤熟的肉块，有人认为是鱼肉，《辞源》对"脔"字的解释即为块状的鱼肉。不论何种肉类，此处用来形容咽喉部的异物感。孙思邈《备急千金要方》中对此种症状则做出了更详细生动的描述："咽中帖帖，如有炙肉，吐之不出，吞之不下。"这里虽对咽部异物感这种吞吐不得的感觉描述形象，但未明确命名。至《赤水玄珠》则明确提出梅核气之名："梅核气者，喉中介介如梗状，又曰痰结块在喉间，吐之不出，咽之不下是也。"半夏厚朴汤中，半夏为君药，具有燥湿化痰、降逆止呕、消痞散结、健脾和胃等作用。厚朴、茯苓为臣药，厚朴具有行气消积、燥湿除满、降逆平喘等功效，茯苓有利水渗湿、健脾和胃、宁心安神的作用。生姜有发汗解表、温中止呕、温肺止咳的作用；苏叶解表散寒、行气和胃。本方是治疗梅核气的经典名方，在临床中运用十分广泛。

四、医案举隅

患者李某，女，40岁，2018年10月31日初诊，咽部异物感1年余。患者1年前因情绪不佳出现咽部异物感，吐之不出、咽之不下，伴口苦，情绪烦躁，未经系统治疗，自服消炎药（具体不详）治疗，效不佳。现症见：口干、咽干，咽痒，咽部异物感，吐之不出、咽之不下，伴口苦、乏力，无咳嗽，少痰，双目干涩,时有耳鸣,畏寒,双下肢逆冷。纳眠可,小便调,大便干,日行 1 次。舌红,苔薄白,脉弦。既往史:宫颈癌前病变手术后 2 个月未复查。

西医诊断:慢性咽炎。

中医诊断:梅核气。

治法:行气散结,降逆化痰。

处方:半夏厚朴汤合柴胡疏肝散加减。

半夏 12 g,炒白术 18 g,党参 30 g,茯苓 18 g,陈皮 15 g,苏叶 15 g,厚朴 12 g,玄参 15 g,桑皮 20 g,丹皮 15 g,侧柏叶 30 g,柴胡 12 g,香附 12 g,赤芍 15 g,白芍 15 g,益母草 20 g,桂枝 12 g,川芎 15 g,甘草 6 g。6 剂,水煎服,日一剂。

2018 年 11 月 7 日二诊。病史同前,患者服药平妥,大便干改善。现症见:咽部异物感,咽干、咽痒,无痰,口干、乏力,双目干涩,耳鸣,腰臀自觉发冷,畏寒,双下肢逆冷。纳眠可,二便调。大便日行 1 次。舌暗苔薄白,边有齿痕,脉弦。患者症状改善不甚明显,故当加强行气散结、利咽之力,上方改半夏15 g,加炒牛蒡子 15 g、浙贝母 12 g。继服 6 剂,水煎服,日一剂。

2018 年 11 月 14 日三诊。病史同前,服药平妥。现症见:咽部异物感,咽干、咽痒较前减轻,口干、乏力、双目干涩、耳鸣等症状均有缓解,仍觉腰臀发冷,畏寒。纳眠可,二便调。舌暗苔白腻,脉缓。故上方改桂枝 15 g,以加强温经通络之力。继服 6 剂,水煎服,日一剂。

2018 年 11 月 21 日四诊。病史同前,服药平妥。现症见:咽部异物感,咽干、咽痒症状明显好转,偶有咳嗽咳痰,痰色微黄,仍觉腰臀发冷,畏寒。纳眠可,二便调。舌暗红,苔白腻,边有齿痕,脉弦。上方改桑皮 30 g 以清热化痰,加入肉桂 9 g、川牛膝 20 g、杜仲 15 g 以温阳补肾。继服 6 剂,水煎服,日一剂。

2018 年 12 月 5 日五诊。病史同前,服药平妥。患者诸症缓解,近日咽部偏干;纳眠可,二便调;舌红,苔白腻,边有齿痕。故上方去肉桂、杜仲,加黄芩 15 g、炒苏子 20 g、芦根 20 g、炒杏仁 12 g 以清肺润燥、止咳化痰。继服 6 剂后,半月后随访,患者诸症皆消,现状况甚佳。

分析:《丹溪心法》云"痰之为物,随气升降,无处不到","善治痰者,不治痰而治气,气顺则一身之津液亦随气而顺矣",治痰需要先治气,因而理气成为治疗梅核气的关键所在。理气应重温散,同时调气不忘化痰,化痰亦重温散。选用半夏厚朴汤合柴胡疏肝散加减疏肝之郁、理气之滞、化痰之结,标本兼治。二诊时因咽部异物感症状未减,故加大半夏用量加强行气散结之力,加入浙贝、牛蒡子清热化痰、宣肺利咽。三诊时患者症状缓解,但仍觉腰臀发凉,故加大桂枝用量温经通脉。四诊加大桑皮用量以清肺化痰,并加入肉桂引火归元,川牛膝、杜仲补肝肾。五诊腰臀发凉等症状缓解,故去肉桂、杜仲,加入黄芩、紫苏子、芦根、苦杏仁清肺润燥、止咳化痰。

健脾化痰活血法治疗单纯性肥胖症

一、肥胖症的中西医概述

肥胖症是一种体内脂肪过度蓄积或异常分布的状态。肥胖症已成为全球分布性疾病,据统计,全球约有 2.5 亿体重指数(body mass index,BMI)超过 30 kg/m² 的肥胖患者,累及 10.8％的成年男性和 14.9％的成年女性,正成为世界各国共同面临的重大健康危机。近年来,我国肥胖的发病率也呈持续上升趋势,调查显示,我国 18 岁及以上成人超重率为 30.1％,肥胖率为 11.9％。肥胖症作为当今社会危害人类身体健康的三种慢性病之一,成为糖尿病、高脂血症及心脑血管疾病等多种严重危害人体健康疾病的危险因素。

肥胖症是一种发病机制尚不完全明确的慢性代谢性疾病。迄今,本病的治疗手段包括行为治疗、医学营养治疗、体力活动和体育锻炼、药物治疗、外科治疗五个方面。传统的生活方式干预对于重度肥胖基本无效,减肥手术主要通过吸脂、切脂和减少食物吸收(如空肠回肠分流术、小胃手术或垂直结扎胃成形术等),从而达到减肥的效果,而手术昂贵,术后出现的并发症包括进食后呕吐、吻合口开裂、术后伤口感染等,使得众多肥胖症患者疗效降低。此外,减肥药物作为肥胖症治疗的重要辅助药,为广大肥胖患者使用。然而,现有的减肥药物大都具有不同程度的不良反应,应用受到一定限制。

中医对肥胖症的认识最早可追溯到《黄帝内经》,并将肥胖分为"脂人""膏人""肉人"。关于本病的病因病机,历代医家都有论述,认为本病多由饮食不节、过食肥甘厚味所致,并与气虚、痰、湿、瘀等密切相关,呈现虚实夹杂的病理状态。治疗常以补虚泻实为大法,健脾益气,祛痰化浊。中医针灸治疗多以任脉、脾胃经腧穴为主,治疗所选穴位均为任脉、脾胃经腧穴,具有祛湿健脾,疏调肠腑,理气通便的功能,再结合辨证和辨症取穴,诸穴合用而达标本兼治,最终实现健康减肥。

二、肥胖症的特色辨治经验

徐云生教授认为单纯性肥胖症是在内外因素共同作用下,机体脏腑气血阴阳功能失调,导致水湿、痰浊、膏脂等盛于体内所致。病位主要在脾,其发生与胃、肝、肾三脏功能失调有关。脾主运化,若脾失健运,水谷精微输布失司,聚而生成痰湿之浊,化为膏脂而发为肥胖。胃热炽盛,食欲旺盛,消谷善饥,久之损伤脾脏,而致痰湿内生;肝郁气滞,肝木克土而致脾虚,遂致痰湿浊脂滞留;肾为先天之本,脏腑阴阳之根,气血津液生化之源,肾阳不足则不能温养脾阳,脾失温煦,不能运化水谷,积而成脂发为肥胖。因此,脾胃肝肾功能失常均会导致肥胖的生成,而脾脏在肥胖的发生过程中至关重要,故肥胖的治疗应主要从脾论治,以补虚泻实为大法,健脾益气,祛痰化浊。

三、医案举隅

患者李某,女,52岁,2018年5月2日初诊。患者10余年前体重约85 kg,2017年体重增加至90 kg,如今体重97 kg。平素饮食清淡,食量正常。现欲行双侧膝关节置换术,因体重超重无法手术治疗,遂于门诊就诊。既往高血压病10余年,口服缬沙坦胶囊、非洛地平缓释片、酒石酸美托洛尔片,血压在140/70 mmHg;冠心病病史7年余,现间断口服复方丹参滴丸,病情稳定;2016年行胚胎瘤切除术,现已痊愈。现症见:肥胖,饮食清淡,食量正常,食后胃胀,情绪易急躁。纳眠可,二便调。舌淡红苔白,脉弦涩。

西医诊断:单纯性肥胖症。

中医诊断:肥胖。

中医治法:健脾化痰,活血化瘀。

处方:半夏泻心汤合瓜蒌薤白半夏汤加减。

半夏12 g,黄连12 g,黄芩12 g,干姜12 g,党参20 g,茯苓18 g,陈皮15 g,荷叶20 g,决明子30 g,桃仁12 g,红花12 g,丹参30 g,川芎15 g,当归12 g,三七粉(冲服)3 g,瓜蒌20 g,薤白12 g,泽泻20 g,泽兰20 g,川牛膝20 g,怀牛膝20 g,甘草6 g,骨碎补20 g,桑寄生20 g。6剂,水煎服,日一剂。

2018年5月9日二诊。患者服药平妥,体重下降1.5 kg,未见明显不适症状,嘱其本方继服 12 剂。

2018 年 5 月 23 日三诊。患者自述体重减轻 4 kg,偶有饥饿感,余未见异常。嘱其健康饮食,适量活动,继服本方。

分析:肥胖症是由于人体内脂肪堆积过多和(或)分布异常所致。本病本虚标实,脾气虚为本,痰湿热滞瘀阻为标,为"多痰""少气"之候。朱丹溪的《丹溪治法心要》中记载"肥白人多痰湿",清代汪昂提出"肥人多痰而经阻,气不运也"的观点,说明了痰湿与肥胖之间有密切关联,痰是贯穿肥胖始终的重要病理因素。半夏泻心汤平调寒热,散结除痞。半夏散结除痞,又善降逆止呕;干姜辛热以温中散寒;黄芩、黄连苦寒以泄热开痞,半夏与黄连、黄芩寒热平调,辛开苦降;党参甘温益气,补中焦之虚;甘草补脾和中而调诸药。瓜蒌薤白半夏汤通阳散结,行气祛痰。瓜蒌甘寒入肺,善于涤痰散结,理气宽胸。《本草思辨录》云:"瓜蒌实之长,在导痰浊下行,故结胸胸痹,非此不治。"薤白辛温,通阳散结,行气止痛,二药相配,化上焦痰浊,散胸中阴寒,宣胸中气机,为治胸痹要药。决明子味甘、苦,微寒,归肝、大肠经,清肝明目。荷叶味苦涩,性平,归肝、脾、胃、心经,中药现代研究结果表明,荷叶中的生物碱有降血脂作用,且临床常用于肥胖症的治疗。荷叶茶、荷叶山楂饮、荷叶粥,均是较有效的家庭食疗经验方,可用于防治高脂血症、肥胖症、脂肪肝等疾病。当归、川芎补血活血行血,桃红、丹参、三七粉活血化瘀,泽泻、泽兰利水渗湿,针对其冠心病症状。川怀牛膝、骨碎补、桑寄生补益肝肾。

养阴清热法治疗多汗症

一、多汗症的中西医概述

多汗症(hyperhidrosis)是指皮肤出汗异常过多的现象,是人体出汗异常的表现形式之一。从发病原因来看,本病可分为原发性多汗症和继发性多汗症;从病变范围来看,可分为局部性多汗症和全身性多汗症。多汗症的治疗,可因发病原因和部位的不同而不同。

多汗症是西医病名,属皮肤科疾病,系小汗腺分泌增加,患者有明显的出汗过多,一般是指局部性的多汗,可分为器质性疾病和功能性失调两种。前者主要见于内分泌失调和系统性疾病,如糖尿病、甲状腺功能亢进、高血压、垂体功能亢进、充血性心衰;神经系统疾患,如脑震荡、偏瘫、脊柱外伤、肿瘤;感染性疾病,如疟疾、结核等。功能性多汗症一般以精神性出汗较多,如高度情绪刺激(精神紧张、激动、恐怖、焦虑、痛苦、愤怒)等。

多汗症的治疗,可因发病原因和部位的不同而有所不同,一般来说,对于继发性多汗症的治疗,最好是针对原发病进行治疗。而原发性多汗症的治疗,目前仍然是症状治疗,首先应避免精神因素,其次再考虑选用下列方法。多汗症的治疗主要有外用药物治疗、内服药物治疗、外科手术治疗以及中医中药治疗。

二、多汗症的特色辨治经验

多汗症在中医上分为自汗、盗汗。自汗多为气虚、气不固表,以致腠理不密所致;盗汗多为阴虚、阴津不足,虚热内生,热汗上而致。但临床上自汗盗汗兼有之不少。中医认为,自汗日久,伤津耗液,以致阴津亏虚而出现阴虚盗汗。盗汗日久阴虚更甚,虚热内生耗精耗血,以致精虚不能化气,阳无所养,致使阳气亦虚,自汗不止。辨证论治:应着重辨别阴阳虚实,自汗多阳虚,盗汗多阴虚。治疗原则:虚者益气养阴,固表敛汗;实者清泄肝热,化湿和营;虚实夹杂者当主次兼顾。

三、医案举隅

患者翟某,男,26岁,2017年8月2日初诊。患者手心汗出过多2年,自觉手足心热。体重110 kg,身高171 cm,身体质量指数大于32 kg/m²(37.6 kg/m²)。现症见:手心频繁汗出,手足心发热,白天与夜间均汗出明显,时有心烦。纳眠可,二便调。舌暗红,苔黄腻,边有齿痕,脉沉。血压偏高,未服用降压药物时测血压149/111 mmHg,心率98次/分。

西医诊断:多汗症。

中医诊断:自汗。

中医治法:滋补肝肾,清热利湿。

处方:杞菊地黄丸合天麻钩藤饮加减。

天麻12 g,钩藤30 g,石决明30 g,枸杞15 g,菊花15 g,生地18 g,山药18 g,山萸肉15 g,茯苓20 g,泽泻30 g,泽兰30 g,丹皮18 g,地骨皮30 g,川牛膝40 g,决明子20 g,瓜蒌18 g,薏米20 g,荷叶20 g,炒山栀9 g,珍珠母30 g,生龙骨30 g,生牡蛎30 g,甘草6 g。6剂,水煎服,日一剂。

2017年8月9日二诊。患者服药后汗出减少，大便由稀变干，大便次数增多。服药后有轻微腹痛，排便后缓解。现症见：手足心发热、出汗，时有心烦。纳眠可，小便可，大便2~3次/天。舌红苔黄厚，脉沉。测当日晨起血压：136/94 mmHg，心率：107次/分。患者仍有五心烦热、汗出，滋补之力尚有不足，故加用生白术30 g、川牛膝30 g、鳖甲12 g，改炒山栀12 g加大滋阴清热之力；患者大便干，2~3日一行，加用瓜蒌30 g、决明子30 g润肠通便。

2017年8月16日三诊。患者手足心发热、出汗均有减轻，大便1次/日，质不干。继服18剂后，诸症均明显好转。

分析：患者手心出汗，阴阳失调，营卫失和，阴虚火旺，迫津外泄，汗液出入失常。杞菊地黄丸滋肾养肝明目。枸杞、菊花清肝，生地凉血养阴，可用于慢性病由于阴虚内热所致的潮热证；山萸肉补养肝肾，并能涩精；山药双补脾肾，既补肾固精，又补脾以助后天生化之源。君臣相伍，补肝脾肾，即所谓"三阴并补"。凡补肾精之法，必当泻其"浊"，方可存起"清"，而使阴精得补。且肾为水火之宅，肾虚则水泛，阴虚而火动。故佐以泽泻利湿泄浊，并防地黄之滋腻；牡丹皮清泄相火，并制山萸肉之温涩；茯苓健脾渗湿，配山药补脾而助健运。此三药合用，即所谓"三泻"，泻湿浊而降相火。肝肾不足易生风化热，合天麻钩藤饮。天麻、钩藤平肝息风。石决明咸寒质重，平肝潜阳，除热明目，助天麻、钩藤平肝息风之力。川牛膝引血下行，兼益肝肾，并能活血利水。栀子清肝降火，以折其亢阳。地骨皮凉血除蒸，善清虚热。决明子味甘、苦，微寒，归肝、大肠经，清肝明目。瓜蒌甘、寒，归肺、胃、大肠经，《长沙药解》载瓜蒌"清心润肺，洗垢除烦，开胸膈之痹结，涤涎沫之胶黏，最洗瘀浊，善解懊恼"。瓜蒌皮清肺化痰，利气宽胸；瓜蒌仁润肺化痰，润肠通便。薏米即苡仁，利水渗湿，兼能健脾。荷叶味苦涩，性平，归肝、脾、胃、心经，中药现代研究结果表明，荷叶中的生物碱有降血脂作用，且临床常用于肥胖症的治疗。荷叶茶、荷叶山楂饮、荷叶粥，均是较为有效的家庭食疗经验方，可用于防治高脂血症、肥胖症、脂肪肝等疾病。栀子性味苦寒，归心、肺、胃、三焦经，能泻火除烦、清热利湿。珍珠母、生龙牡平肝潜阳，还有收敛之用。甘草调和诸药。二诊时患者仍有手心脚心发热出汗，汗出较前减轻，大便偏干、次数增多，故加大炒山栀量清虚热除烦，加用瓜蒌清心利气，决明子清热润肠，并加入白术加强薏米健脾燥湿之性，加入鳖甲以增强生龙牡滋阴潜阳之效。

分期辨治糖耐量异常合并高血压经验

一、病因病机概述

糖耐量异常是介于正常血糖与糖尿病之间的一种糖代谢异常状态,归属于糖尿病前期。高血压是糖耐量异常常见的合并症之一,研究表明,糖耐量异常可增加高血压的发病概率,长时间的高血压与糖耐量异常的发生率呈正相关。糖耐量异常合并高血压的发生,可使心脑血管疾病的发病率及死亡率极大增高。因此,及早预防、控制糖耐量异常合并高血压的发生显得极为重要。徐云生教授从事内分泌和代谢系统疾病研究 30 余年,发现中医药疗法对于改善糖耐量异常合并高血压疾病具有极大的优势,因此也形成了一套自己独特有效的中医治疗方法。

糖耐量异常属中医学"脾瘅"范畴,古代医家认为脾瘅的发生多因过食甘美肥厚之物,化湿酿热,湿热困脾,五谷精气上泛而致。高血压根据其病因病机及临床表现,可归属于中医学"眩晕"范畴,眩晕责之虚实两端,痰浊壅滞,或风火蒙窍为实证;血虚精亏,髓海失充为虚证。徐云生教授认为,糖耐量异常合并高血压的发生与先天禀赋不足、情志不舒、饮食失节等有密切关系,病变涉及多个脏腑,主要与肝、脾、肾有关。本病证属本虚标实,虚实夹杂。气血亏虚,肾精不足者为本虚;燥热、痰浊、瘀血所致者为标实;虚实在一定条件下能够相互转化。肾藏精,为先天之本,肾阴主一身阴气,能宁静和抑制脏腑功能,凉润脏腑形体官窍。年老体衰、房劳过度、饮食失节等可耗伤肾阴,肾阴亏损则虚火内生,继而波及其他脏腑。虚火上炎灼伤心肺,则口渴多饮;虚火上炎犯及脾胃,湿热熏蒸,气机不利,则胸脘痞闷;肾阴阳失调,开阖失司,则小便频数。肝为风木之脏,主疏泄,肝气向外发散以调畅气机。情志不舒,肝气郁结,郁而化火可致肝阳亢逆。肝肾母子相生,肾水滋养肝木,共同制约肝阳。脾瘅日久,燥热伤及肾阴,阴不制阳,水不涵木,则阴虚阳亢发为眩晕。脾为后天之本,主运化。脾气升清,胃气降浊,脾胃对水谷精微的输布有赖于肝的调畅作用。一方面土得木而达,肝气郁结,失于疏泄,木不疏土,致脾胃升降失常,脾气不得散精,精微失于正常输布而成脾瘅。另一方面肝气郁滞或忧思气结,气郁化火,灼伤胃阴,耗伤津液,则致脾瘅。此外,土虚木乘,脾胃虚弱,肝气乘之,致脾脏更衰,水谷精微等营养物质无力向上布散,脑窍失于濡养,则发为眩晕,故《景岳全书》曰"无虚不作眩"。

糖耐量异常合并高血压患者多过食辛辣、油甘厚腻之品,加重脾胃消化功能负担,胃肠郁积化热,热盛伤津,邪气化燥,致使燥热内结。燥热为阳邪,耗气伤津,燥热内结又进一步加重了津液的亏损,形成了燥热愈盛津液愈亏、津液愈少燥热愈盛的恶性循环。禀赋不足、饮食失节可损伤脾胃,脾气亏虚,无力推动气血津液运行,升清失职,津液输布障碍则见水湿痰浊等病理产物。痰浊内热互结,上潮于口,发为脾瘅;痰浊上扰清窍,则致眩晕,故而朱丹溪曰"无痰不作眩"。脾气亏虚,气血生化乏源,不能充盈脉络,加之肝气郁滞,气不行血,血脉瘀滞,气血运行不畅,不相顺接,故致眩晕。燥热、痰浊、瘀血三者相互作用,相互影响,使疾病缠绵难愈。

二、辨治要点

糖耐量异常合并高血压早期以标实为主,日久则可因实致虚,以本虚为主。标实有燥热、痰浊、血瘀的不同。形体消瘦,口干咽燥,舌红少苔,脉数者多属燥热;形体肥胖,胸脘满闷,苔白腻,或舌胖大兼有齿痕,脉滑者多属痰浊;肢体麻木疼痛,痛有定处,刺痛拒按,舌质紫黯或见瘀斑,脉涩者多属血瘀。本虚有气虚、阴虚的不同。神疲乏力,头晕目眩,不思饮食,大便溏薄,舌淡苔薄者多属气虚;头晕耳鸣,腰膝酸软,潮热盗汗者多属阴虚。本病早期多属实证,以祛邪为主,采用清燥、化痰、活血等治疗方法;晚期以补虚为主,治疗采用益气健脾、滋阴潜阳等方法;虚实夹杂者,根据症状兼顾并施。徐云生教授根据多年临床经验自拟"糖异平"方疏肝健脾、活血化瘀,结合临证灵活加减,常取得显著疗效。糖异平处方:生黄芪 30 g,山药 10 g,苍术 30 g,玄参 15 g,柴胡 12 g,白芍 15 g,葛根 15 g,丹参 15 g,黄连 6 g,佩兰 20 g,鬼箭羽 30 g,川牛膝 15 g。方中黄芪性甘温,补气升阳,山药善补脾之气阴,二药相合,脾之阴阳互根互用,大补中气,健脾助运,共成君药。苍术苦温健脾燥湿,玄参质润滋阴降火,二药相反相成,助君药补脾益气;柴胡疏肝开郁升阳,白芍柔肝养血敛阴,二药相伍,补肝体而调肝用;葛根升脾之清阳,输津液以溉五脏,配以丹参凉血活血,使瘀血得去,新血得生,均为臣药。黄连苦寒燥湿清热,佩兰健脾化湿和胃,二者相配使湿化脾旺;鬼箭羽通经活络,川牛膝引血下行,二药相合加强活血之功,俱为佐使。全方补而不滞、滋而不腻,清热而不伤阴,祛瘀而不伤正,标本同治。

三、证治分型

1.气阴两虚证

证见眩晕,耳鸣,四肢乏力,精神不振,倦怠懒言,腰膝酸软,五心烦热,盗汗,皮肤干燥,口干引饮,能食便溏,失眠多梦,舌淡红少津,苔少,脉细数无力。治法:益气养阴,健脾生津。方选:糖异平方合杞菊地黄丸加减。药用黄芪、苍术、玄参、葛根、丹参、佩兰、鬼箭羽、枸杞子、菊花、熟地黄、山萸肉、茯苓、泽泻、牡丹皮等。阴虚火旺明显者,可加黄连、知母、天花粉滋阴泻火生津;小便量多浑浊者加覆盆子、金樱子、益智仁补肾固摄;失眠多梦甚者加酸枣仁、柏子仁养心安神。

2.肝阳亢盛证

证见头目胀痛,眩晕耳鸣,急躁易怒,面红目赤,口苦咽干,多食易饥,腰膝酸软,肢麻震颤,失眠多梦,大便干燥,舌红苔黄,脉弦数。治法:平肝潜阳,清火息风。方选:天麻钩藤饮合杞菊地黄丸加减。药用天麻、钩藤、石决明、黄芩、川牛膝、杜仲、桑寄生、夜交藤、枸杞子、菊花、熟地黄、山药、山萸肉、茯苓、泽泻、牡丹皮等。肝火上炎、烦躁易怒者加夏枯草、龙胆草清火泻热;目赤便秘明显者加大黄、火麻仁、决明子泻火通便;手足麻木或震颤者加龙骨、牡蛎、蜈蚣、全蝎舒筋活络。

3.痰浊阻滞证

证见形体肥胖,头重如裹,胸闷恶心,呕吐痰涎,肌肉酸痛,皮肤瘙痒,困倦嗜睡,大便溏泄,小便浑浊,舌苔白腻,脉濡滑。治法:行气健脾,燥湿化痰。方选:半夏白术天麻汤合柴胡疏肝散加减。药用柴胡、香附、川芎、白芍、陈皮、枳壳、天麻、半夏、苍术、白术、泽泻、茯苓等。脘闷纳呆、食少腹胀者,可加薏苡仁、砂仁、木瓜、鸡内金化湿和胃;痰湿蕴结,久而化热者,加竹茹、瓜蒌仁清热化痰;痰湿瘀阻脉络,肢麻震颤者,加当归、川芎或合桃红四物汤以活血。

4.气虚血瘀证

证见眩晕,动则加剧,面色淡白或暗滞,消瘦乏力,倦怠懒言,失眠,头部、四肢或其他部位刺痛,痛处固定不移,拒按,舌质紫黯或有瘀斑,脉沉涩。治法:益气健脾,活血化瘀。方选:糖异平方合补阳还五汤加减。药用:黄芪、苍术、玄参、葛根、丹参、佩兰、鬼箭羽、当归、桃仁、红花、赤芍、川芎、地龙等。刺痛甚者加三七粉、延胡索活血止痛;畏寒肢冷者加附子、桂枝温经活血;失眠健忘者加夜交藤、合欢皮养心安神。

四、医案举隅

患者,男,66岁,2018年10月24日初诊。主诉:血压升高2年余,血糖升高1年。患者曾就诊于当地医院,确诊患有糖耐量异常合并高血压,未系统治疗。2018年10月22日查体糖化血红蛋白6.3%,餐后2小时血糖10.5 mmol/L,血压165/108 mmHg。现症见:自觉乏力,盗汗,腰膝酸软,双眼干涩,视物模糊,口干口渴,偶有头晕,耳鸣。纳可,眠一般,大便干,小便色黄。舌红苔黄腻,舌体胖大,边有齿痕,脉细数。证属气阴两虚。治以益气养阴,健脾生津。处方:黄芪30 g,苍术30 g,玄参15 g,葛根15 g,丹参15 g,川牛膝15 g,枸杞子12 g,菊花12 g,山药10 g,牡丹皮10 g,山萸肉15 g,熟地黄15 g,泽泻20 g,茯苓20 g,桑寄生20 g,黄连6 g,桑枝9 g,鬼箭羽30 g,川芎10 g,炒牛蒡子9 g。6剂,水煎服,日一剂。

2018年10月31日二诊。患者服药后乏力、腰膝酸软减轻,双眼仍干涩,视物模糊,口干口渴,反酸。纳差,眠可,二便调。舌红苔薄白,脉细。测餐后2小时血糖9.3 mmol/L,血压145/100 mmHg。上方改山药30 g、熟地黄12 g、茯苓18 g,加陈皮12 g、海螵蛸20 g。6剂,水煎服,日一剂。

2018年11月7日三诊。患者各项症状较前减轻,偶有乏力、偏头痛,左肩颈项胀痛。纳眠可,二便调。舌红苔薄黄,脉缓。餐后2小时血糖8.2 mmol/L,血压128/80 mmHg。上方改川芎18 g、陈皮15 g、菊花18 g、茯苓20 g,加女贞子15 g。嘱患者坚持服药,并适量运动,注意清淡饮食,保持心情舒畅。患者3个月后复查,糖化血红蛋白5.7%,餐后2小时血糖7.6 mmol/L,血压130/83 mmHg。患者因工作原因无法继续服用中药,对其进行健康教育并嘱其作息规律,合理饮食,保持运动等,如有不适及时就医。

化痰、活血、理气合用辨治糖尿病合并高脂血症

一、病因病机概述

糖尿病是多种原因引起的以糖、脂肪、蛋白质代谢紊乱为特征的代谢性疾病。高脂血症是糖尿病最常见合并症之一,调查发现糖尿病高危人群血

脂异常患病率为 62.9%。脂代谢异常导致的动脉粥样硬化、冠心病、脑血管病等并发症是糖尿病患者死亡的重要原因。纠正脂代谢紊乱对降低糖尿病心脑血管并发症的发病率有重要意义。中医药治疗糖尿病合并高脂血症疗效显著，且具有无明显不良反应、多靶点调节等优势。

糖尿病属中医学"消渴"范畴。消渴的病机主要为阴津亏损、燥热偏盛，阴虚为本，燥热为标。病变脏腑主要在肺、胃、肾。高脂血症根据病因病机及临床特点可归属于中医学"痰浊""瘀血""湿阻"等范畴。徐云生教授认为，高脂血症的发生与饮食不当、肝肾阴虚、年老体虚等密切相关，病变脏腑主要在肝、脾、肾，其病机为本虚标实、虚实夹杂，肝肾亏虚为本，痰湿、血瘀为标，并常兼有气滞。因此，糖尿病合并高脂血症的病机亦以本虚标实为特点。

2型糖尿病合并高脂血症涉及五脏，病程较长，尤以肾虚为主。先天禀赋不足，或人过中年，饮食失养，或房劳过度，肾之精气损耗，滋养、封藏失职，精微物质不能正常转化利用，则变生浊邪；肾阴不足，虚火灼伤津液，则炼液为痰，膏脂留内；肾阳虚失于温煦，膏脂不化，遂成痰浊；肾气不足则影响水液代谢，水湿内蕴，化痰化浊而成痰湿之体。膏脂蓄积体内，作为新的致病因素进一步加重脾肾亏虚导致血脂异常，加速病情进展。

2型糖尿病合并高脂血症的发生与肾关系密切。从脏腑关系看，肾与心水火相济，心火下降于肾，使肾水不寒，肾水上济于心，可防止心火过亢；肾与肺金水相生，金为水之母，肺阴下输于肾，使肾阴充盈，肾阴上滋于肺，使肺阴充足；肾与脾胃分别为先后天之本，先天温养后天，后天培育先天，相互资生，相互促进。五脏在体各有所主，在窍各有所开，故病则变证丛生。从阴阳互根理论，疾病初起阴虚多见，阴津不足，且为虚热所灼，受损愈甚。肾为人体阴中之阴，阴损及阳，阴阳两虚，水亏火竭，导致病情加剧。从气血津液看，肾为先天之本，主水藏精，主津液气化。若肾脏亏虚，真阴不能滋养五脏之阴，元阳不能蒸化水液，则精血无源，五脏干枯。从治未病理论看，未病先防，既病防变，消渴病久，必致肾虚，固摄失权，精微外泄，虚者更虚，病情加重，且每多传变，本虚标实，易见合病。糖尿病合并高脂血症的患者多体态肥胖，肥人多痰，又因脾肾阳虚聚湿成痰。污秽浊脂留于血脉之中，使血液运行不畅，导致瘀血内生。肝脾调畅气机，若肝失调达，肝气久郁化热，影响胆汁分泌排泄，则聚湿成痰；或肝郁气滞，影响脾胃功能，腐熟水谷精微功能失调，则痰瘀阻滞脉络。疾病后期往往虚实夹杂，在施补同时要注意调理气机,疏肝行气,调畅中焦,则气血出入有序,同时施以化痰、活血之法。

二、辨证论治

一般初期多以标实为主,病程较长或日久则多以本虚为主。标实则有痰浊、血瘀、气滞的不同。形胖体虚,腹膨满,胸闷纳呆,口吐痰涎,苔白腻,脉滑者,多属痰浊;肢体麻木、疼痛,痛有定处,或肌肤甲错,舌暗,脉涩者,多属血瘀;而气滞则多有随情绪变化而症状加重的特点,症见胁肋胀痛,或胸闷嗳气,或纳食减少,舌苔薄白,脉弦。故本病的初期以祛邪为主,采用化痰、活血、理气等治法,后期以补虚为主,补肾法贯穿治疗全过程,常分以下四型辨治。

1.肝肾阴虚证

证见腰膝酸软,头晕目眩,视物昏花,耳鸣,五心烦热,午后潮热,颧赤盗汗,口燥咽干,失眠多梦,女子经少或经闭或不孕,男子遗精,舌红少苔,脉沉弦数。治以补肾填精,滋补肝肾。选用杞菊地黄丸化裁,药用枸杞子、菊花、熟地黄、山萸肉、茯苓、泽泻、泽兰、牡丹皮、葛根、丹参、茵陈等。阴虚火旺明显者,可合知母、黄柏滋阴泻火;小便量多者,可加益智仁补肾缩尿;气短乏力、纳呆者,可佐以党参、茯苓益气健脾。

2.痰湿中阻证

证见形体肥胖,腹部胀大,身重乏力,头昏头沉,胸脘痞闷,纳呆腹胀,舌苔白腻,脉滑。治以化痰祛湿,健脾和胃。选用导痰汤合半夏白术天麻汤加减,药用清半夏、天南星、生姜、陈皮、枳实、冬瓜皮、泽泻、茯苓、白术、决明子等。湿邪偏盛者,可加苍术、薏苡仁、车前子增强利湿之功;心烦少寐、纳少便秘,痰湿蕴结化热者,加竹茹、瓜蒌仁清热化痰;痰湿蕴久,见肢麻舌暗者,加当归、川芎、赤芍或合四物汤以活血。

3.血瘀脉络证

证见头晕肢麻,胸痞闷胀,甚则隐隐作痛,舌质紫暗或有瘀斑,舌苔白腻,脉沉或弦滑。治以活血化瘀,通利经脉。选用丹参饮与加味四物汤化裁,药用丹参、砂仁、蒲黄、葛根、三七、水红花子、当归、川芎、赤芍、熟地黄、桃仁、郁金、泽泻。兼口干、烦热、舌红、脉细弦者,加牡丹皮、栀子清热凉血;若腹中冷痛、喜暖、苔白、脉缓,可加肉桂、吴茱萸温经散寒。

4.肝郁气滞证

证见胁肋胀满隐痛,情志抑郁,情绪不宁,善太息,肢体沉重,倦怠乏力,胃脘疼痛,舌淡红,苔薄白,脉沉弦。治以疏肝解郁,理气消痞。选用柴胡疏肝散加减,药用柴胡、陈皮、川芎、香附、枳壳、白芍、山楂、荷叶、薏苡仁、黄芪等。脘闷不舒、嗳气频作、肝气犯胃者,加旋覆花、代赭石、清半夏和胃降逆;纳呆食少、腹胀者,佐以神曲、鸡内金消食化滞。

三、医案举隅

患者,女,65岁,2016年11月2日初诊。患糖尿病史9年余,血脂升高7年,以糖脂控制不佳就诊。2016年10月29日查体糖化血红蛋白7.8%,空腹血糖8.30 mmol/L,高密度脂蛋白0.81 mmol/L,低密度脂蛋白4.42 mmol/L,三酰甘油2.56 mmol/L,总胆固醇7.66 mmol/L。现症见:腰膝酸软,右枕部疼痛,乏力,眼睛干涩,视物模糊,失眠多梦,盗汗。纳可,二便调。舌红苔黄,脉沉。证属肝肾阴虚,阴虚火旺。治以益气健脾补肾,清热活血。处方:生黄芪18 g,熟地黄24 g,山萸肉12 g,枸杞子15 g,茯苓9 g,苍术15 g,白术15 g,山药12 g,牡丹皮9 g,泽泻9 g,蒲黄12 g,葛根15 g,丹参30 g,川芎15 g,鬼箭羽30 g,桑枝30 g,甘草6 g。7剂,水煎服,日一剂。

2016年11月9日二诊。患者服药后眼睛干涩缓解,右枕部仍痛,食欲近期下降,偶有腹胀。测空腹血糖7.70 mmol/L。上方加荔枝核20 g,骨碎补30 g,厚朴9 g。7剂,水煎服,日一剂。

2016年11月16日三诊。症状大减,嘱患者坚持服药,并适量运动,注意饮食搭配合理,保持心情舒畅。患者3个月后复诊,糖化血红蛋白6.7%,空腹血糖5.46 mmol/L,高密度脂蛋白1.12 mmol/L,低密度脂蛋白2.82 mmol/L,三酰甘油1.53 mmol/L。尊重患者意见,不再服中药。对其进行健康教育,嘱控制饮食,合理运动,如有不适及时就诊。

分析:本病除痰湿外,瘀血、气滞亦不少见。从肾虚立论,强调补肾,兼顾祛除痰湿、化瘀血、调气机。本病案中,用枸杞子、熟地黄、山萸肉、山药滋补真阴,茯苓、牡丹皮、泽泻渗湿浊、清虚热。患者右枕部疼痛、眼睛干涩,系瘀血阻络,故予蒲黄、葛根、丹参、川芎、鬼箭羽、桑枝活血通络,生黄芪益气健脾,甘草调和诸药。全方共奏补肾益气、活血通络之功。此后,随证加减,终获良效。

经验方治疗甲状腺疾病

一、甲状腺疾病概述

甲状腺疾病的发病近年有逐渐增加趋势。甲状腺疾病包括甲亢、甲减、甲状腺炎、甲状腺结节等,目前对甲状腺疾病总体发病率的调查如下:甲亢发病率大约为1%,甲减发病率为0.8%～1%,甲状腺结节的发病率可高达20%～67%。生活环境、饮食环境是甲状腺疾病发病率不断攀升的原因之一。环境污染的日益严重,人们生活压力的增大,导致甲状腺疾病患者的数量在以一个极高的速度不断攀升。甲状腺疾病的发病或者诱发加重往往与长期思虑过度、情绪不宁、着急上火等情志因素有关。甲状腺疾病属中医学的"瘿病"。中医认为,颈前部喉结附近属肝经循行路线,情志不舒,气机不能畅达,化火伤阴,积热上壅,灼津为痰,气滞血瘀,致热壅痰凝血瘀,可发为瘿肿。早在宋代《济生方》就指出:"夫瘿瘤者,多由喜怒不节,忧思过度,而成斯疾焉。大抵人之气血,循环一身,常欲无滞留之患,调摄失宜,气凝血滞,为瘿为瘤。"甲亢临床常表现出热盛阴伤症状:心悸、怕热、多汗、心烦易怒、失眠、手颤等;甲状腺结节多表现为气滞痰凝血瘀症状:甲状腺肿大、有压迫感,喉中如有痰,吐之不出,胸闷,胁肋部疼痛;亚急性甲状腺炎多表现为热壅血瘀症状:甲状腺疼痛,可连及同侧耳、咽喉、下颌角、颏等处,伴发热。情志因素对甲状腺疾病的治疗影响很大,有不少甲亢患者在抗甲状腺药物减量或维持治疗期间,甚至停药以后,因为生气上火病情出现了反复,药物又需要回到原来初始剂量,不仅增加了大量的经费支出,最主要的是延长了疗程,反反复复不能治愈。当然,西医对甲亢复发的解释是与甲状腺相关抗体的滴度有关。但在临床工作中可以看到,绝大多数患者的反复与精神因素密切相关,所以,中医治疗甲亢时特别注重应用疏肝清热治法。甲状腺结节的患者也要注重调节自己的情绪,多包容、多理解,否则只能影响自己的身体。有一些患者手术后一两年就又长出多个结节,有的不到50岁已经做两次手术了,又长出新的结节来,对于这样的患者,中医治疗上应该疏肝健脾,化痰消瘿。亚甲炎也是一样,越是着急,病情越不容易控制,反复发热,疼痛难忍,使者烦躁不安,此时中医的清肝泻火、消瘿止痛治疗往往能获得良效。至于甲减,常与性格抑郁,思虑过度,肝郁侮脾,脾肾阳虚有关,中医治疗应给予疏肝健脾温肾之法。徐云生教授治疗甲状腺疾病使用自拟养阴消瘿汤随证加减效果良好。

养阴消瘿汤组成：柴胡9g，丹皮15g，党参20g，茯苓12g，麦冬20g，五味子12g，夏枯草18g，甘草12g，赤白芍各18g，川牛膝30g，炒山栀9g，炙甘草12g。养阴消瘿汤化裁丹栀逍遥散和生脉散。丹栀逍遥散出自《校注妇人良方》卷二十四方记载的加味逍遥散的别名。《校注妇人良方》卷二十四方之丹栀逍遥散功能疏肝解郁，清热除烦。治肝脾血虚有热，遍身瘙痒，或口燥咽干，发热盗汗，食少嗜卧，小便涩滞，及瘰疬流注等。组成：炙甘草、炒当归、芍药(酒炒)、茯苓、炒白术各一钱，柴胡、牡丹皮、炒栀子各五分。现代研究表明，丹栀逍遥散具有抗抑郁作用，在临床上广泛应用于治疗抑郁、焦虑等情绪失调病症，临床效果确切，用在甲状腺疾病治疗方面可以有效缓解情绪因素致病引起的甲状腺疾病。养阴消瘿汤取丹栀逍遥散之疏肝解郁加生脉散之养阴生津，加夏枯草消瘿散结、川牛膝引血下行共同组成。

甲状腺癌属甲状腺疾病重症，证型多属本虚标实。患者由于情志内伤，饮食失宜以及体质因素，导致肝气失于条达，气机郁滞，气滞则津液不得正常输布，水液凝聚而成痰，气滞痰凝，结于颈前；同时由于气血失调，气郁痰结从而导致血瘀，瘀与痰结日久形成症瘕积聚，而成"石瘿"。甲状腺癌的治疗原则以外科手术切除为主，放射性131I治疗也可使病情得到控制并改善患者生活质量。本病整体预后较佳，致死率低，平均生存时间较长，但是术后及131I治疗后患者可出现一系列并发症，严重影响生活质量。徐云生教授自创经验方活血消症汤治疗甲状腺癌效果良好。

活血消症汤组成：黄精30g，党参30g，玄参15g，柴胡12g，香附12g，赤白芍各18g，山药20g，白术12g，茯苓15g，夏枯草18g，三棱12g，莪术15g，灵芝20g，川芎18g，桃仁12g，红花12g，浙贝母12g。活血消症汤由柴胡疏肝散方底加活血消症化痰散结之夏枯草、玄参、三棱、莪术、川芎各18g，桃仁12g，红花12g，浙贝母12g及扶正之党参、山药、黄精、灵芝而成，用于甲状腺癌术后及131I治疗后的辅助治疗。

二、医案举隅

➢ **医案1：**

患者李某，男，54岁，乏力、多汗3个月余，加重1个月。患者3个月前无明显诱因出现多汗，体重下降15kg，后住院治疗10余天(具体不详)，好转后出院,出院后口服甲巯咪唑片(每次 1 片,每日 1 次),现已停药 3 个月余,效差。现症见:乏力,汗出较多,自汗盗汗,体重增加 10 kg,恶风,余无明显不适。纳可,多梦,二便调。舌淡红苔白腻,脉弦滑。既往高血压病史 10 余年,血压最高达 190/120 mmHg。平素易怒,现口服缬沙坦氨氯地平片、缬沙坦氢氯噻嗪片。检测甲状腺功能显示:抗促甲状腺激素受体抗体(TRAb)6.84 IU/L,游离三碘甲状腺原氨酸(FT_3)1.3 pmol/mL,血清游离甲状腺素(FT_4)1.83 pmol/L,促甲状腺激素(TSH)88.31 μIU/mL。

方药:柴胡 9 g,赤白芍各 18 g,丹皮 15 g,川芎 15 g,夏枯草 18 g,茯苓 12 g,党参 20 g,川牛膝 30 g,麦冬 20 g,五味子 12 g,浮小麦 30 g,煅龙牡各 30 g,炙甘草 12 g,炒山栀 9 g。

二诊:诸症改善。现症见:双目略干涩难睁,余无明显不适。纳可,嗜睡,多梦,小便调,大便略不成形,日 1~2 行。舌红苔白厚,脉弦滑。查甲功显示 FT_3:1.95 pmol/mL,FT_4:5.14 pmol/mL,TSH:82.13 μIU/mL。甲状腺 B 超:甲状腺弥漫性改变,考虑桥本氏甲状腺炎。方药:上方改茯苓 18 g,加炒白术 15 g、陈皮 15 g、山药 15 g、石决明 20 g、珍珠母 20 g。口服左甲状腺素钠片。

三诊:患者双目干涩与眼睑浮肿症状好转。现症见:无明显不适。纳可,嗜睡,二便调。舌红苔偏干,脉弦滑。方药:上方继服。

四诊:患者眼干,嗜睡,下眼睑浮肿。纳眠可,二便调。舌紫苔黄厚,脉弦涩。查甲功显示 FT_3:3.51 pmol/mL,FT_4:12.46 pmol/mL,TSH:5.340 μIU/mL。方药:上方加苡米 30 g、菊花 18 g,改茯苓 20 g、麦冬 15 g、山药 20 g。

五诊:患者诸症改善。现症见:眼干,嗜睡,余无明显不适。纳眠可,二便调。舌暗红苔黄腻,脉弦。方药:上方继服。

六诊:患者停服中药 40 余天,现口服左甲状腺素钠片(每次 2 片,每日 1 次)。现症见:自汗,盗汗,嗜睡。纳眠可,二便调。舌暗红苔白,脉弦涩。复查甲功显示 FT_3:3.42 pmol/mL,FT_4:14.02 pmol/mL,TSH:10.350 μIU/mL。方药:上方加黄柏 15 g、玄参 12 g。

七诊:患者现口服左甲状腺素钠片(每次 2+1/4 片,每日 1 次)。现症见:自汗,乏力,嗜睡。纳可,眠尚可,多梦。舌红苔薄白,脉弦。复查甲功显示 FT_3:4.02 pmol/mL,FT_4:16.38 pmol/mL,TSH:3.450 μIU/mL。方药:上方改党参 30 g、珍珠母 30 g,加石菖蒲 15 g。

分析:患者平素易怒,肝火旺盛,火盛伤阴耗气;肝火旺盛同时气阴两虚。肝郁横逆犯脾,脾气虚则见乏力症状;脾气虚弱,表虚失固,则恶风、自汗出;损及肝肾阴阳,肾阴亏耗则见盗汗。治疗上应疏肝解郁,补脾益肾。方选养阴消瘰汤加浮小麦、煅龙牡。方中柴胡疏肝解郁;白芍柔肝敛阴养阴;夏枯草清肝泄火,以清内热;党参、麦冬、五味子组成生脉散固表敛阴止汗,加浮小麦、煅龙牡敛汗固表;川芎、丹皮、川牛膝、茯苓活血行气、通络利水。二诊患者诉大便略不成形,加茯苓用量使湿从小便而泄;加炒白术、山药、陈皮补脾理气;加石决明、珍珠母平肝潜阳,清肝明目。三诊症状改善,守方继服。四诊患者诉眼睑浮肿,系脾虚湿盛,水湿上犯颜面部,加苡米、茯苓利水渗湿,山药补脾益肾。五诊症状好转,守方继服。六诊,因脾气不足,肝肾阴虚,见自汗盗汗;加黄柏清热燥湿,除骨蒸,加玄参养阴清热,除骨蒸潮热。七诊患者诉乏力,故加党参用量健运脾气,珍珠母平肝潜阳;患者嗜睡责之于气虚气郁兼有痰阻清窍,加石菖蒲开窍豁痰,醒神益智。

医案2:

患者李某,女,65岁,初诊。发现甲减25年余。患者25年前诊断为甲减,持续口服左甲状腺素钠片,现增至每次2片,每日1次,期间服中药调理至今。于一周前受凉后感冒,静滴抗生素治疗。现症见:咽部不适,乏力,声音嘶哑,胸闷,气短,自汗,情绪忧郁,口中黏腻。纳可,眠差易醒,多梦,小便自遗,大便日一行质稀。舌暗苔黄腻,脉弦滑数。既往:冠心病史20余年,口服复方丹参滴丸、脑心通胶囊。椎间盘突出病史10余年。查甲功显示TSH:0.16 μIU/mL。

方药:柴胡12 g,香附15 g,赤白芍各18 g,丹皮18 g,炒山栀9 g,云苓20 g,陈皮15 g,党参20 g,桑皮20 g,炒牛蒡子15 g,菊花15 g,川芎18 g,炒白术20 g,山药20 g,鸡内金15 g,玄参12 g,连翘15 g,郁金15 g,甘草6 g。

二诊:药后腹泻,一日3~4行。声音嘶哑,口中黏腻症状改善。现症见:乏力,胸闷,饭后尤甚,心慌。纳眠可,小便调。舌紫苔黄腻,脉弦。方药:上方改党参30 g、云苓30 g、山药30 g、炒白术30 g、炒山栀6 g、玄参9 g、连翘9 g、柴胡9 g,加苡米20 g、木蝴蝶12 g。

三诊:患者自述服药后大便正常,便后无乏力。饭后胸闷症状均好转。现症见:乏力,偶有头晕,无眼前发黑及汗出症状,嗜睡,口中黏腻,余无明显不适。纳可眠多,二便调。舌红苔白腻,脉弦。复查甲功显示 FT$_3$:3.74 pmol/mL,FT$_4$:16.49 pmol/mL,TSH:0.89 μIU/mL。方药:上方加黄精 30 g、杜仲 15 g、枸杞 15 g、桑寄生 20 g。

　　四诊：患者用药后诸症改善，现服左甲状腺素钠片（每次 2 片）。现症见：大便每日一行，乏力明显，易感冒。纳可，眠佳，二便调。舌红苔白，脉弦。方药：上方加红景天 18 g。

　　分析：患者平素情绪忧郁，气机郁滞，肝火上扰心神则心神不安，胸闷、眠差，肝气横逆犯脾则脾气受损，大便稀溏。患者适逢感冒，外邪侵袭，入里化热，炼津成痰。诊为瘿病。证属气郁痰凝。治疗上应采取疏肝解郁，清肝泄火，方选养阴消瘿汤加陈皮、桑皮、炒牛蒡子、菊花、川芎、炒白术、山药、鸡内金、玄参、连翘、郁金。其中丹皮、玄参、炒山栀、赤芍、连翘清肝泄火，以清内热；柴胡、香附、郁金疏肝解郁；白芍柔肝敛阴养阴；党参、炒白术、云苓、甘草四君子补脾益气，加山药、陈皮理气健脾；桑皮、菊花清肝明目；玄参、牛蒡子、连翘、甘草清热解毒利咽；川芎活血利水，加鸡内金消食，止遗尿。二诊，患者诉药后便溏稀，减方中寒凉行气之药炒山栀、玄参、连翘等药用量，加炒白术、党参、山药等健脾益气之品用量，培补土气；加苡米利水渗湿，木蝴蝶清热利咽，缓解咽部不适症状。三诊加黄精、杜仲、枸杞、桑寄生补益肝肾，滋水涵木改善乏力。四诊患者上述症状改善，加补益剂红景天改善乏力。

　　❧ **医案 3：**

　　患者焦某某，女，34 岁。2018 年 3 月 18 日就诊于某医院，检查显示 FT_3：13.66 pmol/mL，FT_4：36.95 pmol/mL，TSH：0.006 μIU/mL。甲状腺 B 超显示甲状腺弥漫性肿大。2018 年 3 月 21 日初诊。患者活动后心慌，阵发性耳鸣，手指轻颤，出汗不多，近一年体重减少 5 kg。纳眠可，小便调，大便日一行，偶不成形，月经 4～7/30～45，末次月经 2018 年 2 月 19 日，色正常，量偏少。舌红苔白厚，边有齿痕，脉弦细数。

　　方药：丹皮 15 g，柴胡 12 g，赤白芍各 20 g，郁金 15 g，夏枯草 18 g，党参 20 g，炒白术 20 g，山药 20 g，云苓 20 g，陈皮 15 g，薏苡仁 20 g，枸杞 15 g，菊花 15 g，泽泻 15 g，炙甘草 12 g，远志 15 g。

　　二诊：患者服药后诸症改善。现症见：偶心慌，余无明显不适。纳眠可，小便调，大便服药后质稀，无腹痛。舌红苔白厚，边有齿痕，脉弦细数。方药：上方改夏枯草 15 g，柴胡 9 g，炒白术 30 g，山药 30 g，云苓 30 g，党参 30 g，去菊花。

　　三诊：现症见：心慌，乏力，偶汗出、耳鸣。纳眠可，小便调，大便日 1～2 行，不成形。舌红苔干黄，有齿痕，脉弦细数。方药：上方改赤白芍各 30 g，加生黄芪 20 g、麦冬 20 g、五味子 9 g。

四诊:现症见:乏力及耳鸣症状改善,仍心慌,较前减轻,余无明显不适。纳眠可,二便调。舌淡苔薄白,脉弦细数。方药:上方改生黄芪 30 g、麦冬 30 g、柴胡 12 g。

五诊:病史同前。现症见:胸闷,白天静息状态时出现,持续一分钟左右缓解,心慌,偶腹痛。右手出现疱疹,伴痒感。纳佳,眠可,小便调。舌暗红苔白腻,边有齿痕,脉弦细数。方药:上方加土茯苓 20 g、白鲜皮 20 g、丹参 18 g。

六诊:患者服药后心慌、胸闷消失。现症见:偶有前臂乏力,右手疱疹增大,痒感减轻。纳可,眠少,多梦易醒,二便调。舌暗红苔黄厚,边有齿痕。查甲功显示 FT_3:2.56 pmol/mL,FT_4:8.12 pmol/mL,TSH:8.45 μIU/mL。方药:上方加黄精 20 g。

七诊:病史同前。现症见:偶乏力,余无明显不适。纳一般,眠少,易醒,小便调,大便质稀,日 4～8 行。末次月经 2018 年 5 月 16 日,量少,色正常,行经 2 日,近两日白带增多,色黄。舌红苔黄,边有齿痕,脉弦细数。查甲功显示 FT_3:5.02 pmol/mL,FT_4:7.87 pmol/mL,TSH:3.98 μIU/mL。方药:上方加砂仁 9 g、白蔻仁 15 g。

八诊:病史同前。现症见:偶乏力,活动后心率明显增快。纳可,眠一般,易醒,小便调,大便质稀,日一行。方药:上方改砂仁 12 g。

九诊:病史同前,患者乏力症状改善。现症见:活动后心率过快,心慌,自汗,自觉烘热,怕风怕冷。纳眠可,二便调。舌暗红苔干黄,边有齿痕,脉缓细。方药:上方改土茯苓 30 g、白鲜皮 30 g。

十诊:病史同前。现症见:双下肢乏力,脱发,发量偏少。纳眠可,二便调,大便不成形。末次月经 2018 年 6 月 19 日,现值月经第 2 天,色红,量偏少,经期首日小腹痛,腰酸痛。舌红苔黄厚,边有齿痕,脉细。方药:上方加侧柏叶 30 g。

十一诊:病史同前。现症见:自觉心慌,胸闷,双上肢无力,头晕,脱发加重,发量少。纳可眠差,早醒,醒后难复入睡,小便调,大便稀。末次月经 2018 年 9 月 23 日,色暗红无血块,经前乳胀,腰酸发凉。舌淡苔薄白,边有齿痕,脉细。方药:上方改麦冬 30 g、泽泻 20 g、侧柏叶 40 g、丹参 20 g,加桑皮 20 g、山萸肉 15 g、熟地 12 g、川断 20 g、桑寄生 20 g、骨碎补 20 g,去白蔻仁。

十二诊:病史同前。患者胸闷及腰痛症状较前缓解,头晕好转。现症见:脱发较多,服药后大便一日6~8行,眠差,偶乏力。纳可。舌淡红苔黄,边有齿痕,脉缓。方药:上方去麦冬、五味子,改柴胡9 g、泽泻15 g、山萸肉12 g、桑皮30 g、熟地9 g,加炒枣仁9 g。

十三诊:病史同前。患者胸闷及腰痛症状较前缓解,脱发近期好转。现症见:药后排气较多,腹胀,大便一日1~2行,不成形。双下肢沉重,自觉心慌,乏力。纳眠可,小便调。方药:上方改泽泻30 g、丹皮18 g,加黄柏12 g、桑叶15 g、香附15 g。

十四诊:病史同前。现症见:脱发好转,纳差,眠可,嗜睡,二便调,排气增多。舌红苔薄白,边有齿痕,脉缓。方药:上方去山萸肉、炒枣仁。

分析:患者因情志内伤、饮食失调以及体质因素,导致肝气失于条达,气机郁滞,气郁久而化火生热,火邪致病最易伤津耗气。肝主筋,肝火旺盛,肝失濡养则筋脉不利,肝风内动则见手指轻颤;肝火上扰心神,侵袭上焦,心神不安,故见心慌。治疗上应采取清肝泄火,疏肝解郁。方选养阴消瘰汤去麦冬、五味子,加郁金、炒白术、山药、陈皮、薏苡仁、枸杞、菊花、泽泻、远志。方中柴胡、郁金疏肝解郁;丹皮、赤芍、夏枯草清肝泄火;白芍柔肝养阴;党参、炒白术、云苓、炙甘草四君子加山药补脾益气,加陈皮理气化痰;云苓、泽泻、薏苡仁健脾利湿;远志安神益智,交通心肾兼可以祛痰消肿。患者二诊大便稀溏,考虑夏枯草苦寒,故减其用量;症状稍减去菊花;恐肝气疏泄太过,减柴胡用量;加炒白术、山药、云苓、党参用量补脾益气,固护中州。三诊,患者诉耳鸣,考虑为肝阴不足,上窍失于濡润,故加大芍药用量,柔肝养阴;另加生黄芪、麦冬、五味子益气固表止汗,缓解出汗症状。四诊,患者诸症减轻,增加柴胡用量疏肝解郁;加生黄芪、麦冬用量扶助正气以固本。五诊,患者诉胸闷,因气滞日久而血瘀,心脉瘀阻而胸闷不舒,加丹参活血祛瘀,清心除烦;由于湿气外袭肌肤而生疱疹,加土茯苓、白鲜皮清热祛湿解毒。六诊,患者肝火旺盛,火邪伤津耗气,正气亏虚而出现乏力等气虚症状,加黄精补气养阴,健脾益肾。七诊,患者诉白带增多,色黄,与脾虚湿盛,湿热下注有关,加砂仁、白蔻仁温脾化湿。八诊,大便质稀,增加砂仁用量温脾化湿止泻。九诊,增加土茯苓、白鲜皮用量,清热祛湿解毒。十诊,患者诉脱发,加侧柏叶凉血乌发。十一诊,患者症状责之于脾虚湿盛、肝肾亏虚,加泽泻用量,另加山萸肉、熟地、川断、骨碎补、桑寄生补肝益肾,强筋骨。十二诊,去麦冬、五味子敛阴养阴之品,加炒枣仁养心补肝安神;症状改善,故减柴胡、泽泻、山萸肉、熟地用量。十三诊,因水湿下注,双下肢沉重乏力,加黄柏清热燥湿,加香附疏肝解郁。十四诊,患者诸症改善,去山萸肉、炒枣仁。

医案4:

患者赵某,男,47岁。4年前查体发现甲状腺结节,未行治疗。2016年底彩超显示钙化加重,行甲状腺穿刺结果显示甲状腺恶性肿瘤并有局部淋巴结转移。于2017年1月行甲状腺全切及淋巴结清扫术。先服用左甲状腺素钠片3片,每日1次,于2017年4月接受[131]I治疗。2017年5月3日初诊,患者自述生气时胸胁部及背部胀痛不适,偶头痛头胀。纳眠可,二便调。口干,舌红苔黄,脉弦细。

方药:柴胡12 g,香附15 g,赤白芍各18 g,夏枯草18 g,川芎18 g,浙贝母12 g,茯苓15 g,郁金18 g,党参30 g,炒白术15 g,灵芝20 g,山药20 g,桃仁12 g,红花12 g,三棱12 g,莪术15 g,玄参15 g,半枝莲20 g,白花蛇舌草20 g,半夏12 g,陈皮12 g,甘草6 g,百合20 g,黄精30 g,川牛膝30 g。

二诊:患者服药后排便通畅。现症见:胸闷,夜间因胸闷憋醒。纳可,眠差,眠浅,二便调。舌红苔黄厚,脉弦涩。方药:上方加桂枝12 g、丹参30 g、砂仁9 g、檀香6 g。7剂,水煎服,日一剂。

三诊:病史同前。现症见:偶有胸闷,余无明显不适。纳可,眠浅,二便调。舌脉同前。方药:上方改白花蛇舌草15 g,加红景天15 g。14剂,水煎服,日一剂。

四诊:现症见:胸闷,两肋发胀,情绪紧张,情绪易急,自觉腹背有气走窜。纳可,眠差,眠浅,二便调。舌淡红苔薄白,脉弦。方药:上方加丹皮15 g、炒枳壳12 g。

五诊:诸症改善。现症见:偶尔胸闷,两肋胀满不舒,生气时症状加重。纳可,眠一般,眠浅,二便调。舌红苔薄黄,脉弦缓。方药:上方改灵芝30 g、陈皮15 g、炒枳壳15 g,加怀牛膝30 g、骨碎补20 g。

分析:患者口干、苔黄有热象,故用活血消症汤加清热之半枝莲、白花蛇舌草。养阴之百合,加半夏、陈皮理气化痰,川牛膝阴血下行避免积聚颈部,甘草调和诸药。二诊时患者胸闷、眠差、眠浅。上方加桂枝温经通脉,平冲降逆;丹参活血化瘀,清心除烦;砂仁、檀香行气止痛。三诊时患者偶有胸闷。上方减少白花蛇舌草用量,加红景天益气活血、通脉平喘。四诊时患者胸闷,两肋发胀,情绪紧张,情绪易急,自觉腹背有气走窜,眠差,上方加丹皮辛行苦降,善活血祛瘀;炒枳壳理气宽中,行滞消胀。五诊时患者偶尔胸闷,两肋胀满不舒,生气时症状加重,大便稀,上方加大灵芝用量,补气安神;陈皮、炒枳壳行气宽中,行滞消胀;加骨碎补苦温性燥,补肾强骨。

医案5:

患者刘某,男,47 岁,初诊。患者自述于 2016 年 11 月 1 日单位查体发现甲状腺癌,于 2016 年 11 月 21 日于某医院行"甲状腺切除术(左侧全切＋右侧部分切除)",2017 年 2 月 22 日于某医院接受[131]I治疗,目前口服左甲状腺素钠片 2.5 片,每日 1 次。现症见:患者自觉右侧甲状腺部位疼痛,无法按压,吞咽时疼痛明显,左侧伴持续性压迫感,碘治疗后自觉味觉下降,活动后气喘,乏力,偶有耳鸣,左腿、膝易疼痛。纳眠可,二便调。舌淡苔薄白,舌体胖大,有齿痕,脉弦细。既往:高血压病史 20 余年,平素易怒,未服药治疗,测血压 147/93 mmHg。

方药:党参 30 g,茯苓 20 g,炒白术 20 g,山药 20 g,黄精 30 g,柴胡 12 g,香附 15 g,赤白芍各 15 g,鳖甲 12 g,夏枯草 18 g,灵芝 30 g,薏苡仁 30 g,川芎 18 g,玄参 15 g,桃仁 12 g,红花 12 g,当归 12 g,炒牛蒡子 15 g,三棱 12 g,莪术 15 g,浙贝母 12 g,煅龙牡各 30 g,怀川牛膝各 30 g,丹皮 15 g,川断 30 g,泽泻 18 g。

二诊:患者药后便溏。现症见:左下颌、颈部肿大,晨起颈部僵硬、麻木,活动后可缓解,右侧甲状腺处压痛,活动后乏力明显,偶有耳鸣。纳可,味觉减弱,眠差,后半夜多梦,二便调。舌淡红苔白滑,边有齿痕,脉弦细。方药:上方改桃仁 9 g、红花 9 g、玄参 12 g、当归 9 g、茯苓 30 g、炒白术 30 g、山药 30 g。

三诊:患者周身乏力症状好转,服药后大便偏稀。现症见:左下颌、颈部肿大,疼痛减轻,偶有一过性耳鸣,右前臂肿硬,按之疼痛。纳眠可,小便调。舌淡红苔黄腻,边有齿痕。方药:上方加姜黄 12 g、西洋参 10 g。

四诊:患者服药后诸症减轻。现症见:无明显不适。纳眠可,二便调。舌淡红苔白滑,边有齿痕,脉弦。方药:上方继服。

五诊:现症见:右前臂尺侧肿硬,屈伸不利,左下颌、颈部肿大。纳眠可,二便调。舌淡红苔白滑,边有齿痕,脉弦涩。方药:上方改姜黄 18 g,加独活 18 g、土鳖虫 12 g、桂枝 12 g。

六诊:患者服药后诸症明显好转。现症见:左下颌及颈部肿大明显缩小,前臂抬举受限情况明显好转,右臂尺侧肿硬缓解。纳眠可,二便调。舌淡红苔薄白,边有齿痕,脉弦。方药:上方继服。

分析:患者因素性易怒,情志内伤,饮食失调以及体质因素,导致肝气失于条达,气机郁滞,气郁久而化火生热,火邪致病最易伤津耗气;肝郁横逆犯脾,脾气虚则见乏力症状;肝郁气滞、肝火上扰清窍则耳鸣;肝肾亏虚,气滞血瘀则见膝酸腿疼。治疗上应采取疏肝解郁,化痰散瘀。方选活血消症汤加鳖甲、薏苡仁、当归、炒牛蒡子、煅龙牡、川怀牛膝、丹皮、川断、泽泻。鳖甲清肝软坚,化痰消瘿;牛蒡子清热解毒利咽;川牛膝、川芎、当归、丹皮、赤芍活血化瘀;川牛膝引血下行;怀牛膝、薏苡仁、泽泻利水渗湿,以利浊邪;煅龙牡平抑肝阳。二诊,患者诉大便稀溏,减活血利水药味用量,加茯苓、炒白术、山药健运脾气,固护中州。三诊,患者诉前臂疼痛,加姜黄活血化瘀,通络止痛;加西洋参益气养阴生津。四诊,患者诸症改善,守方继服。五诊,前臂仍有疼痛肿胀感,加姜黄用量;加独活通痹止痛,桂枝温通经脉。六诊,患者诸症改善,守方继服。

医案6:

患者杜某,女,58岁,首诊,发现甲状腺结节1个月余。患者于2017年3月28日查体,甲状腺彩超显示甲状腺右叶结节。后于2017年4月24日于某医院查体,胸部CT显示双肺多发小结节。现症见:外界刺激性咽痒,干咳。纳眠可,二便调。舌红苔黄。

方药:桑叶15 g,桑白皮20 g,丹皮18 g,炒杏仁12 g,白前15 g,炒苏子30 g,芦根20 g,炙百部15 g,陈皮15 g,炒牛蒡子15 g,地骨皮20 g,桔梗15 g,浙贝母12 g,柴胡9 g,赤白芍各15 g,夏枯草18 g,云苓15 g,玄参12 g,甘草6 g,三棱12 g,莪术12 g,连翘15 g,黄芩12 g。

二诊:病史同前。2017年7月3日查体显示甲状腺弥漫性病变。现症见:咽痒,咳嗽,胸中灼痛,口干。纳眠可,二便调。舌红苔黄。方药:上方加香附15 g、炒山栀12 g、蝉衣15 g、灵芝20 g。

三诊:病史同前。现症见:咽痒,咳嗽,痰黄稠,胸中灼痛,口干,胸闷,偶有心慌。纳眠可,二便调。舌暗红,苔薄白。方药:上方加鱼腥草20 g、枇杷叶18 g、菊花15 g,改玄参9 g、云苓20 g、炒山栀9 g。

分析:患者由于情志内伤、饮食失宜以及体质因素,导致肝气失于条达,气机郁滞,气滞则津液不得正常输布,水液凝聚而成痰,气滞痰凝,结于颈前;同时,由于气血失调,气郁痰结,从而导致血瘀,瘀与痰结,形成瘿病。由于痰湿内阻,上伏于肺,肺气失宣,则发为咳嗽。治疗上应以降肺止咳,理气活血,化痰消瘿为主,方用止嗽散加减。桑叶、桑白皮宣肺止咳平喘,炒杏仁、白前、炒苏子、桔梗、炙百部降肺、润肺止咳,一宣一降以复肺之宣降的功能;浙贝清热化痰止咳,解毒散结消痈;炒牛蒡子、玄参利咽解毒;连翘、地骨皮、黄芩清肺降火;夏枯草清肝泄火,散结消肿;柴胡疏肝解郁,兼以疏散退热;芍药柔肝;陈皮理气行滞,燥湿化痰,"治痰先治气,气顺痰自消";茯苓甘淡渗湿健脾,以杜生痰之源;三棱、莪术、丹皮活血化瘀行气;桔梗为引经药,载药入肺。二诊时患者仍咳嗽,口干,故加蝉衣疏散风热之邪,兼以利咽;香附合柴胡疏肝解郁;炒山栀合丹皮清热;灵芝补气安神,止咳平喘。三诊时考虑患者咳吐黄痰,仍为痰热内阻于肺,加鱼腥草清热解毒,消痈排脓;枇杷叶清肺止咳;菊花疏散风热,清热解毒;考虑整个方子的寒热组成,减炒山栀、玄参用量;"脾为生痰之源,肺为储痰之器",加大云苓用量化痰健脾。现代药理研究表明,灵芝能降低血液黏度,增加心肌收缩能力,增加冠状动脉血流量和心输出量,改善心律,并能平喘、止咳、祛痰以及治疗慢性气管炎等。

医案 7:

患者颜某,女,66 岁。首诊:查体发现甲状腺弥漫性肿大 1 个月余。患者查体发现甲状腺弥漫性肿大,1 天后复查甲状腺 B 超显示甲状腺弥漫性病变并局部结节,多源性,考虑桥本病并异常增生;颈部双侧及中央淋巴结肿大。现服左甲状腺素钠片(每次 1 片,每日 1 次),效佳。现症见:咽部有痰,易咳出,白黏痰;颈部甲状腺处肿大,耳鸣,视物模糊,迎风流泪;劳累后肩胛骨处酸胀感,膝关节遇冷疼痛,屈伸不利。纳眠可,小便调,大便略干,2~3 日一行。舌红苔黄厚,脉弦涩。2016 年 11 月 17 日查甲功显示 TSH:9.41 μIU/mL,甲状腺球蛋白抗体(TGAB):110.30 IU/mL。血压157/97 mmHg。

方药:半夏12 g,薤白12 g,瓜蒌20 g,川芎18 g,丹参20 g,桂枝15 g,柴胡12 g,香附15 g,赤白芍各15 g,茵陈20 g,夏枯草18 g,桑皮20 g,云苓15 g,陈皮15 g,玄参20 g,川牛膝30 g,枸杞15 g,菊花15 g,木瓜20 g,甘草6 g,当归12 g,川朴12 g,生地15 g。

二诊:患者服药后,上述症状都有减轻,现患者咽痒,咳嗽,微恶风,纳可,眠差,不易入睡,二便调。方药:上方加荆芥9 g、白前12 g、桔梗12 g、酸枣仁20 g。

分析:患者由于情志内伤、饮食失宜以及体质因素,导致肝气失于条达,气机郁滞,气滞则津液不得正常输布,水液聚而生湿,凝而成痰,痰瘀互结于颈前则颈部肿大;气郁久而化火生热,火邪致病最易伤津耗气;肝郁化火,见情绪易急易怒;肝火上扰心神,侵袭上焦;肝火侵扰上焦。治疗上应采取疏肝解郁,通阳散结,方选柴胡疏肝散合瓜蒌薤白半夏汤加减。柴胡苦辛微寒,功擅条达肝气而疏郁结;香附微苦辛平,长于疏肝行气止痛;川芎味辛气温,能行气活血、开郁止痛;香附、川芎共助柴胡疏肝解郁,且有行气止痛之效;芍药养血柔肝,缓急止痛,与柴胡相伍,养肝之体,利肝之用,且防诸辛香之品耗伤气血;陈皮理气化痰以畅中;并佐云苓健脾渗湿以杜生痰之源;桑皮泻肺平喘、利水消肿;茵陈清利肝胆湿热;夏枯草清泻肝火、散结消肿;川朴苦辛性温,下气除满,两药相合,化痰结,降逆气,痰气并治;瓜蒌利气宽胸、祛痰散结;薤白温通胸阳、行气散结止痛;桂枝温通经脉、助阳化气、平冲降逆;丹参活血祛瘀、养心安神,既强活血化瘀之力,又可祛瘀而不伤正;当归味辛性温,主入血分,力能补血,又补中有行;赤芍、生地、玄参清热凉血、散瘀止痛;菊花、枸杞养肝明目;木瓜味酸入肝,善于舒筋活络;川牛膝补肝肾、强筋骨,又能引血下行。二诊时患者感受风邪,咽痒咳嗽,恶风,加荆芥疏风解表;桔梗苦辛而性平,善于宣肺止咳;白前辛苦微温,长于降气化痰,两者协同,一宣一降,以复肺气之宣降。患者眠差,加酸枣仁宁心安神。

❀ 医案8:

患者崔某,女,65岁。首诊:发现桥本甲状腺炎5年。患者自述5年前因冠心病住院于某医院发现甲状腺球蛋白抗体、抗甲状腺过氧化物酶抗体升高,确诊为桥本甲状腺炎,未行系统治疗。糖尿病病史20年,注射甘精胰岛素12 U/d,阿卡波糖每次1粒、每日3次,血糖控制良好。2017年3月21日,患者因心脏病入院,再次发现甲状腺球蛋白抗体、抗甲状腺过氧化物酶抗体升高。现症见:两个月前阵发性头晕头痛,近期加重,身体沉重乏力,颈僵,平卧缓解。纳可,睡眠需依赖安眠药(具体不详),小便调,大便干。

方药:枸杞15 g,菊花15 g,熟地15 g,山药18 g,山萸肉18 g,云苓18 g,丹皮18 g,川芎18 g,丹参30 g,檀香9 g,砂仁9 g,柴胡12 g,香附15 g,赤白芍各20 g,天麻12 g,百合20 g,桑枝30 g,郁金20 g,葛根20 g,炒枣仁20 g,鬼箭羽20 g,桂枝12 g。

分析:患者初诊以眩晕为主诉,责之于情志内伤,饮食不调加年高肾亏,从而导致以肝肾亏虚、髓海不足为本,肝阳上亢为标的眩晕;同时患者有糖尿病病史20年,由于先天不足,肾精亏损,年老体弱,阴损及阳而导致消渴病。肝乃风木之脏,性主升主动,肝阴亏虚,水不涵木,阴不维阳,阳亢于上,上扰头目,则发为眩晕;肝木不能上养于目,清窍失养,则目涩;头目被扰,则眠不安；机体气血虚衰，气滞血瘀，故胸痹难舒；机体肾阴亏虚，阴损及阳，阴虚为本，燥热为标，发为消渴；经络失于濡养，则颈项僵硬，活动不利；阴伤于内，津液不生，则大便干结。治疗上采取滋肾养阴，行气活血，养肝明目，方用杞菊地黄丸合丹参饮加减。枸杞、菊花养肝明目；熟地、山药、山茱萸、云苓、泽泻、丹皮组成六味地黄丸，滋补肾阴，滋水涵木；丹参、檀香、砂仁组成丹参饮，加桂枝、川芎以活血行气，通络止痛，缓解胸痹症状；柴胡、香附、郁金疏肝解郁；芍药养肝柔肝敛阴；葛根生津舒筋，以缓项僵；桑枝、鬼箭羽活血通络，降低患者血糖水平。

📎 医案 9：

患者陈某，女，38 岁，首诊，查体见 TSH 增高 1 个月余。甲状腺 B 超显示双叶甲状腺对称性肿大；查甲功显示 TSH：94.16 μIU/mL，FT$_4$：6.15 pmol/mL；诊断为甲减。遵医嘱服用左甲状腺素钠片（每次 1 片，每日 1 次）。现症见：乏力，偶有目胀，眼周胀痛，侧头部胀痛，腹胀明显。末次月经 2017 年 9 月 27 日，经期 3 天，周期 4 天，平素月经不规律，月经先期，色可量少，经前乳胀，伴双下肢无力。纳眠可，二便调。舌红苔黄，脉缓。

方药：柴胡 9 g，香附 15 g，赤白芍各 18 g，党参 30 g，云苓 20 g，炒白术 20 g，陈皮 12 g，枸杞 15 g，杜仲 15 g，山萸肉 18 g，山药 18 g，泽泻 15 g，丹皮 15 g，当归 9 g，益母草 30 g，紫石英 30 g，熟地 15 g，菊花 15 g，川芎 15 g，夏枯草 18 g，甘草 6 g。

二诊：病史同前，诸症稍减。现症见：纳少，眠可，大便 4～5 日一行。舌红苔黄腻，脉弦。末次月经 2017 年 10 月 17 日，量少，经期 3 天。方药：上方改陈皮 15 g、当归 12 g、川芎 18 g。

三诊：病史同前，诸症改善。现症见：双下肢乏力、肿胀明显，饭后腹胀。末次月经 2017 年 11 月 11 日，月经量少，色淡，自觉倦怠，情绪急。纳可，眠可，大便 2～3 日一行，质正常，小便调。舌红苔黄厚腻，边有齿痕，脉弦。方药：上方加桂枝 12 g、杜仲 20 g。

分析：患者因情志内伤、饮食失调以及体质因素，导致肝气失于条达，气机郁滞，气郁久而化火生热，肝火旺盛，火邪致病最易伤津耗气，由于本身气机失调，加之火邪耗气，机体之气运行不畅，化生不足；肝郁犯脾，脾气虚则表现为以乏力、腹胀为主要表现的一系列症状；肝开窍于目，肝火旺盛，津液耗损，双目失养，不荣则痛，故见目胀目痛；肝气郁滞，肝经循行之处亦可见相应症状；肝胆火盛，足少阳胆经巡行头两侧，故见侧头部胀痛不适，足厥阴肝经巡行过乳房部位,故见经前乳房胀痛;气滞血瘀,血行不畅,故经血量少。治疗上采用清肝泄火,补脾益肾,方用丹栀逍遥散合异功散合六味地黄丸加减。丹皮、炒山栀、夏枯草清肝泄火;柴胡、香附疏肝解郁;白芍柔肝;"见肝之病,知肝传脾,当先实脾",党参、云苓、炒白术、甘草、山药、陈皮组成异功散健脾益气,行气燥湿,缓解乏力、腹胀症状;熟地、丹皮、山药、山萸肉、泽泻、云苓组成六味地黄丸,滋补肾阴;加枸杞、菊花养肝明目;四君子加川芎、当归、熟地、芍药、益母草组成八珍益母汤,补血养血兼以活血利水,针对月经量少,周期不定症状。全方配伍严谨,共奏清肝泄火,疏肝解郁,理气健脾,养血活血之功。二诊患者诸症改善,加陈皮理气健脾助运,当归、川芎活血行气。三诊患者症状改善,月经量少,加桂枝温通经脉,杜仲补益肝肾。

❈ 医案 10:

患者贾某,女,30 岁,首诊,心慌 11 年余,复发 1 年半。患者自述 11 年前曾因甲亢做过[131]I 治疗,1 年半前复发,曾服甲巯咪唑片、丙硫氧嘧啶片,效一般。现症见:乏力,心慌,余无明显不适。纳可眠差,多梦,小便调,大便稀,每日 4 次。舌红苔薄黄,脉弦数。既往因异位妊娠于某医院行"右输卵管壶腹部妊娠病灶清除术＋子宫肌瘤挖出术"。2015 年 11 月 14 日查甲功显示 FT_3:5.84 pmol/mL,TSH:0.003 $\mu IU/mL$。

方药:丹皮 15 g,炒山栀 9 g,柴胡 9 g,赤白芍各 20 g,郁金 18 g,云苓 15 g,泽泻 20 g,川芎 18 g,枸杞 15 g,菊花 15 g,夏枯草 18 g,玄参 9 g,党参 20 g,麦冬 30 g,五味子 9 g,山萸肉 18 g,炒山药 15 g,生龙牡各 30 g,炙甘草 12 g,地骨皮 20 g,生黄芪 20 g,熟地 15 g,紫石英 20 g,当归 12 g,桑寄生 20 g,桃仁 9 g,红花 9 g。

二诊:患者现偶心率增快,休息后减轻,气短,晨起口苦。纳可眠差,不易入睡,易醒,二便调。末次月经 2015 年 12 月 7 日,量可色暗,有血块。舌红苔薄黄,脉细滑数。TSH:0.027 $\mu IU/mL$,FT_3:9.57 pmol/mL。方药:上方改党参 30 g,加香附 15 g、陈皮 15 g、珍珠母 20 g。

三诊:患者现偶心率加快,休息后缓解,口干,偶有晨起口苦。纳少眠可,二便调。末次月经 2016 年 1 月 11 日,量可色暗,有血块。舌红苔黄厚,脉细滑数。2016 年 1 月 24 日查甲功示 TSH:0.016 $\mu IU/mL$。方药:上方加远志 12 g,改珍珠母 30 g。

分析:患者因情志内伤、饮食失调以及体质因素,导致肝气失于条达,气机郁滞,气郁久而化火生热,火邪致病最易伤津耗气;肝郁犯脾,脾气虚则见乏力症状；肝火上扰心神，侵袭上焦，心神不安，故见心慌、眠差。治疗上应采取疏肝解郁，养血活血，方选丹栀逍遥散合桃红四物汤加减。丹皮、炒山栀、夏枯草清肝泄火；柴胡、郁金疏肝解郁；白芍柔肝敛阴；党参、生黄芪、山药、炙甘草补脾益气，缓解乏力症状，加麦冬、五味子固表敛阴；枸杞、菊花清肝明目；玄参、地骨皮、山萸肉养阴除蒸；气滞则水液输布不畅，加云苓、泽泻健脾利湿，使邪有出路；生龙牡重镇安神。患者妇科手术后，营血亏虚，血行不畅。黄芪补气固表，有形之血不能速生，无形之气需当速固；熟地善能滋补营血；当归入血分，力能补血，又能补中有行；紫石英温肾暖宫；桃仁、红花活血化瘀。二诊时患者心慌气短，加党参用量，另加陈皮补脾益气；肝气郁滞，肝火上炎则口苦，加香附疏肝理气；加珍珠母平肝潜阳，安神定惊。三诊时症状改善，增加珍珠母用量；加远志安神定志，缓解症状。

疏肝清热化痰法治疗亚急性甲状腺炎

一、病因病机概述

亚急性甲状腺炎在甲状腺疾病中的占比为 $0.5\% \sim 6.2\%$，随着社会生活方式的改变，其发病率呈逐年增加趋势。亚急性甲状腺炎为甲状腺的一种自限性炎症性疾病，通常表现为一过性甲状腺肿大、疼痛及甲状腺功能异常。甲状腺炎的发病机制多与感染密切相关，其中上呼吸道感染为最常见的致病因素，炎症反应诱导 T 细胞识别相应复合体和细胞抗原暴露，最终导致甲状腺损伤。此外，研究发现新型冠状病毒感染与亚急性甲状腺炎发病机制密切相关。

亚急性甲状腺炎在中医理论上属于"瘿病"，其内因主要为肝气郁结，外因主要为外感火热之邪，气滞、痰凝、血瘀壅于颈前，火热之邪内侵，热毒炽盛；或肝气郁结，气郁化火，又遇外感火热之邪，风火相搏，继而风火痰瘀损伤阳气，脾肾虚衰或气郁日久化火伤阴，津灼为痰，血凝为瘀。亚急性甲状腺炎的发生多以肝郁气滞的内因为基础，外感风热、疫气的外因为辅共同致病。患者平素情志不遂，肝失疏泄，肝郁日久则生热化火，加之外感风热、疫气之毒，火热愈炽，两热相合成痈，发病日久可导致瘀血、痰湿等多种病理产物出现而使疾病病机复杂化。亚急性甲状腺炎六经辨证属于少阳经病范畴，病机为邪郁少阳，既有少阳枢机不利的寒热往来表现，又有温邪侵袭肺卫症状。

二、医案举隅

患者张某,女,亚急性甲状腺炎。首诊:颈前区疼痛20余天。患者出现颈前部疼痛不适,说话后加重,于当地医院就诊后诊断为亚急性甲状腺炎。服抗病毒药物,效不佳,后用地塞米松,效佳。现症见:颈前部自觉不适,说话过久疼痛明显,并伴压迫症状,手抖明显,近期饭量增加,无口渴,时烘热汗出。纳可眠差,易醒,醒后难复睡。小便调,大便日一行,不成形。舌红苔白腻,脉数。2017年10月18日查甲功显示 TRAB:11.38 IU/mL,TSH:2.050 μIU/mL,FT₃:5.76 pmol/mL,FT₄:16.18 pmol/mL;2017年10月2日甲状腺B超显示甲状腺右侧叶腺体回声不均,考虑亚急性甲状腺炎,甲状腺双侧叶多发结节。

方药:柴胡疏肝散合五味消毒饮合二陈汤。

丹皮18 g,柴胡12 g,香附15 g,赤白芍各30 g,夏枯草18 g,金银花18 g,连翘18 g,菊花18 g,炒牛蒡子15 g,云苓20 g,玄参12 g,三七粉3 g,陈皮15 g,半夏12 g,蒲公英20 g,炒白术20 g,浙贝母12 g,炙甘草12 g。

二诊:患者乏力、烘热、汗出等症状明显改善。现症见:颈前区疼痛,触摸疼痛;心慌明显,持续一分钟后自行缓解,心慌发作频繁,手抖。纳眠可,小便调,大便日1～2行,不成形。舌红苔黄腻。方药:上方改炒牛蒡子18 g、玄参15 g,加山药20 g、川芎15 g。

分析:患者由于情志内伤、饮食失宜以及体质因素,导致肝气失于条达,气机郁滞,气滞则津液不得正常输布,水液凝聚而成痰,气滞痰凝,结于颈前;同时由于气血失调,气郁痰结从而导致血瘀,瘀与痰结,形成瘿病。治疗上以理气活血,化痰消瘿为主,方用柴胡疏肝散合五味消毒饮合二陈汤加减。柴胡、香附疏肝解郁;白芍养阴柔肝;夏枯草、浙贝、半夏清热化痰,散结消瘿;连翘味苦微寒,长于解毒散结,有"疮家圣药"之称;金银花、蒲公英、菊花清热解毒,消肿散结;半夏辛温而性燥,燥湿化痰,降逆和胃,消痞除满;陈皮辛苦温燥,理气行滞,燥湿化痰;云苓甘淡渗湿健脾,以杜生痰之源,半夏与云苓配伍,燥湿化痰与渗利水湿相合,则湿化痰消,亦体现了朱丹溪"燥湿渗湿则不生痰"之理;白术健脾益气,燥湿利水;三七粉补血活血,化瘀行气;玄参、赤芍清热凉血,解毒散结。二诊时患者颈前区疼痛,触摸疼痛,心慌明显,上方加大牛蒡子用量,疏散风热,清肺利咽消肿;玄参清热生津。加山药益气养阴,补脾肺肾;川芎活血行气,祛风止痛。

第九章 妇科疾病

养血调经汤加减治疗肾虚肝郁型月经过少

中医学认为,月经的产生是女子发育到成熟的年龄阶段后,脏腑、天癸、气血、经络协调作用于胞宫的生理现象。《黄帝内经》中有女子"二七而天癸至,任脉通,太冲脉盛,月事以时下,故有子"。这里的天癸就是指肾中精气充盈到一定程度时产生的具有促进人体生殖器官成熟,并维持生殖功能的物质。月经按时而至,是女性生长发育正常的标志之一,月经情况也是女性一身脏腑功能及气血津液情况的外在表现之一。病史收集问诊中,生育期女性月经史、生育史无论在中西医问诊中,均是一项重要内容。西医学认为,月经是子宫内膜随着体内激素水平变化而周期性脱落形成的,月经周期是由下丘脑、垂体和卵巢三者生殖激素之间的相互作用来调节的。在月经周期中的月经期和增殖期,血中雌二醇和孕酮水平很低,从而对腺垂体和下丘脑的负反馈作用减弱或消除,导致下丘脑对促性腺激素释放激素的分泌增加,继而导致腺垂体分泌的促卵泡激素和黄体生成素增多,因而使卵泡发育,雌激素分泌逐渐增多,此时,雌激素又刺激子宫内膜进入增殖期。黄体生成素使孕激素分泌增多,导致排卵。此期中雌激素与孕激素水平均升高,这对下丘脑和腺垂体产生负反馈抑制加强的作用,因而使促卵泡激素和黄体生成素水平下降,导致黄体退化,进而雌激素和孕激素水平降低。子宫内膜失去这两种激素的支持而剥落、出血,即发生月经。此时,雌激素和孕激素减少,又开始了下一个月经周期。

接诊患者过程中经常遇主诉为月经不调者,或主诉其他不适并伴有月经不调者,有的自述服用雌孕类激素则月经正常,停用雌孕类激素则月经不调依旧,甚为苦恼,遂转求中医。治疗月经病过程中发现月经不调患者中情志因素致病的非常多。女性情志因素致病也是女性生理病理特点决定的，女性孕育生产均伤血耗气。《黄帝内经》云："妇人之生，有余于气，不足于血，以其数脱血也。"女性一生中经期、孕期、分娩、哺乳期、更年期、绝经期均气血不稳定，激素水平波动大，情志容易失调。现代研究表明，人脑的结构存在基本性别差异。男性大脑更容易在感知和协调行动之间取得联系，而女性大脑更擅长在分析和直观的处理模式之间传递信息，同时女性对社会心理应激的生理应答幅度比较小。从进化角度来讲，这一现象是为了保护胎儿免受母体应激的影响。然而应激反应的神经内分泌系统反应迟钝，在应激性生活事件下更容易罹患内化障碍。与男性更容易罹患外化障碍，如成瘾行为（吸烟、酗酒、吸毒等）相比，女性有更高的抑郁风险。女性的生理特点决定了女性情志致病的概率更高，尤其是月经病。素性忧郁，肝气郁结日久，气滞血瘀，气血不畅导致血海空虚，或肝火旺盛，素性急躁，肝阳上亢，肝血不足，或肝木旺而伤脾土，脾气虚运化无力，一方面气血化生不足，一方面脾统血功能不足，造成月经先期、崩漏等。除去情志因素，另有相当一部分患者月经不调与"多产"损伤肾气有关，此"多产"为"小产"，即多次流产造成月经不调。多产损伤肾气，"经水出诸肾"，同时肾又是封藏之本，肾精、肾气充足则精血化生有源，肾封藏功能正常则月经周期正常。若肾气受损，则月经周期、经量等会出现一系列紊乱失调。

在西医学中，月经过少可与多种因素相关，如子宫发育不良、子宫内膜炎、子宫内膜结核、卵巢早衰等疾病，以及人工流产术后损伤子宫内膜等情况。部分月经过少的患者在 B 超下可表现为子宫内膜偏薄。对子宫内膜偏薄的病因和发病机制，目前仍然缺乏确切的认识。目前认为主要原因有：①机体内分泌紊乱，如低雌激素、卵巢储备功能降低，长期口服促排卵药以及避孕药等，都会引起薄型子宫内膜的发生。②子宫内膜感染、直接损伤、粘连和缺失等因素也会导致子宫内膜过薄。③子宫内膜血管发育不良、动脉血流阻力增高、腺上皮生长缓慢以及低表达的血管内皮生长因子等也是薄型子宫内膜发生的特点。同时，年龄也可能引起子宫内膜薄的发生。薄型子宫内膜月经过少若长期失治，可进一步导致月经后期、闭经、卵巢早衰、过早绝经、不孕、反复流产，甚至反复体外受精联合胚胎移植助孕失败。胚胎顺利着床需要适宜厚度的子宫内膜作为保障，同时，适宜的内膜厚度也是评价其容受性的指标。部分月经过少患者常合并月经后期，如果不及时调理治疗，极有可能造成闭经的发生，甚至会导致不孕。目前西医治疗薄型子宫内膜月经过少的方法主要有雌激素、低剂量阿司匹林、枸橼酸西地那非、维生素E与己酮可可碱等药物治疗，子宫内膜微创术，干细胞治疗，微神经肌肉电刺激和生物反馈疗法，宫腔内注射粒细胞集落刺激因子、促性腺激素释放激素激动剂、生长激素以及高压氧疗等。其中选用雌激素治疗较为公认和广泛，虽然显效快，但因为需内服雌激素，故该法有较多禁忌证，如血栓性疾病、乳腺结节、子宫肌瘤、内膜病变等疾病。其不良反应与应用的剂量多少及时间长短呈正相关，且停药后该病易复发，临床运用受到一定限制。其余治疗方法或费用较高，或因有创，患者难以接受，或因某些治疗方法对医疗机构治疗条件和医务人员医疗技术要求较高等原因，不能广泛运用于临床，故本病目前西医治疗仍比较棘手。

目前，临床上35岁左右出现不明原因月经量减少的女性逐渐增加，对于月经失调的治疗，以肝肾为本从气血入手可标本兼顾。肝肾气血相辅相成。清代叶天士在《临证指南医案》中提出："女子以肝为先天。"肝主疏泄，可以疏通畅达全身气机，条畅情志，促进女性排卵；肝藏血，具有储藏血液调节血量的作用。肝喜条达而恶抑郁，肝的疏泄功能正常才可以保持人体气机条畅、气血运行正常，如果肝气不畅、人体内部气机不畅，可以引发机体多种病理变化，如月经后期、闭经。肝失疏泄则气机不畅，气滞可导致血瘀。肾主生殖，肝肾同源，肾精肾气充足则肝血化生有源，肝疏泄功能正常则月经周期规律，肝藏血充足则血海按时满溢、经量正常。月经失调在周期方面表现为或先期或后期或先后不定期，在经量方面表现为月经过多甚至严重时造成贫血，或者月经过少，甚至点滴即净。具体到每一个患者身上，则可能有的仅表现为月经周期的改变，有的同时出现经期、经量的改变。月经病患者的临床症状不尽相同，但是调治月经病有一定规律可循，以肝肾为本从气血入手纲举目张，注重病因，避免陷入"见少则补，见多则泄"的顾此失彼情况。临证诊疗月经过少、月经后期患者较多，考虑原因，月经频发、淋漓不尽患者存在恶性病变可能，首诊医生推荐行诊断性刮宫较多，月经过少、后期患者辗转看中医者较多。对于月经过少、后期患者的治疗，徐教授自创经验方养血调经汤、滋肾固元汤，临证以此为基础进行加减化裁每获良效。

养血调经汤组成：紫石英20 g，党参20 g，茯苓18 g，山药18 g，炒白术18 g，熟地15 g，川芎15 g，枸杞15 g，赤白芍各15 g，当归12 g，柴胡12 g，香附12 g，桃仁12 g，红花12 g，赤白芍各12 g，甘草6 g。

养血调经汤由四君子汤、逍遥散合桃红四物汤加紫石英、党参、香附组成。桃红四物汤由四物汤加桃仁、红花而来。四物汤最早见于晚唐蔺道人著的《仙授理伤续断秘方》,为和血补血的著名经方,主治一切血虚、血热、血燥及妇女月经不调诸证。后被载于宋代《太平惠民和剂局方》,以后在各家著作中多有引用、评说,被后世医家称为"妇科第一方""血证立法""调理一切血证是其所长"等,为治疗血虚类证候的基本方。张仲景用胶艾汤治疗妇科疾患的经验为四物汤用于治妇科病提供了理论支持。四物汤从宋代开始广泛用于治疗妇产科疾病。宋代《太平惠民和剂局方·治妇人诸疾》对四物汤治疗妇科疾病有较早概述:"调益荣卫,滋养气血。治冲任虚损,月水不调,脐腹疞痛,崩中漏下,血瘕块硬,发歇疼痛;妊娠宿冷,将理失宜,胎动不安,血下不止;及产后乘虚,风寒内搏,恶露不下,结生瘕聚,少腹坚痛,时作寒热。"四物汤可补益气血,治疗因气血亏损导致的崩漏、月经失调、症瘕、腹痛等妇科病证。桃红四物汤由四物汤加味桃仁、红花而成,桃红四物汤这一方名始见于《医宗金鉴》。桃红四物汤在四物汤基础上加以强劲的破血之品桃仁、红花,活血化瘀;以甘温之熟地、当归滋阴补肝、养血调经;芍药养血和营,以增补血之力;川芎活血行气、调畅气血,以助活血之功。全方配伍得当,使瘀血祛、新血生、气机畅,化瘀生新是该方的显著特点。四君子汤出自《太平惠民和剂局方》,为补益剂,具有补气、益气健脾之功效。主治脾胃气虚证,面色萎黄,语声低微,气短乏力,食少便溏,舌淡苔白,脉虚数。脾胃为后天之本,气血生化之源,女性经带胎产均耗气伤血。四君子汤方中人参为君,甘温益气,健脾养胃。臣以苦温之白术,健脾燥湿,加强益气助运之力。佐以甘淡茯苓,健脾渗湿,苓术相配,则健脾祛湿之功益著。使以炙甘草,益气和中,调和诸药。四药配伍共奏益气健脾之功。逍遥散是宋代《太平惠民和剂局方》名方。宋代《太平惠民和剂局方》始载逍遥散,其组成为四逆散易枳实,合当归芍药散去泽泻、川芎,加薄荷、生姜组成,即柴胡、当归、白芍、白术、茯苓、甘草、薄荷、生姜八味。主治肝郁血虚所致两胁作痛,寒热往来,头痛目眩,口燥咽干,神疲食少,月经不调,乳房作胀,脉弦而虚者,有疏肝解郁、健脾和营之功。逍遥散脱胎于张仲景四逆散、当归芍药散之法,《伤寒论》载四逆散由炙甘草、炙枳实、柴胡、芍药四味组成,用于气郁而致厥逆之证,体现了疏肝解郁、调理气机治法。《金匮要略》载当归芍药散,由当归、芍药、茯苓、白术、泽泻、川芎六味组成,主治妇人妊娠腹中痛及妇人腹中诸疾痛,有疏肝养血、健脾祛湿之效。两方均为和解剂,皆有疏肝解郁之功。现代研究表明,本方具有温和的雌激素样活性,此作用是通过卵巢实现的。养血调经汤在以上方剂的基础上加紫石英、香附、山药、枸杞、益母草而成。紫石英甘温,能助肾阳,暖胞宫,调冲任,常用治元阳衰惫,血海虚寒,宫冷不孕、崩漏带下诸证。香附辛行苦泄,善于疏肝理气、调经止痛,为妇科调经之要药,有"气病之总司,女科之主帅"之称。现代研究表明,香附5%流浸膏能抑制豚鼠、家兔、猫、犬等离体子宫(已孕及未孕)的收缩,对子宫肌张力的弛缓作用,与当归流浸膏相似,但效力较弱。香附所含的油有微弱的雌激素作用。山药,味甘,性平,归肺、脾、肾经,补脾、养肺、固肾、益精,主脾虚泄泻、食少浮肿、肺虚咳喘、消渴、遗精、带下、肾虚尿频,外用治痈肿、瘰疬。现代研究表明,山药含有植物雌激素,具有雌激素样作用,使体内雌激素水平保持在最佳水平,从而能美容美白、促进乳腺生长、缓解更年期及经期多种不适,还具有降血脂、预防心血管疾病、抗炎保肝等作用。枸杞入肝经,具有补肾益精、养肝明目、补血安神等各种功效。益母草活血调经、利尿消肿,属活血化瘀药分类下的活血调经药。现代研究表明,益母草具有兴奋子宫、收缩子宫平滑肌的作用。全方理气活血,肝肾同调。

滋肾固元汤加减治疗肾虚血瘀型月经后期

月经后期为中医病名,西医月经后期为症状,很多疾病均可导致月经后期。月经后期可纳为现代医学的月经失调中的月经稀发范畴。按照《妇产科学》相关诊断标准,月经稀发为周期大于 35 天或延后 1 周以上、6 个月以内者。现代医学认为,月经周期的产生主要通过下丘脑-垂体-卵巢轴的激素作用。月经后期的发病机制则是由于机体内受到某些因素影响导致下丘脑-垂体-卵巢轴中的某一环节功能失调,最终导致卵巢功能失调,性激素分泌紊乱,卵泡刺激素相对不足,致使卵泡发育迟缓,卵泡期延长,从而影响子宫内膜的周期性变化而致月经延后。根据月经周期是否排卵,月经后期分排卵性月经后期及无排卵性月经后期。排卵性月经后期指卵泡期卵巢分泌的卵泡刺激素相对不足使卵泡发育迟缓,卵泡不能如期成熟,从而导致排卵延后,月经不能如期来潮;无排卵性月经失调则是指月经周期中卵泡刺激素或黄体生成激素分泌失调,卵巢无法排卵,月经出现紊乱、延后。此外,机体受到各种影响导致下丘脑-垂体-卵巢功能失调,也会出现由该器官分泌的激素失调,如卵泡刺激素、黄体生成素、睾酮素、催乳素等。血液中卵泡刺激素和黄体生成素过高,产生负反馈抑制卵巢产生雌激素和孕激素,此种情况多见于卵巢储备功能下降或卵巢早衰。

一、辨治思路

根据多年临床经验,月经后期病机以肾气精血不足较多见。肾气精血不足致使天癸、冲任、血海空虚致月经后期。肾为先天之本,为天癸之源,肾气充盛,则天癸按期而至。此外,肾又为冲任之本,任主胞胎,冲为血海,任通冲盛,则月事按时而下。肾藏精,主生长发育,为生殖之根本。人体生殖器官的发育,性机能的成熟与维持,以及生殖能力等,都与肾精及肾气充盛密切相关。人出生后,随着肾精肾气的不断充盛,产生天癸,天癸来至,女子月经来潮;中年以后,肾精及肾气逐渐衰少,天癸衰减,生殖机能衰退。肾具有推动和调控脏腑气化的功能,肾阳为一身阳气之本,可以推动和激发脏腑经络各种机能。肾阴为一身阴气之源,能抑制和调控脏腑各种机能,并使气凝聚成形而为精血津液。女性月经周期中也存在着阴阳转化的关系,月经周期的排卵前半周期主要是阴偏盛的状态,子宫内膜不断增厚,为月经来潮内膜脱落聚积物质基础,排卵之后在孕激素作用下女性机体体温升高,子宫内膜由原来的增厚变为结构改变,并在激素调节下脱落,从而月经来潮,月经后半周期体现的更多是功能性的作用,按照阴阳来划分,更偏于阳气作用。肾阴肾阳是调节一身阴阳的根本,因此肾有对于月经周期的调节作用。

滋肾固元汤组成:紫石英 30 g,益母草 30 g,川牛膝 30 g,菟丝子 20 g,肉苁蓉 20 g,桑寄生 20 g,泽泻 20 g,山萸肉 15 g,山药 15 g,熟地 15 g,枸杞 15 g,柴胡 12 g,香附 15 g,当归 15 g,桃仁 12 g,红花 12 g。

滋肾固元汤由左归丸去鹿角胶、龟板胶加紫石英、益母草、肉苁蓉、桑寄生、泽泻、香附、当归、桃仁、红花而成。左归丸是张介宾治疗肾阴亏损的方剂,左归丸化裁自六味地黄丸。左归丸方中重用熟地黄滋肾益精,以填补真阴,为君药。山茱萸养肝滋肾,涩精敛汗;山药补脾益阴,滋肾固精;枸杞子补肾益精,养肝明目;龟鹿二胶,皆血肉有情之品,峻补精髓,龟胶偏于补阴,鹿胶长于补阳,于补阴之中配用补阳药,体现了"阳中求阴"的理论法则。滋肾固元汤以左归丸为基础方去掉鹿角胶和龟板胶两味血肉有情补益重剂,加紫石英、肉苁蓉补肾阳,桑寄生肝肾双补,香附、当归、桃仁、红花、益母草理气活血,泽泻加诸补益药物中使补而不滞。

二、医案举隅

❖ 医案1：

患者康某,女,40岁。初诊:月经量少、色斑1年余,加重半年。患者近1年月经量少,经期缩短为2～3天,周期正常,行经期间无腹痛,微腰酸。5年前流产行刮宫术。现症见:双眼下色斑,脱发,耳鸣,夜间汗出,余无明显不适。纳眠可,夜尿一夜2次,大便调。舌淡苔白腻,脉沉细。

方药:柴胡12 g,香附12 g,赤白芍各18 g,党参20 g,茯苓18 g,炒白术18 g,益母草20 g,丹皮15 g,桃仁12 g,红花12 g,川芎15 g,熟地15 g,山药18 g,枸杞15 g,山萸肉15 g,侧柏叶30 g,泽泻18 g,川牛膝30 g,紫石英20 g,紫河车12 g,甘草6 g,当归12 g。

二诊:患者月经量有改善,经量增多,经期2～3天,周期正常,末次月经2018年11月16日,经期腰酸缓解。现症见:双眼下色斑,脱发,耳鸣好转,汗出减少。纳眠可,夜尿一夜2次,大便调,舌脉同前。处方:上方改紫石英30 g、益母草30 g、当归15 g、泽泻20 g、熟地18 g,加菟丝子18 g。

三诊:患者月经量增多,经期3～4天,周期正常,末次月经2018年12月17日,经期无明显腰酸。现症见:色斑略变淡,脱发减少,耳鸣偶有,汗出减少。纳眠可,二便调,舌脉同前。处方:上方加磁石30 g。

两个月后,患者因别病就诊,自述服药后耳鸣消失,现月经量中等,经期无明显不适。

分析:该患者年近六七,肾气不足,肾为先天之本,藏先天之精,肾气盛,天癸至,任脉通,太冲脉盛,则月事以时下,故肾气盛是月经产生的先决条件。患者曾流产行刮宫术,伤精耗气,肾精亏损,肾气不足,冲任亏虚,血海满溢不多,遂致月经量少。证属肾虚,治宜补肾益精,养血调经。肾精不足,腰背失养,故见腰酸;肾在体合骨,生髓,其华在发,发为血之余,阴血亏虚不能上及头面,可致脱发;肾在窍为耳,肾亏则耳鸣;肾精是化生血液的基本物质之一,肾精虚则血虚,先天之气不足则推动血行无力,血瘀成色斑;阴血亏虚,阴虚阳亢,故汗出。该患者证属肝肾不足,气虚血瘀。方选养血活血汤加丹皮、山萸肉、侧柏叶、泽泻、川牛膝、紫河车。耳鸣夜汗,肾精亏虚严重,故加紫河车血肉有情之品和山萸肉补肾填精。丹皮活血散瘀兼清虚热,川牛膝引血下行,侧柏叶生发。泽泻补中有泻,以恢复肾主水功能,改善夜尿。二诊时患者自述夜尿频多,盖因肾虚膀胱失于温固,且患者仍有耳鸣,精血衰少,脑髓不充,可致耳鸣,故紫石英、熟地加量,并加菟丝子以补肾,加泽泻进一步恢复肾主水功能,改善夜尿。仍有色斑,益母草、当归加量增加活血力量。三诊除耳鸣、色斑,诸症消失,效不更方,在原方基础上加磁石聪耳,药到病除。

医案2:

患者赵某,女,30岁。初诊:月经量少1年余。患者无明显诱因出现月经量少,末次月经2017年12月15日,行经首日有小腹胀感,经血色暗,伴少量血块,腰酸。现症见:月经量少,行经时伴小腹胀,首日痛经、腰酸,近一年自觉体重增加,怕冷明显。纳可,眠差,易醒、多梦,醒后神疲,二便调。舌红苔黄腻,脉沉弦。

方药:柴胡12 g、香附15 g、赤芍15 g、白芍15 g、郁金15 g、党参15 g、茯苓18 g、炒白术15 g、益母草30 g、川牛膝30 g、山药15 g、枸杞15 g、紫石英30 g、当归15 g、熟地15 g、桃仁12 g、红花12 g、川芎15 g、菟丝子15 g、肉苁蓉15 g、薏苡仁18 g、甘草6 g、泽泻15 g、泽兰15 g。

二诊:患者自觉胃胀,排气后减轻,卧位时头部不适,体位改变时消失,余无不适。纳可,多梦,眠浅易醒,双目干涩。舌淡红,苔白腻。方药:上方改炒白术18 g、山药18 g、薏苡仁30 g、泽泻20 g、泽兰20 g、枸杞18 g,加山萸肉18 g、陈皮15 g。

三诊:末次月经2018年1月17日,月经量增多,色浅无血块。行经后偶有头晕,可自行缓解。行经腰酸缓解,胃胀,排气减轻,自觉偶有口苦。纳可,睡眠改善,有多梦。舌淡红,苔薄黄。方药:上方改党参20 g,加川朴12 g、半夏12 g、炒枳实12 g、炮姜12 g。

患者两个月后复诊,自述服药后月经量正常,诸症缓解,要求继续调理。上方继服一个月。

分析:气为血之帅,血为气之母,气滞则血瘀。肝藏血,主疏泄,喜条达而恶抑郁,藏血而司血海,其经脉循少腹,若情志不畅,郁怒伤肝可致肝气郁结,疏泄失职,故见妇女月经不调。肾为封藏之本,藏先天之精,肾气盛,天癸至,任脉通,太冲脉盛,则月事以时下,故肾气盛是月经产生的先决条件,肾气虚、肾阴精不足,冲任亏虚,血海满溢不多,可见月经量少。肾阳虚衰,不能温养腰部,故见腰酸;元阳不足,失于温煦,则见畏寒明显。肝气郁而化火,上扰心神则见眠差多梦。患者病属月经过少,证属肾虚血瘀,治宜理气活血,补肾调经。方用养血调经汤加郁金、川牛膝、菟丝子、肉苁蓉、薏苡仁、泽泻、泽兰。方中柴胡功擅条达肝气而疏郁结；香附长于疏肝行气止痛；郁金疏肝解郁；白芍柔肝敛阴；山药、枸杞、紫石英、熟地滋养肝肾；川牛膝、益母草、桃红养血活血，逐瘀通经；当归味辛性温，主入血分，力能补血，又补中有行。肝郁乘脾，脾失健运，故见腹胀，加薏苡仁、泽泻、泽兰健脾利湿，党参、茯苓、炒白术益气健脾。二诊时因患者自觉胃胀，故加陈皮理气健脾；舌苔仍白腻，故泽泻、泽兰、薏苡仁诸健脾利湿药加量；双目干涩，故加量枸杞养阴，白术健脾以输布津液。三诊时因仍有胃胀，加川朴、半夏、枳实下气宽中，消积导滞。诸药合用，切中病机，诸症缓解后守方继服以巩固疗效。

医案 3：

患者张某某，女，28 岁。初诊：月经量少 3 个月余。患者自述 3 个月前出现月经量少，经行小腹胀痛，腰酸，经期多为 2 天，周期正常，色暗红，末次月经 2017 年 12 月 1 日，3 天净，量少，色淡。现症见：乏力，食后腹胀。纳差，眠差，不易入睡，多梦，小便调，大便溏。舌胖大苔白滑，脉细。

方药：柴胡 12 g，香附 15 g，赤芍 18 g，白芍 18 g，郁金 15 g，党参 20 g，炒白术 20 g，茯苓 20 g，陈皮 15 g，紫石英 30 g，半夏 9 g，川厚朴 12 g，苏叶 15 g，益母草 20 g，枸杞 15 g，山萸肉 15 g，当归 12 g，川芎 12 g，桃仁 9 g。

二诊：患者服药后月经于 2018 年 1 月 4 日来潮，4 天净，量增多，色淡。食后腹胀减轻，纳眠可，二便调，舌胖大，苔薄白。上方继服 1 个月。

分析：脾为后天之本，气血化生之源。《景岳全书·妇人规》有言："故调经之要，贵在补脾胃以资血之源，养肾气以安血之室，知斯二者，则尽善矣。"脾气虚弱，运化无力，水谷不化，故患者食后腹胀，纳差，进食后脾气益困，故不适感明显；素体脾虚，饮食失节，或思虑过度，损伤脾气，脾虚统摄无权及生化不足，冲任气血失调，血海不能满溢，故见月经量少；腰为肾之府，肾虚故见腰酸；脾失健运，气血生化不足，心失血养，心神不安，故见眠差、多梦。本病患者病属月经过少，证属脾肾两虚，治宜健脾益气，滋肾养血。方用养血调经汤加郁金、陈皮、半夏、川厚朴、苏叶、山萸肉。患者脾虚痰湿盛，加陈皮、半夏、厚朴、苏叶健脾化痰燥湿，郁金疏肝行气。全方中党参、茯苓、炒白术益气健脾，茯苓健脾兼安神；半夏、厚朴、紫苏叶、陈皮理气和胃除满；益母草、桃仁、当归养血活血，逐瘀通经，当归味辛性温，主入血分，力能补血，又补中有行；紫石英、枸杞、山萸肉滋补肝肾；佐柴胡、香附、郁金疏肝行气解郁，山萸肉、枸杞补肾填精。二诊诸症好转，患者年方四七，肾气尚充盛，脾虚较甚，肾虚不明显，且舌脉大致正常，属脾虚轻症，及时用药效果明显。

医案 4：

患者郝某，女，41 岁。初诊：自述月经量少半年余。患者末次月经 2017 年 3 月 28 日，3 天净，量少，色暗红，质黏稠，有较多血块，小腹胀，腰酸，平素烦躁、手足心热，经前乳房胀，面部色斑两年余。纳眠可，二便调。舌红苔薄白，边有齿痕，脉弦涩。

方药：柴胡 12 g，香附 15 g，赤芍 18 g，白芍 18 g，茯苓 18 g，桂枝 12 g，川芎 15 g，当归 12 g，益母草 30 g，川牛膝 30 g，熟地 15 g，枸杞 15 g，山萸肉 15 g，山药 18 g，紫石英 30 g，肉苁蓉 15 g，菟丝子 12 g，桃仁 9 g，红花 9 g，泽泻 15 g，丹皮 15 g，甘草 6 g。

二诊：病史同前，患者服药后 2017 年 4 月 26 日月经来潮，量增多，色暗红，无血块，无痛经。现症见：面部颧骨处色斑略减淡，手足心热缓解，仍有偶尔烦躁。纳眠可，小便调，大便偶有偏干。舌红苔薄黄，边有齿痕，脉弦涩。方药：上方改菟丝子 15 g、桃仁 12 g、红花 12 g、丹皮 18 g、枸杞 18 g、山萸肉18 g，加炒栀子 9 g。

三诊：患者末次月经 2017 年 5 月 29 日，量中等，手足心热、烦躁缓解，色斑略淡。纳眠可，二便调。舌淡苔白，边有齿痕，脉弦。方药：上方去炒栀子。

四诊：患者服药后诸症缓解，月经量增多，色斑变淡，仍可见。纳眠可，二便调。上方继服。

分析：肝藏血，主疏泄，喜条达而恶抑郁，藏血而司血海，其经脉循少腹，若情志不畅，疏泄失职，则见妇女月经不调；肝肾乙癸同源，肝肾阴虚，精血不足则血行不畅，瘀血内阻，阻碍气机，血瘀气滞互为因果。瘀血阻络现于舌上则见瘀斑；瘀血内停，积于血海，冲任受阻，则见经量少。肾阴不足，腰背失养，故见腰酸；阴虚阳亢，故见烦躁、手足心热。经血色暗，质黏稠，有血块均属肝肾阴虚、气滞血瘀表现，治宜滋养肝肾、理气活血。方选养血调经汤去党参、白术，加桂枝、川牛膝、山萸肉、肉苁蓉、菟丝子、泽泻、丹皮。方中柴胡功擅条达肝气而疏郁结，香附长于疏肝行气止痛，益母草、桃仁、红花、川芎活血理气，当归、白芍养血调经、柔肝，赤芍、丹皮清虚热、凉血散瘀，茯苓、泽泻利水渗湿，熟地滋肾阴、益精髓，山萸肉、山药、肉苁蓉、菟丝子、枸杞滋补肝肾，川牛膝引血下行，紫石英鼓舞肾阳以阴阳双补。二诊时患者经色仍暗，上方加大菟丝子、山萸肉、枸杞用量以补益肝肾，桃仁、红花活血祛瘀；大便干，苔黄加炒栀子泻火除烦。三诊舌苔正常，去炒栀子，以免久用苦寒之药伤脾。

医案 5：

患者杨某某，女，42 岁。初诊：月经延后 10 年余。患者自述 10 年前月经周期开始延后，平素月经周期为 40 天左右，经行期间量少，质稀，有血块，第一天色浅，后色变暗，经期为 6～7 天，无明显经前期不适。期间曾服中药调理，月经周期恢复正常，停药后复发。现症见：饭后易胃胀、嗝气，嗝气时有泡沫状物质反流，手部麻木有胀感，平素性情急躁。纳可，眠差，眠浅，多梦，入睡困难，小便调，大便时间不规律，排便困难，不成形。舌红苔白腻，脉弦细。末次月经 2017 年 1 月 16 日，量少，质稀，初起色浅，后色暗。病史：高血压病 2 年余，现口服缬沙坦胶囊 80 mg，每天 1 次。今晨血压 143/94 mmHg(今晨未服药)。

方药：柴胡 12 g，香附 15 g，赤芍 20 g，白芍 20 g，桂枝 15 g，茯苓 18 g，川芎 18 g，益母草 30 g，紫石英 30 g，桃仁 12 g，红花 12 g，丹参 30 g，菟丝子 30 g，怀牛膝 30 g，川牛膝 30 g，熟地 18 g，肉苁蓉 30 g，泽泻 20 g，泽兰 20 g，枸杞 15 g，山萸肉 15 g，山药 18 g，当归 15 g，桑枝 30 g，骨碎补 30 g，杜仲 20 g，葛根 20 g，鬼箭羽 30 g。

二诊：患者服药 1 周后月经来潮，末次月经 2017 年 4 月 6 日，量较以往多，质稀，有血块，经期 7 天，无明显不适。现症见：饭后易胃胀，嗝气缓解，嗝气时无泡沫状物质反流，手部麻木有胀感减轻，平素性情急躁。纳可，眠浅，二便调。舌红苔白，脉同前。上方改当归 18 g，红花 15 g。

三诊：末次月经 2017 年 5 月 10 日，量中等，有血块，经期 6 天，无明显不适。现症见：饭后无明显胃胀，无嗝气，手部无明显麻木。纳可，眠浅，二便调。舌淡红苔白，脉弦。上方继服。

分析：七情内伤，素性抑郁，或忿怒过度，气滞血瘀，瘀阻冲任，气血运行受阻，血海不能满溢，可见月经后期。肝藏血，主疏泄，喜条达而恶抑郁，藏血而司血海，其经脉循少腹，若情志不畅，郁怒伤肝可致肝气郁结，疏泄失职，可见妇女月经后期等病；肾为封藏之本，藏先天之精，肾气盛，天癸至，任脉通，太冲脉盛，则月事以时下，故肾气盛是月经产生的先决条件，肾气虚、肾阴精不足也可致妇女月经后期。肾虚精血亏少，冲任不足，血海不能按时满溢，故经行错后；肾气亏虚，水液失于封藏，水湿泛溢，则舌苔白腻；水湿困脾，则见胃胀嗝气，伴泡沫样物质反流。本病患者病属月经后期，证属肝肾亏虚，气滞血瘀，治宜疏肝解郁，补肝益肾。方选滋肾固元汤加桂枝、茯苓、川芎、丹参、怀牛膝、泽兰、桑枝、骨碎补、杜仲、葛根、鬼箭羽。方中柴胡、香

徐云生
XUYUNSHENG
辨治疑难杂病经验集

附、川芎疏肝理气,白芍柔肝养阴,枸杞、山萸肉、熟地、当归补肝养血、滋肾填精,肉苁蓉补肾阳益精血,紫石英暖宫温肾,怀牛膝、菟丝子、骨碎补、杜仲补肝肾强筋骨,益母草、泽兰、川牛膝活血利水、引血下行,桃仁、红花、川芎、赤芍、鬼箭羽活血化瘀,加桑枝、葛根通经活络,加茯苓、泽泻祛湿利水。诸药共奏疏肝解郁,滋肝补肾之功,以期达到养血调经效果。复诊患者仍有手部麻木,属气血运行不畅,故红花、当归加量以活血通经。三诊诸症缓解,效不更方,守方继服。

❧ **医案 6:**

患者刘某,女,37 岁。初诊:月经周期拖后半年余。患者人工流产后月经周期不规律,5～7/25～40,末次月经 2018 年 9 月 13 日,量少,色偏暗,月经前两日量少,中间几日量稍多,约 7 日净。现症见:偶后背酸胀,怕风怕凉,月经期间腰酸明显,伴小腹坠胀,口干。纳差,眠差,多梦易醒,睡眠轻浅,小便调,大便每日二行,质黏腻。舌红苔白腻,有瘀斑,脉弦涩。

方药:柴胡 12 g,香附 15 g,赤芍 15 g,白芍 15 g,桂枝 12 g,茯苓 18 g,川牛膝 30 g,益母草 30 g,枸杞 15 g,紫石英 30 g,熟地 15 g,当归 15 g,山萸肉 18 g,泽泻 30 g,菟丝子 20 g,桃仁 12 g,红花 12 g,肉苁蓉 20 g,川芎 15 g,山药 15 g,荷叶 18 g,黄芪 15 g,桑寄生 20 g,薏苡仁 20 g,熟大黄 6 g。

二诊:患者睡眠质量改善,后背酸胀改善。现症见:额头及颈部出现红色丘疹,按之疼痛,口干。近两日乳房胀痛,小腹坠胀。纳可,眠一般,小便调,大便稀,每日 4～5 行,排气多,便黑。舌红苔白腻,边有齿痕。方药:上方去黄芪、桂枝、熟大黄,改当归 12 g。

三诊:患者睡眠质量改善,腹泻稍减轻。末次月经 2018 年 10 月 15 日,仍后背酸胀,自行捶打后稍缓解,额头及颈部红色丘疹消失,仍有口干。纳可,嗜睡,多梦,二便可。方药:上方改桑寄生 30 g,荷叶 30 g。

四诊:末次月经 2018 年 11 月 18 日,量偏少,色暗,伴乏力、腰酸、小腹坠胀,至今尚未干净。现症见:乏力,纳一般,眠可,二便调。舌红有齿痕,苔白厚。方药:上方改菟丝子 30 g,熟地 18 g、肉苁蓉 30 g、枸杞 18 g,加山药 18 g。

五诊:患者睡眠改善,后背酸胀缓解。纳眠可,二便调。舌淡红有齿痕,苔白。方药:上方继服。

分析:流产乃属外力损伤胎元,大伤气血,累及耗伤肾精气。若先天肾气不足则极易术后肾虚。肾为封藏之本,藏先天之精,肾精不足可致妇女月经不调。肝肾同源,肾气肾精不足则肝藏血不足,气血亏虚推动血行无力则血瘀,瘀血阻络现于舌上则见瘀斑;瘀血内停,积于血海,冲任受阻,则见经量少。肾精不足,腰背失养,故见后背酸胀;行经期间阴血更虚,故酸胀加重。津血同源,血瘀津液无法上布,故见口干明显。肾水亏虚,不能上承于心,水火失济则心火偏亢,致心神不宁,则见失眠多梦。患者病属月经后期,证属肾虚血瘀,治宜补肾活血,方选滋肾固元汤加桂枝、茯苓、川芎、荷叶、黄芪、薏苡仁、熟大黄。加入桂枝、茯苓合桃仁、丹皮、赤芍成桂枝茯苓丸方,乃化瘀生新经典组方,加熟大黄祛瘀力量尤甚,黄芪补气祛瘀不伤正。全方中熟地滋肾阴,益精髓;山萸肉补养肝肾,固秘精气;山药补脾益阴,滋肾固精;枸杞、菟丝子、川牛膝滋补肝肾。桂枝温通血脉以行瘀滞;桃仁、红花、丹皮活血破瘀;当归味辛性温,主入血分,力能补血,又补中有行;芍药养血活血;熟大黄逐瘀通经。"血不利则为水",方中加荷叶化湿以防水肿病。二诊时因患者出现丘疹、口干之热象,减温补之黄芪、燥热之桂枝。因大便稀,一日4～5次,故去泻下之大黄,减润下之当归。三诊时因患者后背仍酸胀,故桑寄生加量以补肝肾、强筋骨;仍有口干,故加荷叶生津。四诊时因患者经量偏少,故补肾健脾药加量以助气血化生。五诊时诸症缓解,继续用药巩固疗效。

医案7:

患者刘某,女,24岁。初诊:月经后期1个月余。患者自述1个月前因工作压力大、熬夜出现月经后期,2018年7月10日月经来潮后至9月2日复来,量少,血块多,色红。现症见:今日月经量少,色红,潮热,汗出较多,动则汗出,脱发明显,偶有腰痛。纳少,乏力,眠可,小便调,大便干,1～2次/周,舌红苔薄白。

方药:柴胡12 g,香附15 g,赤芍15 g,白芍15 g,党参30 g,炒白术15 g,茯苓15 g,益母草20 g,陈皮15 g,桃仁12 g,红花12 g,川牛膝30 g,熟地15 g,当归15 g,川芎15 g,紫石英30 g,山萸肉15 g,枸杞15 g,山药15 g,丹皮15 g,菟丝子15 g,肉苁蓉15 g,泽泻15 g。

二诊:月经10月6日来潮,量少,血块减少,色红,潮热,汗出缓解,脱发减少,偶有腰痛。纳少,眠可,二便调,舌红苔薄白。上方继服。

三诊:月经11月9日来潮,量中,血块减少,色红,无潮热,汗出。脱发减少,偶有腰痛。纳少,眠可,二便调,舌红苔薄白。上方继服。

分析:熬夜伤阴,肾虚精血亏少,冲任不足,血海不能按时满溢,故经行

徐云生
XUYUNSHENG
辨治疑难杂病经验集

错后,量少;肾主骨生髓,腰为肾之外府,肾虚则见腰酸,其华在发,肾虚阴血亏虚不能上及头面,可见脱发;阴不制阳,虚热内生,故见潮热汗出;血为热灼,故见月经色红;内热伤津,故见大便干;压力大,情志不畅则气郁,气郁推动血行不畅则血瘀,故可见月经血块。患者病属月经后期,证属阴虚血瘀,方选滋肾固元汤去桑寄生加党参、白术、茯苓、川芎。患者多汗、乏力、潮热,为气阴两虚,故在滋肾固元汤基础上加党参、白术、茯苓以补气,川芎行气活血。二诊、三诊效不更方,因患者年轻,肾气尚充盛,故调三个周期,诸症消除。

医案8:

患者张某某,女,33岁。初诊:4年前产后调理不当,出现全身骨节酸痛、恶寒等症状,服中药后稍改善。左颊有一约4 cm×4 cm色素沉着。月经后期2年半,伴右侧头痛半年余。患者自述2年半前无明显诱因出现月经后期,延后2~3周居多,量少,色淡,偶有血块。3个月前服中药(具体不详)后稍缓解。半年前无明显诱因出现右侧偏头痛,痛时彻夜不寐,偶有左侧头痛。现症见:月经后期2周,颈部、肩背部、膝关节及踝关节酸痛伴恶寒。右侧头部阵痛。纳一般,食后胃胀,眠可,二便调。舌淡红,有齿痕,苔薄白。

方药:柴胡12 g,香附15 g,赤芍20 g,白芍20 g,枸杞15 g,熟地12 g,川芎18 g,当归12 g,山萸肉15 g,桃仁18 g,红花18 g,菊花15 g,益母草20 g,白芷15 g,紫石英20 g,山药20 g,鸡血藤20 g,甘草6 g,丹皮15 g,茯苓18 g,三七粉(冲服)3 g。

二诊:患者服药后月经来潮,现月经第3天,月经量较前增多,周期延长2~3天,无疼痛,稍有小血块。现症见:左侧颈肩及头部仍疼痛不适,畏寒明显,关节酸痛,色斑。纳眠可,二便调。舌边尖红,两侧有齿痕,苔白稍腻。方药:上方改川芎20 g、紫石英30 g、红花15 g,加蔓荆子15 g、川牛膝30 g、土元15 g、细辛5 g。

三诊:末次月经2018年9月25日,4天净,量中等。现头疼缓解,色斑略淡,余无不适。嘱上方继服7剂。

分析:妇人因素体血虚,产后失血过多,阴血亏虚,四肢百骸、筋脉关节失养,或产后恶露去少,瘀血留滞于经络、筋骨之间,气血运行受阻,可见肢体麻木、酸痛;血虚不能濡养肢体,故见恶寒怕冷。患者头痛、色斑、月经血块均表明体内血瘀,结合月经量少,属血虚致血瘀,血瘀加重血虚。患者产后护理不当,气血本虚,元阳不足,失于温煦,故见畏寒肢冷;肾主黑,肾虚则肾色上泛,故面色晦暗或出现面部暗斑;肝郁乘脾,脾失健运则纳一般,胃胀。本病患者病属月经后期,证属肾虚血瘀,治宜滋肾疏肝、逐瘀通经,方选养血调经汤去党参、白术,加山萸肉、菊花、益母草、白芷、鸡血藤、丹皮、三七粉。因虚致瘀,血瘀加重血虚,故活血化瘀是关键,故加益母草、鸡血藤、丹皮、三七粉以活血养血,菊花、白芷缓解头痛,去党参、白术,防止气有余而血不足,过盛之气上行而加重头痛;加山萸肉加强补益肝肾作用。二诊时因患者仍感左侧颈肩及头部疼痛不适,故加蔓荆子疏风止痛,土元破血逐瘀,消肿止痛。土元,又名土鳖虫,味咸性寒,主归肝经,入血分,性善走窜,活血力强,能破血逐瘀,消肿止痛;且能破血消癥,逐瘀通经,常用于瘀滞经产病及癥瘕病块。

❖ 医案 9:

患者崔某,女,22 岁。初诊:月经稀发 7 年余。患者述自 15 岁初潮后至今月经稀发,每年 1～2 次,初潮后体重增加,现 90 kg 左右,未经治疗。18 岁时查 B 超显示子宫内膜厚(未见报告)。末次月经 2017 年 11 月。现症见:月经稀发,每年 1～2 次,经期 5～7 天,色暗,有血块,量可,经期无明显不适。平素白带偏少,质清稀,自汗、腰酸,易困倦,体重 90 kg 左右。纳眠可,二便调。舌紫苔白厚腻。

方药:枸杞 18 g,山萸肉 15 g,熟地 15 g,山药 15 g,肉苁蓉 18 g,益母草 20 g,川牛膝 20 g,荷叶 15 g,茯苓 15 g,泽泻 20 g,丹皮 15 g,菟丝子 18 g,紫石英 30 g,王不留行 20 g,三棱 12 g,莪术 12 g,桃仁 12 g,红花 12 g,当归 12 g,川芎 15 g,姜半夏 6 g,柴胡 12 g,香附 15 g,赤白芍各 15 g,鹿角胶(烊化)6 g。

二诊:患者月经仍未来潮,自汗缓解,余无明显不适。纳眠可,二便调。舌红苔白。方药:上方改当归 15 g、益母草 30 g、桃仁 15 g、红花 15 g、川牛膝 30 g、荷叶 20 g、菟丝子 30 g、肉苁蓉 30 g。

三诊:月经于 2018 年 8 月 10 日来潮,量多,7 天净。腰酸、困倦好转,现无明显不适。诉有生育要求,转诊至生殖专科门诊查体。

2019 年 2 月复诊已成功妊娠,出现胎动不安,要求中药保胎,予寿胎丸方。

分析:肥人多痰,痰湿瘀阻冲任,气血运行受阻,血海不能满溢,可见月经后期。痰湿瘀阻一则因为过食肥甘厚味日久,一则因为先天脾胃虚弱,失于健运,不能及时运化水谷,水湿日久生痰。该患者素体脾虚,后天饮食失于调养,共同造成痰湿内盛,表现为肥胖、舌苔白厚腻;痰瘀经络,清窍失养则表现为困倦。脾为后天之本,脾虚日久及肾造成肾虚,肾气盛是月经产生的先决条件,肾气虚、肾阴精不足也可致妇女月经后期。肾虚精血亏少,冲任不足,血海不能按时满溢,故经行错后;肾气虚,水失气化,湿浊下注,带脉失约,故带下清稀;气虚不能固表,故见自汗多。本患者病属月经后期,证属肝郁肾虚血瘀,治宜滋养肝肾、活血通经。方选滋肾固元汤去桑寄生、甘草,加姜半夏化痰,荷叶、茯苓健脾利湿,丹皮、王不留行、三棱、莪术、川芎活血行气,鹿角胶补肾阳、温煦脾阳,使痰得热则化。二诊时因患者仍未月经来潮,故诸活血通经药加量,以期达到调经效果。

医案 10:

患者隋某某,女,39 岁。初诊:连续 3 个周期月经未至。自述近 2 年工作压力较大,渐出现月经不正常,量时多时少,经期不定,最多半月,最少 2 天。半年来月经量较少,色黑,无痛经,有血块。适龄婚育,宫内节育器避孕,无其他慢性病史。现症见:腰酸、乏力,偶有胁肋胀痛。舌紫暗苔白,脉沉细。2016 年 8 月 31 日妇科彩超显示子宫肌瘤 0.4 cm×0.3 cm。

方药:柴胡 12 g,香附 15 g,赤芍 15 g,白芍 15 g,茯苓 18 g,桂枝 15 g,党参 20 g,黄芪 30 g,山药 18 g,炒白术 18 g,熟地 15 g,川芎 15 g,当归 12 g,益母草 30 g,川牛膝 30 g,桃仁 12 g,红花 12 g,紫石英 30 g,菟丝子 15 g,枸杞 15 g,山萸肉 18 g,巴戟天 15 g,王不留行 20 g,三棱 12 g,莪术 15 g,鹿角胶(烊化)3 g,甘草 6 g,紫河车 3 g。

二诊:2017 年 2 月,患者因健康查体就诊,自述 2016 年 8 月因停经于门诊就诊,服中药 10 剂后月经至,自 2016 年 10 月至 2017 年 1 月行经 3 次,量可,但周期不等,经前经期无明显不适。纳眠可,二便调。

分析:压力大、忧思过度,气滞血瘀,瘀阻冲任,气血运行受阻,血海不能满溢,可见月经后期。肝藏血,主疏泄,喜条达而恶抑郁,藏血而司血海,其经脉循少腹,若情志不畅,郁怒伤肝,可致肝气郁结,疏泄失职,而见妇女月经后期等病;肾为封藏之本,藏先天之精,肾气盛,天癸至,任脉通,太冲脉盛,则月事以时下,故肾气盛是月经产生的先决条件,肾气虚、肾阴精不足也可致妇女月经后期。肝郁不舒,气滞血行不畅,血海不充或肾精不足,冲任亏虚,血海满溢不多,可见行经错后、月经量少;肝气郁结,气滞血行不畅,瘀血内生,可见月经色黑,有血块。本病患者病属月经后期,证属肾虚血瘀,治宜滋肾疏肝,逐瘀通经。方选滋肾固元汤去肉苁蓉、桑寄生、泽泻,加茯苓、桂枝。其中柴胡功擅条达肝气而疏郁结;香附长于疏肝行气止痛;桃红四物汤(桃仁、红花、当归、熟地、白芍、川芎)养血活血;益母草、川牛膝、王不留行逐瘀通经;三棱、莪术破血行气,取气为血之帅、气能统血之功;菟丝子、枸杞、山萸肉、紫河车、鹿角胶滋补肾精。

医案 11:

患者冯某某,女,37 岁。初诊:月经延期 2 个月余。患者自述 2015 年 10 月 1 日行垂体瘤手术后月经不至,持续 1 年余,后服中药调理。2017 年 3 月 29 日复至,量少,持续 1 天,后至今未行经。现症见:胸闷,气短,乏力,进食后腹胀,颈部僵硬不适,偶有心慌,口干,头胀头晕。纳可,眠差,易惊醒,大便稀,每日 2~3 次。舌红苔白厚。

方药:柴胡 12 g,香附 15 g,赤芍 15 g,白芍 15 g,茯苓 18 g,川芎 12 g,泽泻 20 g,枸杞 15 g,山药 18 g,炒白术 18 g,山萸肉 15 g,熟地 15 g,丹皮 15 g,仙灵脾 15 g,菟丝子 15 g,紫石英 30 g,桃仁 12 g,红花 12 g,当归 12 g,怀牛膝 30 g,川牛膝 30 g,甘草 6 g,三棱 12 g,莪术 12 g,王不留行 20 g。

二诊:患者月经仍未至。现胸闷、心慌,偶腰酸,耳鸣,气短,腿软无力,夜间眠差。纳可,二便可。舌淡红苔白,脉弱。方药:上方加黄芪 30 g、鹿角胶(烊化)3 g、阿胶(烊化)3 g、肉苁蓉 15 g,改当归 15 g、菟丝子 20 g。

三诊:患者服上药 7 剂后月经来潮,5 天净,经前无明显不适,现仍有乏力,余无不适。舌淡苔白,脉弱。嘱上方继服 1 个月。

四诊:末次月经 2017 年 7 月 20 日,量中等,色质可,无明显不适。嘱上方做丸剂服用。

分析:垂体属脑髓附属,肾藏精,精生髓,髓聚于脑,故肾为生髓之官,脑为聚髓之海。《灵枢·经脉》曰:"人始生,先成精,精成而脑髓生。"垂体瘤手术临近脑髓,伤及气血,累及肾精。肾精受损、肾阴精不足可致妇女月经后期。肝肾同源,肾精亏则肝血不足;肝血不足、阴虚阳亢而化火,上扰心神,故见心慌,眠差,易惊醒;肾虚不能鼓动精神,故见乏力;阴虚水不涵木,肝阳偏亢,上扰清窍,则见头晕头胀;肝血不足,肝疏泄不足,肝气乘脾,进食后脾气益困,脾失健运则见腹胀、大便稀。本患者病属月经后期,证属肝郁肾虚,治宜滋肾疏肝,逐瘀通经。方选滋肾固元汤去益母草、肉苁蓉、桑寄生,加茯苓、川芎、炒白术、丹皮、仙灵脾、怀牛膝、甘草、三棱、莪术、王不留行。其中川芎、丹皮、牛膝、王不留行逐瘀通经;三棱、莪术破血行气,取气为血之帅、气能统血之功;茯苓、白术健脾;仙灵脾温肾阳,推动气血运行。二诊时因患者胸闷、气短,加黄芪益气;因患者月经仍未至,且腰酸,腿软无力,加鹿角胶、阿胶血肉有情之品及肉苁蓉,加大菟丝子用量以补益肾精,并加大当归用量以活血,使补而不滞。三诊、四诊时效不更方,丸剂方便长期服用。

⊛ 医案 12:

患者刘某某,女,31 岁。初诊:流产后月经 40～50 天一行半年。患者自述曾因流产面部出现色斑。2016 年年初于妇幼保健院行孕前相关检查显示子宫内膜薄,雌激素水平低,遵医嘱口服雌二醇治疗,于同年 8 月怀孕,于 9 月 10 日,孕期 50 日时孕检发现胎心消失,行人工流产术。现症见:自觉腰腹发凉,全身乏力,口中异味,频繁口腔溃疡,口干口渴,眼干眼涩,视物模糊。末次月经 2017 年 2 月 20 日,周期约为 40 天,延后约 10 天,痛经,经前腹痛明显,月经量少,色深红,无血块。纳可,眠差,入睡困难,多梦,二便调。舌淡苔薄白。

方药:丹皮 15 g,柴胡 12 g,香附 15 g,赤芍 18 g,白芍 18 g,郁金 15 g,茯苓 18 g,桂枝 12 g,枸杞 18 g,山萸肉 18 g,紫石英 30 g,熟地 15 g,川芎 15 g,当归 12 g,泽泻 15 g,益母草 30 g,川牛膝 30 g,山药 20 g,桃仁 12 g,红花 12 g,仙灵脾 15 g,丹参 20 g,菟丝子 15 g,炒白术 18 g,桑寄生 20 g,甘草 6 g。

二诊:病史同前。患者服药后月经周期恢复正常,腰痛缓解。现症见:乏力,后背发凉缓解,酸胀,口干口渴,眼干眼涩,近日下颌处新发痤疮,疼痛,面部色斑。纳可,多梦,大便干,小便次数少,每日 2 次。舌淡苔白厚。末次月经 3 月 23 日,经期 3 天,周期约为 30 天,量少,色偏暗,无血块。处方:上方去仙灵脾、桂枝,改丹参 30 g、丹皮 18 g、茯苓 20 g、泽泻 20 g、当归 15 g,加蒲公英 20 g。

三诊:末次月经 4 月 25 日,经期 3 天,周期 32 天,量少,色偏暗,无血块。纳眠可,二便调,痤疮无新发,眠时多梦。舌脉同前。处方:去蒲公英,加酸枣仁 20 g。

分析:数次流产损伤肾气,肾精亏虚,血液化生不足致血虚,肾气为一身之气的根本,肾气不足,气虚推动乏力,气滞血瘀,表现为面部色斑。肾气盛是孕育胎儿的基础,肾气不足则成孕后胎儿难固。腰腹部凉、口干、口腔溃疡属真寒假热,虚火上炎。肝开窍于目,肝血不足则眼干眼涩,视物模糊。本患者病属月经后期,证属肝肾亏虚、气滞血瘀,治宜滋补肝肾、理气活血。方选滋肾固元汤去肉苁蓉,加丹皮、郁金、茯苓、桂枝、川芎、仙灵脾、丹参、炒白术、甘草。二诊时患者诉月经周期恢复正常,仍乏力、口干、眼涩、胸闷,加丹参、丹皮用量活血化瘀行气,加当归用量养血调经,加茯苓、泽泻用量化湿利水;口干目涩,面部痤疮乃虚不受补,故去温性之仙灵脾、桂枝,加蒲公英清热解毒以补中有泻。三诊时诸症消除唯多梦,本质属于真寒假热,寒凉之蒲公英中病即止,故去蒲公英,加酸枣仁养血安神。

平肝疏肝养肝三法合用治疗高血压合并更年期综合征

一、病因病机治法概述

女性更年期综合征(female climacteric syndrome)又称"围绝经期综合征",是妇女在绝经前后因性激素波动等内分泌发生变化出现的一种常见的疾病。随着当今社会人口老龄化进程的不断加快,每天有越来越多的女性进入绝经期,遭受女性更年期综合征的困扰。全球每年约有2500万女性进入更年期,而中国每年会有1000万女性进入这一阶段,且绝大部分会遭受更年期各种不适症状的困扰。目前,西医治疗以激素疗法(hormonetherapy,HT)为主,对于自然绝经的女性,激素治疗在一定程度上可以预防心血管疾病的发生及加重,抑或防治绝经后女性出现骨质疏松症等。但是益处与风险是同时存在的,研究者通过流行病学观察到,长期使用HT使罹患子宫内膜样腺癌、乳腺癌等性激素依赖性疾病的风险轻微增加,且激素治疗的禁忌证及慎用情况较多,在临床使用时需要综合评估患者情况。而中医中药因其自身特点,可以对不同患者施以个性化治疗,控制临床症状,适应人群广泛,无绝对禁忌证,因此,深入开展女性更年期综合征中医中药辨证论治有着十分重要的意义。

人口老龄化是当前的社会现状,更年期综合征患者的人数也将会越来越多。更年期综合征不仅给患者自身带来困扰,同时也会影响人际沟通以及工作,也因此"更年期"这个词逐渐带有贬义色彩,给患者带来了更多的压力。且当前生活节奏加快、工作压力较大,更年期综合征已不再是老年人群体的专属,患病人群呈现出年轻化的趋势,对于该病的治疗已成为当前的社会话题。随着中医在各类疾病中展示出临床价值,中医治疗方法再一次走进人们的视野中,在临床医疗的重要性日益凸显。在中医观点中,更年期综合征亦有"经断前后诸证"的论断,认为该病主要是由于患者脾肾渐衰、天癸将竭、阴阳失调所致。根据病因及症状可将其分为肾虚肝旺、肾阴不足、脾肾阳虚、肾阳衰弱、肾阴肾阳两虚、肾虚肝郁六种主要的证型。因此,临床上主张根据患者不同的分型对症下药,分别给予不同方药,以便达到药到病除的目的。如肾虚肝旺型患者,给予左归丸加减治疗,其方中牡丹皮、生地黄、山萸肉、怀山药、枸杞子、当归等诸药共奏益肾平肝之效,可有效平和患者的情绪。如为脾肾阳虚,则给予由党参、熟地黄、枸杞子、怀山药等组成的补肾固冲丸进行治疗,具有健脾胃、滋养肾脏等功效,可改善患者的食欲,进而改善睡眠状况。此外,如患者伴有月经量多、清晨泄泻,则可通过增加或者减少药材种类的方式,改善患者的内分泌系统。多种中药材共同调节患者的脾肾,平衡阴阳,改善患者的气血,以达到改善患者证候的目的。

二、医案举隅

患者王某,女,48岁。首诊:头晕伴寒热往来半年余。现头晕,时有眼前发黑、耳鸣、心悸、胸闷,同时伴寒热往来,畏风,周身关节疼痛,自觉乏力、困倦,口干口苦,口有异味,胃脘痞闷不舒,胀气,脾气急躁易怒。纳少,眠差,入睡困难,多梦易醒。便秘严重,便质干,小便调。舌红,边有齿痕,脉弦滑。月经先后无定期,量时多时少,颜色呈黑褐色。既往高血压8年余,未服药;颈椎病5年,未给予治疗。

方药:丹皮15 g,炒山栀12 g,柴胡12 g,香附15 g,赤白芍各15 g,半夏12 g,党参18 g,云苓18 g,陈皮15 g,天麻12 g,炒白术18 g,泽泻15 g,仙鹤草20 g,桂枝12 g,葛根15 g,生龙牡各20 g,当归15 g,鸡血藤20 g,桃红各12 g,炒枣仁20 g,夜交藤20 g,桑寄生20 g,川怀牛膝各20 g,骨碎补20 g,甘草6 g,黄连9 g,黄芩9 g,干姜6 g,川芎15 g。

二诊:患者服药后头晕心悸有所改善,排便通畅。现症见:畏寒怕冷,脱发。纳可,眠差眠浅,二便调。舌红苔黄厚,脉弦沉。方药:上方改干姜12 g、桂枝15 g、夜交藤30 g,加珍珠母30 g、侧柏叶20 g。7剂,水煎服,日一剂。

三诊:患者现困倦疲乏,前额及巅顶部疼痛,食后腹胀。纳可,眠差,多梦,眠浅易醒,夜起小便4～5次/晚,大便略干。舌红苔薄白,脉弦。月经量可,黑褐色,有血块,经期腰酸,痛经。方药:上方改川芎18 g、干姜9 g、桃仁15 g、川怀牛膝各30 g、炒枣仁30 g,加炒枳壳15 g、砂仁9 g、火麻仁20 g,去桂枝。

分析:患者中年女性,平素急躁易怒,木失条达,肝气上亢,故血压升高。

气血亏虚，脑窍失于濡养，故头目眩晕；血不养心，则心悸怔忡。邪犯少阳，病在半表半里，邪正相争，故往来寒热。肝失舒畅之性，肝气横逆犯胃，胃失和降，则见胃脘痞闷不舒，胀气。因此，该患者证属肝郁气滞，气血两虚。治宜疏肝解郁，益气养血。方选柴胡疏肝散合八珍汤合天麻钩藤饮加减。方中柴胡疏肝散疏肝解郁，行气止痛；八珍汤益气补血；天麻钩藤饮平肝息风，补益肝肾。桂枝、葛根疏散外邪，使邪从表去，且葛根可治项背强痛；桃仁、红花、鸡血藤活血通经，祛瘀止痛，为治疗月经病常用药；龙骨、牡蛎味涩质重，平肝潜阳，镇静安神；炒枣仁加强宁心安神作用；骨碎补补肾健骨，既可治疗耳鸣，又可缓解关节疼痛。二诊时患者畏寒怕冷，脱发，眠差。上方加大桂枝、干姜用量，辛散温通，桂枝得干姜之辛热，温经活血，通阳利湿；干姜得桂枝，温中祛寒。加大夜交藤用量，同时新加珍珠母，平肝潜阳，养心安神，改善失眠。侧柏叶具有生发乌发功效，可治疗脱发。三诊时患者畏寒怕冷症状不明显，减少干姜用量，去桂枝，加大桃仁、川芎、川怀牛膝、炒枣仁用量以补肝肾养血。

徐云生
XUYUNSHENG
辨治疑难杂病经验集

第十章　皮肤科疾病

清毒消痤散合逍遥散辨治痤疮

　　痤疮是皮肤科常见的毛囊皮脂腺慢性炎症性疾病之一。皮损一般好发于面颊、额部和下颌部,也可累及躯干部,如前胸、背部和肩胛部,以粉刺、丘疹、脓包、结节、囊肿等为主要特征,常伴皮脂溢出,具有发病率高、易复发、难根治的特点,对患者的身心、人际交往及生活质量均会产生较大的负面影响。痤疮归属于中医学"粉刺"范畴,《黄帝内经》中对本病的描述有"汗出见湿,乃生痤痱""劳汗当风,寒薄为皶,郁乃痤"等,常见的病因病机为外感风热、湿热内蕴、血热郁滞和冲任失调等。西医治疗常使用抗生素、激素、光疗等,虽有一定的效果,但缺点较多,如抗生素易产生耐药性,激素的不良反应较大,维 A 酸、光疗对人体的刺激性较大,且西医疗法治疗痤疮易复发。中医疗法治疗痤疮疗效显著,对人体的刺激性小,同时可调节人体的免疫力,使痤疮的复发率降低。

一、辨治思路

　　中医对于痤疮的认识思路主要集中在热邪、气滞、血瘀、痰湿等方面。青春期男女天癸刚至,生机旺盛,营血渐热,炼血生瘀,而气又随瘀而滞,加之生长发育需要或饮食不节,过食肥甘辛辣而生痰湿,极易形成湿热互结、痰瘀互结、气滞血瘀的复杂局面。湿热互结,清热需用寒凉药物则易生湿,化湿需用温燥药物则易生热;痰瘀互结,痰湿本已重浊不易清化,而在痤疮形成的病理过程中,瘀的形成往往又早于痰浊的形成,痤疮产生时,往往血瘀已久,久瘀与痰浊搏结,更加不易清化。痰、湿、瘀、热阻滞气机,气机不畅,肝的疏泄功能就会受到影响,久而久之形成肝郁,肝关于生殖系统的功能不能得到好的发挥，又会进一步导致天癸运行的异常。因而痤疮的形成看似是简单的皮肤炎性反应，实则是包含众多病理机制的整体性疾病。这与中医的整体观念不谋而合，痤疮的难治性也体现于此。

众多的致病因素，必然有其内在逻辑。结合西医关于粉刺病理机制的研究，能够梳理出这些中医致病因素之间的内在逻辑。最早期的粉刺，几乎没有任何炎症反应，只是皮脂腺被皮肤堵塞后形成的一种突出皮肤的结构。这个时候如果检测其成分，大致可以得到脂肪栓和角化的皮肤细胞。这一简单的皮肤结构改变，却是粉刺和痤疮发病的中心环节，也揭示了痤疮作为一种皮肤疾病与内分泌系统的密切联系。青春期到来之际，对于男性，雄性激素大量分泌，对于女性，卵巢功能还未完全成熟，雌性激素合成不足，这两者均能导致雄性激素对于雌性激素的相对过多，而雄性激素的相对过多，则具有显著的促进皮脂分泌的作用，最终导致了初期粉刺的产生。这一机制，同时也解释了女性月经期前后容易出现粉刺、痤疮的现象（女性的月经来潮实质上是雌激素、孕激素生理性下降导致子宫内膜脱落的外在表现）。

因而，早期痤疮和粉刺的产生是性激素水平相对失衡，雄性激素相对过多的外在表现。随着皮脂腺的长期堵塞和充血，机体炎性反应就会出现，粉刺转化为丘疹，厌氧菌逐步生成，炎性反应随之进一步加重，最终形成大大小小的脓疱。在局部的炎性反应消退后，脂肪栓会出现液化，严重者甚至表皮会出现明显的坏死。取样放到显微镜下，看到的会是满目的细胞碎片、细菌尸体和角化上皮，而皮肤的损伤也会转化为暗紫色难以去除的瘢痕。

对照中医、西医关于痤疮病理机制的描述，不难总结其内在规律，如图10-1所示。

痤疮这一损容性疾病，在中药治疗时，其"标证"与"本证"的分界线在于湿毒、热毒是否形成，即是否出现了红、肿、热、痛等炎性反应的临床表现。如果这些表现已经出现，在治疗时应重治"标"，即以清热、利湿燥湿、化痰、解毒为大法，辅之以活血化瘀药物或方剂，以遏制炎性反应的进展和皮肤的进一步损伤。在新发痤疮得到有效控制后，应重视"本证"的治疗，以疏肝理气，化痰活血为纲，辅以清化湿毒、热毒的方剂或药物，以内分泌系统的综合调理减少新发粉刺或痤疮的生成，并减少瘢痕的生成。在临床实践过程中，根据上述发病机制，使用清毒消痤散合古方逍遥散加减进行痤疮的治疗，临床效果良好。

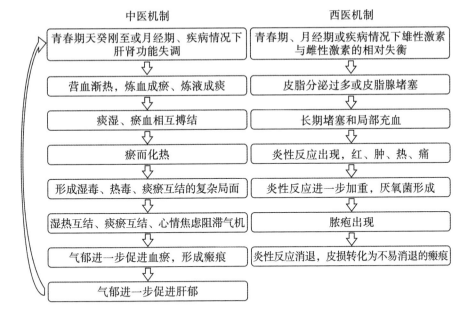

中医机制 西医机制

图 10-1　痤疮病理机制

二、方剂组成与用法

1.方剂组成

土茯苓、云苓、苍白术、薏苡仁、泽泻、蒲公英、连翘、夏枯草、金银花、紫花地丁、黄芩、黄连、黄柏、柴胡、香附、赤白芍、川牛膝、益母草、生甘草。

2.煎煮方法

当前的中医临床实践中,药物的煎服方法趋于统一和规范化。即温水浸泡 20～30 分钟后,武火煮沸,第一煎文火煎 30 分钟,第二煎文火煎 20 分钟。解表药及芳香类药物煮沸后文火煎 15 分钟,矿物类、骨角类、贝壳类及甲壳类药物煮沸后至少再煎 60 分钟。这样的煎煮方式的优势很明显:简单,易于推广,适宜于患者在家自行煎煮药物,但是也存在相当的局限性,即传统中医传承下来的煎煮方式无法得到使用,传统方剂的作用就无法正常发挥。在本方中,清热毒、湿毒的药物居多,如五味消毒饮化裁、三黄汤化裁等。在传统中药煎煮方式中,清热类药物的煎煮宜武火急煎,以五味消毒饮为例,《医宗金鉴》中的记载为"水一盅、煎八分。加无灰酒半盅,再滚二三沸时热服"。所以在本方煎煮时,可适当缩短两煎煮沸后的时间,以期更加有效地发挥药物的作用。

2.方剂创制思路以及加减化裁

结合痤疮全治疗期湿毒、热毒、痰瘀、气滞、血瘀的病理机制创制本方。首先,方中土茯苓、云苓、苍白术、薏苡仁、泽泻重在清利湿毒,土茯苓为本方利湿解毒之要药,云苓、苍白术健脾胃而祛中焦湿,薏苡仁、泽泻利小便而清下焦湿毒。六味合用,在病因上,除祛湿利湿外,还重视解毒治疗;在病位上,结合湿性重浊、湿困脾胃的特点,集中药力清利中焦与下焦湿毒;在药性上,土茯苓、云苓性平,苍白术性温,薏苡仁性凉,泽泻性寒,全六味合用,性味平和,寒热适中,既能够清湿毒,又不至于加重热毒,相较于以二陈汤为汤底化痰祛湿的常规治疗方式,就有了相当的优越性。

在清利湿毒的同时,亦不忘清热解毒。方中蒲公英、连翘、夏枯草、金银花、紫花地丁五味合用的思路,源于清代乾隆时期医官吴谦编纂的《医宗金鉴》中的古方"五味消毒饮"。原方为金银花、野菊花、蒲公英、紫花地丁、紫背天葵子。本五味在原方基础上,首先将野菊花替换为了夏枯草。在古籍记载中,夏枯草与野菊花均有清肝经热邪和解毒的功效,现代的药理研究也发现,夏枯草与野菊花均具有抗炎、抗菌、抗氧化、清除自由基、保肝,以及调整血压、血糖、血脂等代谢指标的作用,但是,在痤疮患者的治疗过程中,夏枯草相较于野菊花有一个较为优越的特性,即其散痰火郁结的功效。结合痤疮发病的机制,不难发现夏枯草更加适合痤疮患者使用。此外,相较于五味消毒饮原方,本五味去掉了紫背天葵子而添加了连翘。紫背天葵子善清三焦热邪,而连翘则轻如羽,善清上焦热毒。湿性重浊,多沉于中下焦;火曰炎上,多浮于上中焦。湿热互相搏结时,连翘清上中焦热毒的效用就显得贴合实际,能够对准痤疮的病位发挥清热解毒的功效,又不至于因其寒凉又无燥湿作用的特性加重下焦湿邪。

方中黄芩、黄连、黄柏三味源自北宋《圣惠方》,方名原为"三黄汤"。方中三味药物虽均为寒凉药物,但均有清热燥湿、泻火解毒之功效。其中,黄芩清上焦湿热,黄连清中焦湿热,黄柏清下焦湿热。全方共奏解湿毒、热毒功效,以整体调理代替局部治疗,临床使用效果良好。值得注意的是,三味药虽均为寒凉泻火药物,但却均有燥湿功效,清热而不生湿,适宜痤疮患者使用。同时,其通肠之力又能促使浊阴下降,让体内的浊毒能够排出。

上十四味药物,兼顾湿毒、热毒、痰浊等"标证"病机,在临床应用时,对于炎性反应和新发皮损比较"凶猛"的痤疮患者,常常能在较短的时间内达到抑制新发粉刺转化为丘疹或脓疱的效果,从而有效降低痤疮这一损容性疾病的"损容性"。但是,在"标证"得以控制后,疾病的"本证"和"变证"同样是需要重视的内容。

上面已经提到了关于痤疮"本证"的相关机制。青春期、月经期或疾病状态下,雄性激素和雌性激素的相对失衡是痤疮出现的内在机制。在中医理论中,肝与肾是主导人体生殖功能的两大重要器官,而在激素水平的平衡上,"肝主疏泄"的生理功能更是占据了重要的位置(促进男子排精与女子排卵行经)。在临床实践中,这一类患者常见右手关脉的郁滞状态。因此,在清化湿毒、热毒的同时,应兼顾调肝,以贯彻中医"整体调理"和"标本兼治"的哲学,取得更好的临床疗效。

而中医在疏肝理气治法的实践中,有两个方剂是不得不提及的,即逍遥散和柴胡疏肝散。逍遥散由柴胡、茯苓、当归、姜枣、薄荷、芍药组成,主治肝郁血虚脾弱证;柴胡疏肝散由柴胡、香附、川芎、枳壳、白芍、陈皮、甘草组成,主治肝郁气滞证。在痤疮治疗的临床实践中,结合药味数量的限制和现代研究,常采用柴胡、香附、赤白芍四味为底,根据实际加减丹皮、炒山栀、郁金、陈皮等药物。其中柴胡为疏肝诸药之向导、肝气郁结之要药,其重要性不言而喻;香附入气分能疏肝理气,入血分又能活血调经。赤白芍两味,白芍养血平肝,长于敛阴;赤芍凉血活血,长于散瘀。两味同用,既能平肝清热,又能活血调经,也较为适宜痤疮患者使用。本四味药物,以疏肝、活血、调经、敛阴为纲要,在临床实践中,相较于其余药物(当归、薄荷、陈皮、枳壳等)能够更加高效地针对痤疮患者肝郁气滞的"本证",从而调理机体内在环境。在调理身体的同时,疏肝类中药关于条畅情志的附加作用也能够使得患者的焦虑情绪得以缓解,对疾病的预后同样有着积极的影响。在现代医学药理研究中,逍遥散和柴胡疏肝散类方均有对下丘脑分泌的促性腺激素释放激素,垂体分泌的卵泡刺激素、黄体生成素,以及雌激素、孕激素、雄激素的反馈调节作用,在一定程度上,也提供了这些药物能够调理痤疮患者内分泌状态的理论依据。

血瘀在痤疮的整体发病中可谓是贯穿了全过程。病理变化的每一个环节中,血瘀这一致病因素均能够产生影响。因此,对活血化瘀药物的选择,除了活血作用之外,还应兼顾湿毒、热毒、痰浊、肝肾等其他致病因素。在本方中选用川牛膝、益母草两味药物发挥活血化瘀的作用。川牛膝除祛瘀调经外,其利水作用能够起到通利痰浊、湿毒的作用,其补益肝肾作用能够调理机体整体状态,其引血下行作用能够起到治疗上部血热妄行的作用。同时,牛膝还能够起到舟楫的作用,沉降上焦的火邪、血瘀、痰浊、湿毒,十分适宜痤疮患者使用。另一味药物益母草除了活血祛瘀外,还能够凉血、利水、消除疹痒赤热。此二味相合,除主要的活血、祛瘀、生新的功效外,兼顾痤疮患者机体的整体状态,可以说,也是中医整体调理观念的一种集中体现。

三、方剂功效与主治

本方功在清化湿毒、热毒、痰浊、瘀血,兼顾疏肝理气,活血化瘀,适用于以颜面、肩背粉刺、丘疹、脓疱以及其他红、肿、热、痛等炎性反应为主要症状的各期各类痤疮。兼有头身困重、舌苔黄腻、口苦口臭、小便黄赤、月经不调、肢体麻木疼痛、情绪焦虑或抑郁、两胁胀痛喜太息、脘腹胀满等湿热蕴毒、痰瘀互结、肝郁血瘀等症状者,更为适用。

四、医案举隅

医案 1:

患者赵某,女,25 岁,2018 年 11 月 21 日初诊,就诊时面部红色丘疹已有两年。患者自述两年前无明显诱因出现面部红色毛囊性丘疹,高于皮肤表面,伴红、微肿、疼痛,曾在当地行中药治疗,效不显。现症见:面部红色丘疹,伴微肿、疼痛,偶有口干,余无不适。舌红,苔黄微腻,边有齿痕,脉数略滑。细询之下得知两年前正值毕业季,多应同学友人之邀外出就餐,所食皆为肥甘厚味辛辣之物。加之择业及就业初期心理压力较大,遂生丘疹。起初未行治疗,痤疮日渐严重后自行控制饮食、疏解压力但效不显。求助当地中医未果后,至我处治疗。

本患者起病于两年之前,未经有效治疗至今,病程已较长。丘疹伴红肿疼痛两年,说明疾病已经处于炎性反应期的病变阶段,湿毒、热毒已经形成。苔黄微腻则说明湿热已相互蕴结。痤疮未发展为较大的结节或脓疱提示痰湿情况相对较轻。舌红苔黄,丘疹红、微肿、痛提示热邪重于湿邪。自行控制饮食、疏解压力疗效不显说明痤疮已长期处于"标证"期。综合脉证,治疗当以清热解毒为主,兼顾祛湿解毒,辅之以凉血药物,以控制痤疮的进一步发展。处方为清毒消痤散加玄参、马齿苋:

土茯苓 20 g,泽泻 30 g,丹皮 15 g,云苓 18 g,苍术 18 g,白术 18 g,益母草 30 g,蒲公英 30 g,连翘 15 g,夏枯草 18 g,川牛膝 30 g,金银花 15 g,紫花地丁 20 g,薏苡仁 30 g,黄芩 9 g,黄连 12 g,黄柏 12 g,甘草 6 g,玄参 12 g,赤

芍 15 g,马齿苋 30 g。

11月28日二诊时,患者面部红色丘疹已可见肉眼能够分辨的好转,无新发,有消退,余无明显不适。纳眠可,二便调。舌淡微红,苔仍黄,脉微数。改连翘 18 g、川连 15 g、黄芩 12 g、黄柏 15 g,加桑白皮 15 g,以加强清热解毒之功效,同时以桑白皮和连翘清化上焦湿毒、热毒,加强对"标证"的治疗。

分析:本例患者痤疮是因饮食不节、情志失调而起,在长期的自我健康管理过程中,虽消除了这些根本因素,但已经蕴结在体内的热毒、湿毒无法自行消退,因而仍有痤疮。所以在临床实践中,治疗的重点放在了"标证"的治疗上,而未使用逍遥散进行疏肝治疗。

◈ 医案 2:

患者张某,女,22 岁,2018 年 8 月 8 日初诊。患者于 13 岁始无明显诱因出现颜面痤疮,两年前始发痛经,伴痤疮瘢痕颜色加重。现前额及两颊痤疮严重,脓疱多发,面部油脂分泌旺盛,有轻微脱发现象,心烦易怒,偶有眼部不适。痤疮常于经期前一周周期性加重,鼻翼及口唇周围较甚。于当地医院治疗后稍有缓解。痛经以经期第 1~3 天为重,阵发性疼痛伴小腹坠胀,严重时可伴呕吐、腹泻、汗出,服止痛药可缓解。经期易腹泻,经量适中,色鲜红,伴大量血块,经行乳胀。纳眠可,小便调,大便两日一行。舌红苔薄白,脉滑数。

本患者于青春期无明显诱因出现颜面痤疮,有轻微脱发现象,心烦易怒,眼部不适,月经不调,结合痤疮病机进行辨证,首先可确定患者有肝郁的"本证"并伴轻微肾虚。在"本证"基础上,两年前始发痛经,伴痤疮瘢痕颜色加重,可判断患者存在血瘀情况。患者油脂分泌旺盛,痤疮严重,脓疱多发,可见患者仍有湿毒、热毒之"标证"。因而在治疗时,应标本兼治,选方清毒消痤散合逍遥散加减,全方如下:

丹皮 15 g,炒山栀 9 g,柴胡 12 g,香附 15 g,赤芍 18 g,白芍 18 g,云苓 18 g,泽泻 20 g,益母草 30 g,川牛膝 30 g,玄参 12 g,丹参 20 g,蒲公英 30 g,金银花 15 g,连翘 18 g,夏枯草 18 g,马齿苋 20 g,黄连 9 g,黄芩 9 g,黄柏 9 g,土茯苓 20 g,紫花地丁 20 g,甘草 6 g,陈皮 15 g,川芎 18 g,桃仁 9 g,红花 9 g。

在原方的基础上,首先加用丹皮、炒山栀,变逍遥散为加味逍遥散,用以应对"肝郁化火"这一病理机制。此外,除益母草、牛膝两味活血药外,加用丹参、川芎、桃仁、红花等,加大活血、化瘀、凉血、养血之力度,以应对患者月经不调、痛经、痤疮瘢痕等"变证"。加上清化湿毒、热毒的清毒消痤散,全方标本兼治,化裁合理,仅12剂即使患者痤疮明显减轻,面部油脂分泌明显减少,痛经和月经失调情况也有了明显的改善。

清热散风利湿法论治湿疹

湿疹(湿疮)是一种由多种内外因素引起的有渗出倾向的炎症性皮肤病,以皮损多形性、对称分布、有渗出倾向、自觉瘙痒、反复发作、易成慢性为临床特征。本病可发生于任何年龄、性别和季节,以先天禀赋不耐者为多,严重影响患者的生活质量。

目前,西医对湿疹无特效治疗方法,治疗多为口服抗组胺药、免疫抑制剂及外用糖皮质激素制剂等,长期用药易致骨质疏松、皮肤萎缩、激素依赖性皮炎等不良反应,且停药后易复发。中医药治疗湿疹具有独特优势。

一、辨治思路

要整理湿疹的辨证论治思路,首先要知道中医和西医对湿疹病因和病理机制的认识。查阅相关的理论和研究文献后可发现,在西医理论中,湿疹的病因可概括为遗传因素、环境因素、感染因素、饮食因素、药物因素、其他因素六个大类,而落实到具体患者身上,每个大类都有着大量的具体致病因素,如环境因素可包含织物革品及相关衣着添加剂、人造或加工食品及其添加剂、建筑品及其添加剂、化学燃料、特殊材料、花粉、塑料制品、胶合剂、洗涤剂、化妆品及豢养物变应原等;饮食因素可包含富含蛋白质食物、特殊气味食品以及特殊刺激性食品等。不难发现,西医的湿疹病因是非常宽泛和模糊的,由于病因多样,其病理机制也是十分复杂多样的。套用西医医生的话,这个疾病的病因因人而异,有一百种原因可能导致得病。

病因和病理机制的复杂性,决定了西医在治疗该病时的局限性。由于无法探明发病的机制,激素才成为了治疗本病的首要选择。众多的致病因素,常常有其内在逻辑。如果西医无法完整地阐述其中的逻辑,可从中医的角度出发,以中医在哲学性和整体性上优势,寻找湿疹发病的内在规律。

很多研究证实,环境因素是湿疹患病率增加的重要原因之一。这里的环境,可包括群体环境和个体环境两个部分。群体环境致病因素是指室外大范围的空气、水、土壤、放射源、污染源、大面积的致敏花粉、大面积的气传致敏真菌等。个体环境是指个体生活的环境,由于人们约 2/3 的时间生活在室内,所以室内环境如衣物、食品、建筑相关变应原、各型涂料及添加剂等对湿疹的影响更加密切。看到这里,想必各位读者已经有所联想,这与中医理论中"风邪"的概念不谋而合。从发病机制的角度考虑,湿疹的发作与"过敏"这一概念常密切相关。当患者接触了某些特定衣物或者空气环境时,湿疹的发作就会加重。现代医学常常用抗组胺药物来缓解这些问题。而大量的临床经验表明,无论是过敏性鼻炎还是过敏性皮肤病,均与风邪密切相关。从中医理论的角度,风邪具有善行数变、轻扬开泄、主动等特性,这又与湿疹的发作时作时止、位于肌表、病位不定的临床特性具有很高的契合性。而最终落实到临床实践中,以荆芥、防风、白蒺藜等为代表的天然药物,虽属祛风解表类的中药,却在湿疹治疗的效验案例中常常出现。因而可初步查知,风邪是湿疹发作的重要原因之一。

仅考虑单一因素的中医辨证和治疗是不科学的,也是不负责任的。这在对湿疹的认识中,也有所体现。如轻扬开泄、易袭阳位这一特性,就存在着较为明显的证伪空间。因为湿疹并不仅发生在体表的上部,临床实践中,肛周湿疹、小腿湿疹、股部湿疹、外阴湿疹等也是非常常见的湿疹的表现形式。这就需要引入在湿疹类疾病发病时起到重要作用的另外一个重要因素——湿邪。

从取象比类的思路出发,恐怕没有任何一个疾病的临床表现可以像湿疹一样,让人能够直观地体会湿邪的特性。它的瘙痒迁延难愈,从水疱,到或呈黄色,或呈透明的脓性浆液渗出,再到黄绿色、污褐色的脓痂,最终到局部的轻微糜烂,无一不体现着湿邪重浊、黏滞的阴邪特征。这也是湿疹类疾病令人痛苦的一个根本原因。如果说取象比类的对应无法令人完全信服,那么临床实践观察到的现象或许更具有说服力。这些皮损可能无痛无痒,也不怎么影响正常生活,但是在饮酒、过食某些肉类或一些刺激性食物后,就会显著加重。

此外,饮食引发湿疹的机制主要为变态反应。有文献报道,在我国容易引起变态反应的食物主要有:①富含蛋白质的食物,如牛奶、鸡蛋等;②海产类食物,如无鳞鱼、海蟹、海贝、对虾、海带等;③具有特殊气味的食品,如葱、蒜、洋葱、羊肉等;④具有特殊刺激性的食品,如辣椒、酒类、芥末、胡椒、姜等;⑤某些生吃的食品,如生葱、生蒜、生西红柿、某些干果或某些水果;⑥某些富含细菌的食品,如死鱼、死虾、死螃蟹以及不新鲜的肉类;⑦某些富含蛋白质而不易消化的食物等。

不难发现，如果用现代营养学进行归类，这些食品是非常无规律的，可以归到各个食品种类。而他们在中医理论中，却有一个简单明了的统一名字——肥甘厚味。而肥甘厚味，正是痰湿积聚的原因。

脾是饮食物水谷精微运化的核心脏腑。当饮食物中出现难以运化的食物时，就会在一定程度上消耗脾气和脾阳，导致脾胃运化功能的失常。食用的水谷不能得以运化，就会凝聚而形成水湿。而所谓"湿困脾"，脾对湿邪又有着极为特殊的易感性，所以形成的水湿又会进一步影响脾的运化功能，以这样的方式，湿邪与脾虚标本转化，恶性循环，最终，就形成了湿邪迁延难愈的病理特性。

除了饮食和环境中的致敏原外，湿疹类疾病还有一个重要的病因——感染因素。金黄色葡萄球菌、马拉色菌、某些气源性真菌（如交链孢霉、烟曲霉、镰刀霉等）在许多湿疹患者的皮损中检出率都较高。许多抗微生物治疗对于湿疹皮炎的疗效也很明显。根据这些依据，可初步得出一个结论，即微生物感染也是治疗湿疹时需要考虑的重要因素。

在中医的范畴与经验中，微生物感染与热毒密切相关。在常规的中医院校教育中，很常见的是对"热"或"火"概念的阐述，但是对于"毒"这一概念的描述却较少。查阅传统文献后可发现，对"毒"的记载可以分为两个部分：一是某种具体病邪发展到一定程度的表现，即所谓"毒，邪气蕴结不解之谓"（尤在泾《金匮要略心典》）；二是一种病邪性质，即所谓"夫毒者，皆五行标盛暴烈之气所为也"（《素问·五常政大论》）。而在长期的临床实践中，徐教授发现，湿疹类疾病中的"热毒"更像是前者，即内伤火热或外感热邪蕴蓄日久而形成的"热毒"。当前述的湿邪与热邪交织缠绵，热邪不能被很快清化，热毒就会形成（常常也伴随着"湿毒"）。

当然，湿疹类疾病的病因还包括遗传因素、其他因素（苦闷、紧张、激动等情绪异常，疲劳，慢性胃肠疾病等）。在临床实践中，徐教授也会根据患者的个体差异，对症、对证进行治疗。

纳入中医的理论与临床知识和经验后，可清晰地得到湿疹类疾病的病理逻辑，如图10-2所示。

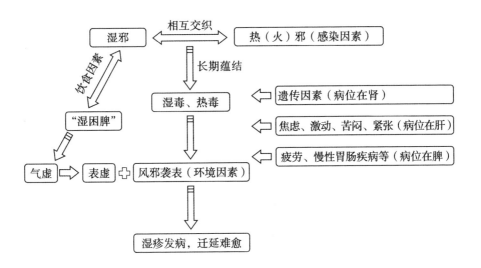

图 10-2　湿疹类疾病的病理逻辑

　　根据湿疹类疾病的病理逻辑,可知湿毒、热毒是本病发病的核心环节。而湿毒、热毒在形成过程中,蕴结不解的"毒邪"又是其核心要素。因此,在治疗中应需要着重注意的有以下几个方面:

　　(1)热毒的形成,多由于湿、热两种病邪交织,才导致缠绵不愈,蕴结不解,所以在注重清热解毒的同时,应注重化湿解毒,解除两邪交织的复杂状态,以达到治疗疾病的目的。

　　(2)无论是清热、化湿还是解毒,这些病邪均需要排出体外的出路。当风邪袭表的状态形成后,腠理收缩,火邪、湿邪及其蕴结而成的毒邪均少了一个极为重要的出路。因而在治疗时,祛风、疏风、解表也是主要的环节,辅之以利水,令邪有所出,避免"闭门留寇"的状态形成。

　　根据上述辨治思想,总结验方湿疹散,临床效果良好。

二、方剂组成与用法

1.方剂组成

荆芥、防风、桑叶、桑白皮、浮萍、白鲜皮、地肤子、白蒺藜、徐长卿、蝉衣、泽泻、黄柏、茯苓、土茯苓、黄连、黄芩、蒲公英、金银花、连翘、乌梢蛇。此外,随证加减以下药物:

　　(1)疏肝健脾类药物:丹皮、山栀子、柴胡、香附、白术等。

　　(2)补肾类药物:枸杞、菊花、山茱萸、山药等。

（3）活血化瘀类药物：赤芍、丹参、桃仁、红花、生地、牛膝、当归等。

2.煎煮方法

前述在辨治思路中提及，无论是清热、化湿还是解毒，病邪都需要排出体外的出路。而疏风解表除了祛除风邪这一中心目的之外，也能够给予病邪一条重要的出路。而解表剂多使用辛散轻扬之品，如本方中的荆芥、防风、桑叶、桑白皮、浮萍、白鲜皮、白蒺藜、徐长卿、蝉衣等药物。这些药物不宜久煎，不然可能会发生药性耗散，作用减弱的情况。因此，在煎煮这些药物时，可以酌情后下。此外，在服用药物时，宜温服，服后应暂避风寒，以微微汗出的状态为佳。

3.方剂创制思路以及加减化裁

根据上述分析，湿疹类疾病的核心辨治思路为辛凉解表，并清化湿毒、热毒。辛凉解表这一过程承载着祛风邪，通邪路，治表证等多重含义和作用。在本方中，主要由荆芥、防风、桑叶、桑白皮、浮萍、白鲜皮、白蒺藜、徐长卿、蝉衣共九味药物完成这一作用。荆芥、防风为疏风解表常用的对药，无论对风寒表证还是风热表证，均有良好的作用。荆芥虽温却不致生热，防风则为风中润剂，两者相辅，寒热适中，润燥相合，极适合作为湿疹类疾病的汤头。祛风解表的同时，配合蝉衣、白蒺藜二味治标，意在缓解皮肤瘙痒这一主要症状。

上四味药物着眼标证，并能够给病邪以出路，但是观其药性，仍需加以补充。荆芥性温，白蒺藜微温，防风性平，蝉衣性凉，四药相合，虽不致生热，却仍以偏温为用。因而加入辛凉解表的桑叶、桑白皮。桑叶取自桑菊饮，取其辛凉如羽的特性；桑白皮取自泻白散，在清热的同时行水，为进一步给水湿伏邪以出路打下基础。最重要的是，两药同走肺经，以"肺合皮毛"的中医理论思想进一步治疗表证、标证。上六味相互配合，辛凉解表、祛风止痒，为进一步的内部调理提供了坚实而合理的基础。

如果说前六味的重点是治疗湿疹类疾病的标证，那么浮萍、白鲜皮、徐长卿三味，就是承上启下，承表及里的转合之药。白鲜皮在祛风的同时，能够清热、燥湿、祛风、解毒，常用于湿热疮毒、遍身黄水的皮肤疾病；浮萍在发汗解表的同时能够泄热利水，以利小便的形式，调节体内的水湿分布并清泻里热；徐长卿则在祛风、止痒的同时能够解毒除癣。三药相合，外能祛风、解表、发汗，内能燥湿、利水、清热、解毒，将解表与清里衔接结合，治标与治本互根互用，最终贯彻通达内外、整体调理的中医临床施治基本原则。

药物部署至此,体内的湿、热、毒伏邪就变成下一步需要解决的核心问题。这里的伏邪略不同于以往张锡纯提出的"伏邪"概念,它是由湿、热病邪久久交织,蕴结成毒并潜伏在体内的伏邪。因此,遣方治疗以凉性药物化湿毒并以清热燥湿为主的思路进行。

　　首先,采用土茯苓、茯苓、地肤子、泽泻四味集中对湿毒进行处理。而这四味药物中,仍以两两相合的对药形式进行组方。土茯苓以化湿毒为主,却包含清热、解毒、除湿三项功效,在近年的临床研究中,也屡见土茯苓治疗微生物感染的实验和动物研究,因而以其为主,总揽本四味。再配合地肤子,用于湿热疮毒、疮肿等症的治疗。茯苓、泽泻对药的用药思路取自经典名方"六味地黄丸"。六味地黄丸的组方以"三补三泻"而闻名,茯苓、泽泻属"三泻",茯苓淡渗脾湿,泽泻利湿泻浊,两药相合重在利水,为湿毒提供排出体外的出路。四药相合,功效虽重在化湿毒,药性却偏寒凉,在化湿的同时避免了生热的弊端。

　　黄连、黄芩、黄柏在"清毒消痤散合逍遥散辨治痤疮"中已经有所描述,同时也是北宋《圣惠方》中记载的验方"三黄汤"。如果对本方不是特别熟悉,那么以其为汤底,加栀子形成的传世名方"黄连解毒汤"想必已经成为了中医界"妇孺皆知"的验方效方。该方疗效确切,在临床上应用广泛,甚至已经被开发为专治疮疡的中成药。其组方思路以清三焦湿、热、毒邪为主,寒凉泻火却同时存在燥湿的功效,清热而又不生湿,在这里不过多赘述,可参照本书"清毒消痤散合逍遥散辨治痤疮"了解其组方思路。

　　当能够明确患者具有微生物感染的情况或热性症状较为明显时,可酌情加入金银花、蒲公英和连翘三味药物。其中金银花、蒲公英是清热解毒的常用对药,而大量的现代临床和实验研究也表明,本两味具有控制微生物感染的作用效应。而连翘则为该两味的"舟楫之药"。在中医理论中,火邪具有"炎上"的特性,连翘轻扬,能够很好地将金银花、蒲公英的清热解毒作用带到身体的上部位置。三药相合,对于前述七味(土茯苓、茯苓、地肤子、泽泻、黄连、黄芩、黄柏)是一种很好的补充,对于热重于湿的湿疹类疾病患者也具有良好的疗效和作用。

　　由于湿疹类疾病病位在表,深入脏腑里证的情况并不多见,所以在临床上,实证性的患者最常见到。但是由于其缠绵难愈的特性,仍然应考虑"久病入里"和"久病多虚"的情况,因而在湿疹散中,也考虑了补益的因素。如最后一味乌梢蛇,常用于治疗麻风疥癣、瘰疬恶疮等,但属于血肉有情之品,在祛风、除湿等功效之余,尚有补益精气的作用。对于湿疹日久,精亏虚弱的患者,尚有良好的补益作用。另外,对于久病导致肾虚、肝郁脾虚、血瘀血虚的患者,应采取随证加减药物的方式进行治疗,在临床上可取得良好的疗效。在这些方面的用药上,为了避免过度补益而化火,应尽可能的精简、平和,并以疏解和调和为主。

三、方剂功效与主治

本方主治发于头面、耳后、四肢,以及前后阴的因风、湿、热、毒邪导致的急慢性湿疹、湿疮和风疹类疾病。患者症见皮肤潮红、多形性鳞屑伴瘙痒,后期可伴丘疹、水疱、糜烂、渗液、结痂等多形性皮损,食用肥甘厚味、鱼虾海味或其他刺激性食物可致加重,根据湿毒、热毒轻重可兼有身热烦渴、便干尿赤、苔黄微腻或纳呆神疲、腹胀便溏、苔腻微黄等症。在临床使用时,依据湿、热毒邪轻重,根据上述辨治思路酌情变化药物剂量和组方。

四、医案举隅

医案1:

患者朱某,男,78岁,2016年3月30日初诊。就诊时全身皮疹已有1年余。自述1年前因染发导致头皮皮疹,后未加以注意,过食荤腥油腻、辛辣食物并长期饮酒导致病情加重,皮疹逐步蔓延至面部、四肢、背部。曾赴某医院就诊,诊断为"变异性皮炎",并行口服、外用药物治疗,但效果不佳。现症见:全身皮疹,伴红、痒、局部鳞屑样皮损,偶有渗液,偶有小便不畅。周身常感黏腻,偶身热,纳一般,眠可,二便可。舌红苔黄微腻,脉浮。

西医诊断:变异性皮炎。

中医诊断:湿疮。

中医辨证:湿热蕴肤。

治则:燥湿解毒,健脾益肺。

患者自述1年前因染发导致头皮皮疹后引发全身皮疹。染发剂引发的变应反应在西医理论中属于环境因素导致发病的范畴,其实质是由特定变应原引发的过敏反应,结合临床实践经验和现代医学研究,初步推测这种过敏反应可以通过祛风解表的方式进行治疗。发病后患者未加以注意,过食肥甘厚味,加之肌肤腠理已接受风邪侵袭,湿热蕴结于肌表的疾病病理状态也就相应形成,风、湿、热邪相互交织,日久化为毒邪,便形成了蕴结于体表上部的伴有红、痒以及局部鳞屑样皮损甚至偶发渗液的皮肤疾病。此时,以祛风解表,清化湿热毒邪的湿疹散进行治疗就非常合适,全方如下:

桑叶 20 g,荆芥 15 g,防风 15 g,浮萍 15 g,桑白皮 30 g,土茯苓 30 g,泽泻 20 g,泽兰 20 g,丹皮 18 g,徐长卿 30 g,蝉衣 9 g,白鲜皮 30 g,地肤子 30 g,白蒺藜 15 g,薏苡仁 20 g,乌梢蛇 9 g,黄柏 12 g,甘草 6 g,生地 12 g。6 剂,水煎服,日一剂。

2016 年 4 月 13 日二诊。患者服药后症状明显缓解。现症见:无明显不适。纳眠可,小便调,大便稀,日 2～3 行。舌暗红苔白,脉弦。处方:上方改泽泻 30 g、泽兰 30 g、薏苡仁 30 g、黄柏 15 g,加云苓 15 g、丹参 20 g。6 剂,水煎服,日一剂。

2016 年 4 月 20 日三诊。现症见:全身偶有瘙痒,余无明显不适。纳眠可,二便调。舌暗红苔白,脉弦。处方:上方改丹参 30 g、丹皮 20 g、乌梢蛇 12 g、蝉衣 12 g,加黄连 12 g、蒲公英 20 g。6 剂,水煎服,日一剂。

2016 年 5 月 4 日四诊。现症见:右侧大腿两侧起红疹、厚皮,发痒,伴头皮瘙痒、脱屑,双手握拳时麻木。纳眠可,二便调。舌红苔黄腻,脉弦。处方:上方改蒲公英 30 g、黄连 15 g,加菊花 15 g、龙胆草 15 g。6 剂,水煎服,日一剂。

2016 年 5 月 25 日五诊。患者服药后皮肤红疹、脱皮症状缓解。现症见:头皮瘙痒、脱屑,眼睛流泪,分泌物增多,右下肢大腿两侧出现红疹,伴瘙痒,双手偶感麻木。纳眠可,小便调,大便稀,2～3 日一行。舌红苔黄腻,脉弦。处方:上方改菊花 18 g,加黄芩 9 g。10 剂,水煎服,日一剂。

2016 年 8 月 24 日六诊。患者自述停药后胸前皮肤反复出现红疹,后继服上方至今。现症见:胸前皮肤仍可见红疹,高温及晒后加重,大腿根部及小腿外侧皮肤变厚、粗糙,右下肢甚,余无明显不适。纳眠可,二便调。舌暗红少苔,脉弦。处方:上方改乌梢蛇 15 g、丹皮 30 g、黄柏 18 g,加赤芍 20 g。6 剂,水煎服,日一剂。

2016 年 9 月 21 日七诊。患者胸前红斑颜色变淡,效果明显。现症见:右下肢皮肤粗糙、增厚、色暗红,偶有瘙痒。纳眠可,二便调。舌紫红苔黄腻,脉弦。处方:上方改丹参 20 g,加炒杏仁 12 g。6 剂,水煎服,日一剂。

2016 年 9 月 28 日八诊。现症见:患者胸前红斑变暗,右腿症状好转,皮肤略有变薄,仍偶有痒感。纳眠可,二便调。舌紫黯,苔黄少,脉弦。处方:上方改桑叶 30 g、白蒺藜 18 g、蝉衣 15 g。12 剂,水煎服,日一剂。

2016年11月11日九诊。病史同前，上方继服6剂。

2016年11月30日十诊。病史同前，上方继服6剂。

2016年12月28日十一诊。病史同前。现症见：双腿皮肤粗糙，皮质增厚，色暗红，伴瘙痒，夜间甚，活动后缓解，休息时明显，右下肢甚。伴自觉咽部有痰，难咳。纳眠可，二便调。舌紫红苔薄黄，脉弦。处方：上方改生地15 g、丹参30 g。12剂，水煎服，日一剂。

分析：患者因禀赋不耐，饮食失节，或过食辛辣刺激荤腥动风之物，以致脾胃受损，失其健运，湿热内生，又兼外受风邪，内外两邪相搏，风湿热邪浸淫肌肤而致本病。故重在清热利湿解毒。方中荆芥、防风祛风解表；桑叶利水消肿；桑皮泻肺清热；蝉衣入肝、肺二经，疏散风热，透疹；配伍浮萍，增强宣散风热，透疹止痒之效；丹皮苦寒，清热凉血；土茯苓甘淡渗利，解毒利湿，配伍地肤子、白鲜皮，以解湿热皮肤瘙痒；徐长卿配伍白鲜皮、黄柏，祛风除湿止痒；泽泻、泽兰渗湿利水；薏苡仁健脾益气燥湿；生地滋阴生津；白蒺藜入足厥阴肝经，平肝疏肝，祛风解毒；乌梢蛇，性平，入肝经，祛风通络；甘草调和诸药。二诊效佳，为巩固病情，故加云苓健脾渗湿，丹参活血化瘀。三诊时偶见瘙痒，故加蒲公英、黄连清热泻火解毒。四诊时皮疹复发，故加菊花、龙胆草清肝泻火。五诊但见肝火上炎症状，故加重菊花用量，并加黄芩，配伍黄柏、黄连，取黄连解毒汤之意，清热泻火解毒。六诊时停药后皮疹反复，考虑仍有血瘀，故加赤芍活血化瘀，并重用乌梢蛇祛风通络，丹皮行血，黄柏泻热燥湿。七诊效佳，故加炒杏仁泻肺，以固卫表，防外邪袭表复发。八诊时偶伴瘙痒，故加重桑叶、白蒺藜、蝉衣用量，以祛风透疹，燥湿止痒。九诊、十诊时病情好转，上方继服。十一诊时症见皮糙瘙痒，夜甚，考虑阴液不足，肌肤失养，故重用生地滋阴益肾，丹参活血化瘀。

医案2：

患者唐某，女，20岁，2018年10月31日初诊。全身发红色皮疹1年。患者自述1年前无明显诱因全身出现红色皮疹，不高于皮肤表面，色红，不伴肿痛，伴痒，余无明显不适。纳眠可，二便调。舌红苔黄，脉弦。

西医诊断：湿疹。

中医诊断：湿疮。

中医辨证：湿热毒蕴。

治则：清热利湿，解毒止痒。

处方：丹皮18 g，柴胡12 g，赤芍15 g，白芍15 g，郁金18 g，荆芥12 g，防

风 12 g,桑叶 15 g,桑皮 30 g,黄连 12 g,黄柏 12 g,白鲜皮 30 g,地肤子 30 g,茵陈 18 g,白蒺藜 15 g,蒲公英 20 g,徐长卿 30 g,蝉衣 15 g,土茯苓 20 g,乌梢蛇 15 g,泽泻 15 g,金银花 15 g,连翘 15 g,川牛膝 20 g,甘草 6 g,苍术 15 g,白术 15 g,云苓 18 g。6 剂,水煎服,日一剂。

2018 年 11 月 7 日二诊。患者服药后皮肤红疹明显好转。现症见:皮肤红疹,伴瘙痒,偶发巅顶头痛。纳少,眠可,小便调,大便日 2～4 行,质稀,不成形。末次月经 2018 年 10 月 31 日,量少,色可,少量血块,小腹微坠痛。舌红苔白腻,脉弦。处方:上方改云苓 20 g、苍术 20 g、白术 20 g、土茯苓 30 g,加薏苡仁 20 g、山药 15 g。12 剂,水煎服,日一剂。

分析:患者因禀赋不耐,饮食失节,或过食辛辣刺激荤腥动风之物,以致脾胃受损,失其健运,湿热内生,又兼外受风邪,内外两邪相搏,风湿热邪浸淫肌肤而致本病。故重在清热利湿解毒。方中丹皮清肝胆热兼行血,柴胡清热又兼解表,且合郁金疏肝解郁,以活血化瘀,同时又为引经药,引药行经;白芍酸苦微寒,养血敛阴,柔肝缓急;木郁则土衰,肝病易传脾,故以土茯苓、泽泻、云苓、白术、甘草健脾益气;苍术燥湿健脾,祛风散寒;非但实土以御木乘,且使营血生化有源。黄连既入上焦以清心泻火,又入中焦,泻中焦之火;黄柏泻下焦之火;赤芍活血祛瘀;牛膝入血分,性善下行,能祛瘀血,通血脉,并引瘀血下行;合赤芍清热凉血,以清瘀热;金银花、蒲公英、连翘清热解毒,消肿散结;白鲜皮、地肤子祛风止痒;荆芥、防风祛风解表;桑皮泻热;桑叶利水消肿;茵陈燥湿泻热;白蒺藜入足厥阴肝经,平肝疏肝,祛风解毒;徐长卿配伍白鲜皮、黄柏,祛风除湿止痒;蝉衣入肝、肺二经,疏散风热,透疹;乌梢蛇,性平,入肝经,祛风通络。全方共奏疏肝解热,祛风解表,燥湿止痒之功。二诊时症见湿疮明显好转,仍见瘙痒,考虑湿邪浸淫肌肤,肌失濡养所致,故加重云苓、白术、土茯苓用量以健脾渗湿利水,并酌加薏苡仁健脾燥湿,山药健脾益气,以补后天之本。

❧ 医案 3:

患者王某,女,年龄不详,2018 年 8 月 29 日初诊。双手湿疹 2 年余。患者自述 2 年前无明显诱因出现双手湿疹,伴水泡、瘙痒、脱皮,足趾、胁下、腹股沟处见少量湿疹,反复发作,西药治疗效果不佳。现症见:双手湿疹,伴瘙痒,晨起后双手肿胀僵硬,余无明显不适。纳眠可,二便调。舌红苔白,脉浮滑。末次月经 2018 年 8 月 28 日,4～5/24～25,经色质量可。

西医诊断:慢性湿疹。

中医诊断:慢性湿疮。

中医辨证:脾虚湿蕴。

治则:养血润肤,祛风止痒。

处方:土茯苓30 g,地肤子30 g,白鲜皮30 g,徐长卿30 g,蝉衣15 g,荆芥15 g,防风15 g,黄柏15 g,泽泻20 g,云苓20 g,炒白术20 g,桑叶18 g,桑皮30 g,浮萍15 g,海螵蛸15 g,丹皮15 g,薏苡仁20 g,淡竹叶15 g,赤芍15 g,生地12 g,甘草6 g,益母草30 g,炒山栀9 g,柴胡12 g。6剂,水煎服,日一剂。

分析:患者因禀赋不耐,饮食失节,或过食辛辣刺激荤腥动风之物,以致脾胃受损,失其健运,湿热内生,又兼外受风邪,内外两邪相搏,风湿热邪浸淫肌肤而致本病,故重在清热利湿解毒。方中土茯苓甘淡渗利,解毒利湿;配伍地肤子、白鲜皮,以解湿热皮肤瘙痒;徐长卿配伍白鲜皮、黄柏,祛风除湿止痒;蝉衣入肝、肺二经,疏散风热,透疹;配伍浮萍,增强宣散风热,透疹止痒之效;荆芥、防风祛风解表;泽泻、云苓渗湿利水;白术健脾益气;薏苡仁健脾燥湿;桑皮泻热;桑叶利水消肿;淡竹叶利水除湿,泻热除烦;海螵蛸归肝肾经,收湿敛疮;生地养阴滋肾;赤芍活血化瘀;益母草活血调经;栀子配伍丹皮,清肝胆郁热;柴胡疏肝解郁。

医案4:

患者丁某,女,53岁,2018年7月4日初诊。双上肢皮疹半月余。患者自述半月前晒后出现双上肢皮疹,伴瘙痒,于某医院诊断为"日光皮疹",服用盐酸左西替尼嗪片,外涂丁酸氢化可的松乳膏后好转。现症见:双上肢皮疹,伴痒,余无明显不适。纳眠可,二便调。舌暗红苔白,脉弦。绝经1年。

西医诊断:日光皮疹。

中医诊断:湿疮。

中医辨证:湿热蕴肤。

治则:泻火解毒,燥湿利水。

处方:荆防败毒散加减。

荆芥12 g,防风12 g,云苓15 g,土茯苓20 g,泽泻15 g,白鲜皮20 g,地肤子20 g,徐长卿20 g,蝉衣15 g,丹皮15 g,白蒺藜15 g,浮萍15 g,黄柏12 g,黄连12 g,丹参18 g,乌梢蛇12 g,甘草6 g。6剂,水煎服,日一剂。

分析:患者因禀赋不耐,饮食失节,或过食辛辣刺激荤腥动风之物,以致脾胃受损,失其健运,湿热内生,又兼外受风邪,内外两邪相搏,风湿热邪浸淫肌肤而致本病。故重在清热利湿解毒。方中荆芥、防风祛风解表;泽泻、云苓渗湿利水;土茯苓甘淡渗利,解毒利湿;配伍地肤子、白鲜皮,以解湿热皮肤瘙痒;徐长卿配伍白鲜皮、黄柏、黄连,祛风除湿止痒;蝉衣入肝、肺二经,疏散风热,透疹;配伍浮萍,增强宣散风热,透疹止痒之效;白蒺藜入足厥阴肝经,平肝疏肝,祛风解毒;丹皮苦寒,清热凉血;丹参活血化瘀;乌梢蛇祛风通络;甘草调和诸药。

医案 5:

患者李某,女,42 岁,2018 年 2 月 14 日初诊。面部红肿 1 个月余。患者自述 1 个月前无明显诱因出现面部红肿,服药后好转(具体不详),后反复发作,于当地中医院就诊,服用曲尼司特胶囊、金华舒肤胶囊,外涂百香膏,效佳。停药后复发。现症见:面部红肿热,伴瘙痒,余无明显不适。纳眠可,二便调。舌红苔黄腻,脉弦。末次月经 2018 年 2 月 4 日,量少,色红,有血块。

西医诊断:急性湿疹。

中医诊断:急性湿疮。

中医辨证:湿热蕴肤。

治则:清热燥湿,泻火解毒。

处方:荆芥 12 g,防风 12 g,丹皮 15 g,土茯苓 20 g,白鲜皮 20 g,地肤子 20 g,徐长卿 20 g,蝉衣 15 g,黄柏 12 g,桑叶 15 g,生地 12 g,黄芩 15 g,白蒺藜 15 g,薏苡仁 20 g,泽泻 15 g,甘草 6 g。6 剂,水煎服,日一剂。

2018 年 3 月 7 日二诊。患者服药效佳,停药后复发。继服金花舒肤胶囊、曲尼司特胶囊,外涂百香膏,症状缓解。现仅用外涂药。现症见:面部易泛红瘙痒,双眼模糊,睁眼困难,盗汗。纳可,眠浅多梦,夜尿 1~2 次,大便日一行,质可,舌红苔白腻,脉弦。处方:上方改黄柏 15 g、蝉衣 18 g、丹皮 18 g,加菊花 15 g、茵陈 18 g、金银花 15 g。6 剂,水煎服,日一剂。

分析:患者因禀赋不耐,饮食失节,或过食辛辣刺激荤腥动风之物,以致脾胃受损,失其健运,湿热内生,又兼外受风邪,内外两邪相搏,风湿热邪浸淫肌肤而致本病。故重在清热利湿解毒。方中荆芥、防风祛风解表;丹皮苦寒,清热凉血;土茯苓甘淡渗利,解毒利湿;配伍地肤子、白鲜皮,以解湿热皮肤瘙痒;徐长卿配伍白鲜皮、黄柏、黄芩,祛风除湿止痒;蝉衣入肝、肺二经,疏散风热,透疹;泽泻渗湿利水;薏苡仁健脾益气燥湿;桑叶利水消肿;生地滋阴生津;白蒺藜入足厥阴肝经,平肝疏肝,祛风解毒;甘草调和诸药。二诊效佳,然易复发,且肝火灼睛以致视物模糊,睁眼困难,故加菊花、金银花清肝泻火,茵陈、黄柏燥湿泻火解毒;加重丹皮、蝉衣用量,以疏风散热,凉血透疹。

医案 6:

患者祝某,男,64 岁,2018 年 2 月 9 日初诊。面部及四肢多处湿疹 2 年余。患者自述 2 年前无明显诱因出现面部湿疹,上肢肘部、下肢足部色红,伴痒,口服脱敏药治疗,具体不详,瘙痒减轻。现症见:面部及上肢肘部、下肢足部多处皮疹,伴瘙痒,伴夜间潮热、盗汗,余无明显不适。纳眠可,二便调。舌红苔黄腻,脉弦。既往癫痫病史,服卡马西平,具体不详。

西医诊断:慢性湿疹。

中医诊断:慢性湿疮。

中医辨证:湿热蕴肤。

治则:清热燥湿,泻火解毒。

处方:荆芥 12 g,防风 12 g,徐长卿 30 g,蝉衣 15 g,土茯苓 30 g,桑叶 15 g,菊花 15 g,白蒺藜 20 g,白鲜皮 30 g,地肤子 30 g,丹皮 15 g,黄柏 15 g,泽泻 20 g,桑皮 20 g,乌梢蛇 15 g,云苓 20 g,陈皮 15 g,甘草 6 g,黄连 15 g。6 剂,水煎服,日一剂。

分析:患者因禀赋不耐,饮食失节,或过食辛辣刺激荤腥动风之物,以致脾胃受损,失其健运,湿热内生,又兼外受风邪,内外两邪相搏,风湿热邪浸淫肌肤而致本病。故重在清热利湿解毒。方中荆芥、防风祛风解表;徐长卿配伍白鲜皮、黄柏、黄连,祛风除湿止痒;蝉衣入肝、肺二经,疏散风热,透疹;土茯苓甘淡渗利,解毒利湿;配伍地肤子、白鲜皮,以解湿热皮肤瘙痒;桑叶利水消肿;白蒺藜入足厥阴肝经,平肝疏肝,祛风解毒;配伍菊花清肝泻火明目;丹皮苦寒,清热凉血;泽泻、云苓渗湿利水;陈皮理气健脾;桑皮清肺泻热;乌梢蛇祛风通络;甘草调和诸药。

医案 7:

患者孙某,女,60 岁,2017 年 3 月 9 日初诊。下肢臀部皮疹 3 天。患者自述 3 天前无明显诱因晨起下肢臀部出现皮疹,瘙痒,质硬,活动后消退,服氯雷他定好转,后反复。血糖升高 11 年,诊断为"2 型糖尿病",服二甲双胍,后因腹泻明显改为注射精蛋白人胰岛素混合注射液(30R),早 20 单位晚 18 单位。近日测空腹血糖大于 7 mmol/L。现症见:晨起下肢及臀部出现皮疹,伴瘙痒,色红质硬,活动后消退,伴耳鸣,口臭。右侧乳房阵痛,痛至腋窝下,可触及肿块,偶有小腹疼痛,小便后缓解。剑突下触及皮下肿物,不伴痛痒。纳眠可,小便调,大便质稀不成形,日一行。舌红苔黄少津,中有裂纹,脉弦。既往糖尿病史 10 余年,服药血糖控制不佳。冠心病史 1 年,高血压病史,口服硝苯地平缓释片,血压控制良好。绝经 8 年。

西医诊断:湿疹,2 型糖尿病。

中医诊断:湿疮,消渴。

中医辨证:脾虚湿蕴。

治则:健脾燥湿,滋肾养阴。

处方:杞菊地黄丸加减。

枸杞 15 g,菊花 15 g,云苓 20 g,泽泻 30 g,泽兰 30 g,苍术 30 g,白术 30 g,玄参 15 g,山萸肉 18 g,山药 20 g,熟地 18 g,丹皮 18 g,葛根 20 g,丹参 30 g,川芎 18 g,川牛膝 40 g,杜仲 20 g,玉米须 20 g,车前子(包煎)15 g,磁石 20 g,桑枝 30 g,蝉衣 12 g,白鲜皮 20 g,荆芥 9 g,防风 9 g,徐长卿 18 g,仙灵脾 15 g,甘草 6 g。6 剂,水煎服,日一剂。

2017 年 4 月 12 日二诊。患者服药后皮疹减轻。现症见:咳嗽,咳痰,量多色白质黏稠,易咳出,伴鼻塞,流清涕,耳鸣,自觉面部不对称。纳眠可,小便调,大便质稀不成形。舌红苔黄,中有裂纹,脉弦。处方:上方加桑白皮 30 g、陈皮 15 g、骨碎补 20 g,改玉米须 30 g。6 剂,水煎服,日一剂。

2017 年 4 月 19 日三诊。现症见:耳鸣,偶咳嗽咳痰,劳累后左下肢阵痛,休息后缓解。纳眠可,小便排出不畅,大便不成形。舌红苔黄腻,中有裂纹,脉弦。处方:上方改徐长卿 30 g、骨碎补 30 g、磁石 30 g,去仙灵脾,加怀牛膝 40 g、黄精 30 g、三七粉(冲服)3 g。6 剂,水煎服,日一剂。

分析:患者禀赋不耐,饮食失节,或过食辛辣刺激荤腥动风之物,脾胃受损,失其健运,湿热内生,湿热浸淫肌肤以致皮疹;又兼年老肾虚,肾精不足,髓海空虚,故见耳鸣。治以健脾燥湿,滋肾养阴。方中枸杞、菊花清肝明目散热;熟地填精益髓,滋补肾阴,山药双补脾肾,既能补肾固精,又补脾以助后天生化之源,配伍山萸肉以增强补益肝肾,收涩固脱之效,三者配伍即所谓“三阴并补”;肾为水火之宅,肾虚则水泛,阴虚而火动,故佐以泽泻、泽兰利湿泄浊,并防熟地之滋腻;配伍丹皮清泄相火,并治山萸肉之温涩,配茯苓健脾渗湿,配山药补脾而助健运,此三药合用,所谓“三泄”,泄湿浊而降相火;白术理气健脾;苍术燥湿健脾;荆芥、防风祛风解表;徐长卿祛风除湿止痒;蝉衣入肝、肺二经,疏散风热,透疹;白鲜皮解湿热皮肤瘙痒;丹皮苦寒,清热凉血;玄参清热解毒;葛根解痉解表;丹参、川芎活血化瘀;牛膝引血下行;杜仲甘温,入肝肾经,补肝肾,强筋骨;配伍仙灵脾以强补肾强筋之力;磁石配伍地黄滋阴潜阳,聪耳明目;玉米须入膀胱经,配伍白术、云苓,利水而通淋;车前子渗湿止泻,利小便以实大便,配伍白术以治脾虚湿盛之泄泻;桑枝祛风湿,利关节;甘草调和诸药。二诊时见咳嗽咳痰,便稀,故加桑皮泻肺平喘,陈皮理气健脾,症见面部自觉不对称,故加骨碎补益肾强骨;加重玉米须用量以利水通淋。三诊时症见耳鸣,小便不畅,大便质稀,故重用徐长卿祛风除湿,磁石利水泻热;考虑仙灵脾滋腻,故去除;症见左下肢阵痛,考虑肾虚无以荣养,故加怀牛膝补肾益阳,黄精健脾益肾,重用骨碎补益肾强骨;血瘀不通则痛,故加三七粉活血化瘀。

医案 8:

患者董某,女,51岁,2017年8月16日初诊。湿疹6年余。现病史不详。现症见:全身散发性湿疹,伴瘙痒。余无明显不适。纳可,眠差,多梦,入睡困难,睡眠时间4小时左右。二便调。舌红苔薄黄,边有齿痕,脉弦。绝经6年,既往中度脂肪肝。

西医诊断:慢性湿疹。

中医诊断:慢性湿疮。

中医辨证:湿热蕴肤,肝郁气滞血瘀。

治则:燥湿泻热,疏肝解郁。

处方:逍遥散加减。

桑叶18 g,桑白皮30 g,浮萍15 g,荆芥15 g,防风15 g,丹皮20 g,徐长卿30 g,蝉衣15 g,土茯苓30 g,泽泻20 g,白鲜皮30 g,地肤子30 g,云苓20 g,陈皮15 g,柴胡12 g,香附12 g,赤芍18 g,白芍18 g,郁金18 g,丹参30 g,乌梢蛇15 g,黄柏15 g,生地15 g,黄连15 g,当归9 g,玄参15 g,炒杏仁30 g,甘草6 g,蒲公英20 g,金银花15 g,桃仁9 g,红花9 g,茵陈20 g。6剂,水煎服,日一剂。

2017年9月6日二诊。患者服药后湿疹改善,睡眠改善。现症见:湿疹反复发作,伴痒,较前减轻,余无明显不适。纳眠可,二便调,舌暗红苔黄,边有齿痕,脉弦。血压:115/78 mmHg。处方:上方改桃仁12 g、红花12 g、蝉衣18 g、云苓30 g,加白蒺藜30 g。6剂,水煎服,日一剂。

分析:患者因禀赋不耐,饮食失节,或过食辛辣刺激荤腥动风之物,以致脾胃受损,失其健运,湿热内生,又兼外受风邪,内外两邪相搏,风湿热邪浸淫肌肤而致本病。因疾病或其他原因以致情志不舒,肝气郁滞,气郁化火,肝火扰心以致失眠。故重在清热利湿解毒,兼以疏肝健脾活血。方中荆芥、防风祛风解表;蝉衣入肝、肺二经,疏散风热,透疹;配伍浮萍,增强宣散风热,透疹止痒之效;丹皮苦寒,清热凉血;土茯苓甘淡渗利,解毒利湿;配伍地肤子、白鲜皮,以解湿热皮肤瘙痒;徐长卿配伍白鲜皮、黄柏、黄连,祛风除湿止痒;泽泻、云苓渗湿利水;陈皮理气健脾;桑叶利水消肿;桑皮泻热清肺;配伍杏仁苦降泻肺;茵陈清热燥湿;玄参清热解毒;蒲公英、金银花清热解毒,消肿散结。柴胡苦平,疏肝解郁;配伍香附、郁金增强疏肝之效;当归养血和血,乃血中气药;白芍养血敛阴,柔肝缓急;归、芍与柴胡同用,补肝体而助肝用,使血和则肝和,血充则肝柔。木郁则土衰,肝病易传脾,故配以云苓、甘草健脾益气,非但实土以御木乘,且使营血生化有源。柴胡为肝经引经药,又兼使药之用。桃仁、红花活血化瘀;丹参、赤芍活血行气化瘀;乌梢蛇祛风通络。生地滋肾养阴;甘草兼调和诸药。二诊病情缓解,然症见湿疹反复,故加白蒺藜入足厥阴肝经,平肝疏肝,祛风解毒;重用桃红活血化瘀,蝉衣疏风散热透疹,云苓渗湿利水。

医案9:

患者韩某,女,19岁,2017年5月17日初诊。全身皮疹半年余。患者自述半年前因季节交替过敏出现全身皮疹,伴瘙痒,面部湿疹,外涂激素类药膏后缓解(具体不详),停药后反复。现口服抗过敏药物(具体不详),效不佳。现症见:全身皮疹伴瘙痒,双上肢、颈部及面部湿疹,晨起痒甚,伴乏力,嗜睡。纳眠可,二便调。舌红苔薄白,脉弦。末次月经2017年5月2日,月经周期30天,经期4天,量可色暗红,有血块。

西医诊断:慢性湿疹。

中医诊断:慢性湿疮。

中医辨证:湿热蕴肤。

治则:燥湿泻火解毒。

处方:荆芥12 g,防风12 g,蝉衣15 g,浮萍15 g,徐长卿30 g,云苓18 g,炒白术18 g,丹皮18 g,白鲜皮30 g,赤芍15 g,地肤子30 g,土茯苓20 g,桑叶20 g,丹参18 g,甘草6 g,桑皮20 g,泽泻15 g,益母草20 g。6剂,水煎服,日一剂。外涂湿疹膏。

分析:患者因禀赋不耐,饮食失节,或过食辛辣刺激荤腥动风之物,以致脾胃受损,失其健运,湿热内生,又兼外受风邪,内外两邪相搏,风湿热邪浸淫肌肤而致本病。因疾病或其他原因以致情志不舒,气滞血瘀,故见月经色暗红,有血块。故重在清热利湿解毒,兼以健脾活血。方中荆芥、防风祛风解表;蝉衣入肝、肺二经,疏散风热,透疹;配伍浮萍,增强宣散风热,透疹止痒之效;丹皮苦寒,清热凉血;土茯苓甘淡渗利,解毒利湿;配伍地肤子、白鲜皮,以解湿热皮肤瘙痒;徐长卿配伍白鲜皮、黄柏、黄芩,祛风除湿止痒;泽泻、云苓渗湿利水;白术健脾益气;桑叶利水消肿;桑皮泻热清肺;赤芍、丹参、益母草活血化瘀,行气调经;甘草调和诸药。

医案10:

患者李某,女,43岁,2017年4月26日初诊。湿疹5年余。患者自述5年前无明显诱因出现湿疹,疱疹,疱浆透明,伴瘙痒,未行特殊治疗。现症见:手部可见疱疹,破溃面瘙痒,夜间偶有潮热盗汗,不伴手心发热,不伴心烦。纳可眠差,多梦,嗜睡,二便调。舌脉不详。月经周期23～25天,经期2天,量少色可,无血块,无痛经。

西医诊断:慢性湿疹。

中医诊断:慢性湿疮。

中医辨证:湿热蕴肤。

治则:泻火解毒,燥湿止痒。

处方:荆芥12 g,防风12 g,桑叶20 g,桑白皮30 g,土茯苓30 g,白鲜皮30 g,地肤子30 g,金银花15 g,藿香15 g,益母草20 g,泽泻30 g,薏苡仁20 g,蒲公英30 g,甘草6 g,滑石15 g。6剂,水煎服,日一剂。

分析:患者因禀赋不耐,饮食失节,或过食辛辣刺激荤腥动风之物,以致脾胃受损,失其健运,湿热内生,又兼外受风邪,内外两邪相搏,风湿热邪浸淫肌肤而致本病。故重在清热利湿解毒。方中荆芥、防风祛风解表;桑叶利水消肿;桑皮泻肺清热;土茯苓甘淡渗利,解毒利湿;配伍地肤子、白鲜皮,以解湿热皮肤瘙痒;金银花、蒲公英清热解毒散结;藿香芳香化湿;益母草活血调经;泽泻渗湿利水;薏苡仁健脾益气燥湿;滑石祛湿敛疮;甘草调和诸药。

医案11:

患者武某,女,47岁,2016年11月16日初诊。大腿根部皮疹5天余。患者自述1年半前停经后反复间断性出现皮疹,静点抗过敏药物(具体不详)后皮疹消失。5天前因食辛辣食物再次出现皮疹,大腿根部较明显,上肢较少,自觉体温高或高热环境下皮疹加重,色红,微痛痒,服药后不伴痒(具体不详)。现症见:大腿根部皮疹,受热加重,伴瘙痒,伴乏力。食刺激性食物后牙龈及胃部不适。纳眠可,二便调。舌红苔白腻,脉弦滑。

西医诊断:慢性湿疹。

中医诊断:慢性湿疮。

中医辨证:肝郁脾虚。

治则:疏肝解郁,健脾燥湿。

处方:丹栀逍遥散合杞菊地黄丸加减。

丹皮18 g,炒山栀9 g,柴胡12 g,香附12 g,赤芍18 g,白芍18 g,云苓18 g,益母草20 g,川牛膝30 g,生地18 g,泽泻20 g,地骨皮20 g,徐长卿30 g,蝉衣9 g,枸杞15 g,白鲜皮20 g,山萸肉15 g,陈皮15 g,山药18 g,丹参20 g,荆芥9 g,防风9 g,薏苡仁20 g,甘草6 g,桑叶18 g,菊花18 g,川芎18 g。10剂,水煎服,日一剂。

2017年2月8日二诊。患者服药后皮疹消失。现症见:皮疹消失,乏力,口黏,余无明显不适。纳眠可,二便调,舌红苔黄,边有齿痕,脉弦。处方:上方改益母草30 g、山药20 g、白鲜皮30 g、蝉衣12 g、枸杞18 g、山萸肉18 g,加紫石英30 g、桃仁9 g、红花9 g。10剂,水煎服,日一剂。

分析:患者因禀赋不耐,饮食失节,或过食辛辣刺激荤腥动风之物,以致脾胃受损,失其健运,湿热内生;肝喜条达,患者因疾病久不愈以致情志不舒,肝气失于条达,气机郁结,气为血之帅,气滞则血瘀,瘀血与湿热互结于肌肤而见皮疹;脾运不健,而见乏力。治以疏肝解郁,健脾燥湿。方中炒山栀、丹皮取丹栀逍遥散之意,清肝胆郁热;柴胡苦平,疏肝解郁;配伍香附增强疏肝之效;当归养血和血,乃血中气药;白芍养血敛阴,柔肝缓急,归、芍与柴胡同用,补肝体而助肝用,使血和则肝和,血充则肝柔。木郁则土衰,肝病易传脾,故以茯苓、甘草健脾益气,非但实土以御木乘,且使营血生化有源。柴胡为肝经引经药,又兼使药之用。枸杞、菊花清肝明目散热;生地填精益髓,滋补肾阴,山药双补脾肾,既能补肾固精,又补脾以助后天生化之源,配伍山萸肉以增强补益肝肾,收涩固脱之效,三者配伍即所谓"三阴并补"。肾为水火之宅,肾虚则水泛,阴虚而火动,故佐以泽泻利湿泄浊,并防生地之滋腻;陈皮理气健脾,配山药补脾而助健运;此三药合用,所谓"三泻",泄湿浊而降相火。荆芥、防风祛风解表;蝉衣入肝、肺二经,疏散风热,透疹;地肤子、白鲜皮解湿热皮肤瘙痒;徐长卿配伍白鲜皮祛风除湿止痒;薏苡仁健脾燥湿;桑叶利水消肿;赤芍、丹参、川芎活血化瘀;川牛膝配伍益母草活血逐瘀调经。全方共奏疏肝解郁,滋肾益阴,活血调经之效。二诊皮疹消失,效佳,然加重枸杞、山药、山萸肉补肾健脾之品,以防复发;蝉衣、白鲜皮祛风透疹;并加桃红活血化瘀,紫石英配伍当归、川芎温肾助阳调经。

参考文献

[1](汉)许慎.说文解字[M].(宋)徐铉,校.上海:上海古籍出版社,2021.

[2](汉)张仲景.金匮要略[M].于志贤,张智基,点校.北京:中医古籍出版社,1997.

[3](汉)张仲景.伤寒论[M].钱超尘,郝万山,整理.北京:人民卫生出版社,2005.

[4](隋)巢元方.诸病源候论[M].宋白杨,校注.北京:中国医药科技出版社,2011.

[5](唐)孙思邈.备急千金要方[M].魏启亮,郭瑞华,点校.北京:中医古籍出版社,1999.

[6](唐)王冰.黄帝内经素问[M].戴铭,张淑贤,林怡,等点校.南宁:广西科学技术出版社,2016.

[7](唐)王焘.外台秘要[M].北京:人民卫生出版社,1955.

[8](宋)赵佶敕.圣济总录[M].北京:人民卫生出版社,1962.

[9](金)李杲.脾胃论[M].北京:中国中医药出版社,2019.

[10](元)朱震亨.格致余论[M].毛俊同,点注.南京:江苏科学技术出版社,1985.

[11](元)朱震亨.丹溪心法[M].王英,竹剑平,江玲圳,整理.北京:人民卫生出版社,2005.

[12](明)李梴.医学入门[M].金嫣莉,等校注.北京:中国中医药出版社,1995.

[13](明)李中梓.医宗必读[M].邹高祈,点校.北京:人民卫生出版社,1995.

[14](明)王九思.难经集注[M].穆俊霞,校注.北京:中国医药科技出版社,2019.

[15](明)王肯堂.证治准绳[M].吴唯,等校注.北京:中国中医药出版社,1997.

[16](明)吴昆.医方考[M].洪青山,校注.北京:中国中医药出版社,1998.

[17](明)虞抟.医学正传[M].郭瑞华,等点校.北京:中医古籍出版社,2002.

[18](明)张介宾.景岳全书[M].李继明,王大淳,王小平,等整理.北京:人民卫生出版社,2007.

[19](明)赵献可.医贯[M].陈永萍,校注.北京:学苑出版社,1996.

[20](清)程国彭.医学心悟[M].田代华,等点校.天津:天津科学技术出版社,1999.

[21](清)唐容川.血证论[M].金香兰,校注.北京:中国中医药出版社,1996.

[22](清)王清任.医林改错[M].李天德,张学文,点校.北京:人民卫生出版社,1991.

[23](清)吴谦.医宗金鉴[M].刘国正,校注.北京:中医古籍出版社,1995.

[24](清)叶天士.临证指南医案[M].孙玉信,赵国强,点校.上海:第二军医大学出版社,2006.

[25]苗明三,孙玉信,王晓田主编.中药大辞典[M].太原:山西科学技术出版社,2017.

[26]田代华,刘更生.灵枢经校注[M].北京:人民军医出版社,2011.

[27]程蓓蓓.基于数据挖掘探讨徐云生教授治疗甲状腺功能亢进症的用药规律[D].济南:山东中医药大学,2017.

[28]黄程程.基于数据挖掘技术的徐云生教授治疗2型糖尿病用药规律分析[D].济南:山东中医药大学,2017.

[29]李雪莹.徐云生教授从脾虚痰瘀论治2型糖尿病的临床研究与学术思想探讨[D].济南:山东中医药大学,2021.

[30]安文蓉,陈守强,徐云生.徐云生治疗甲状腺疾病用药规律的varclus聚类分析[J].世界中西医结合杂志,2018,13(1):18-21.

[31]安文蓉,黄延芹,王经武,等.徐云生治疗甲状腺功能亢进症用药规律的Logistic回归分析[J].实用中西医结合临床,2018,18(1):133-135.

[32]陈维霞,王家恒,徐云生.徐云生教授治疗消渴病病案举隅[J].亚太传统医药,2017,13(18):119-120.

[33]谷雨明,史作田.徐云生治疗糖尿病微血管病变经验举隅[J].山西中医,2017,33(3):7-8.

[34]谷雨明,徐云生.徐云生诊治糖尿病性便秘经验浅析[J].江苏中医药,2017,49(2):25-26.

[35]郭秋月,徐云生.徐云生教授治疗眩晕验案[J].光明中医,2021,36(11):1799-1800.

[36]姜旭.徐云生教授治疗桥本甲状腺炎用药经验[J].河北中医,2020,42(8):1133-1137.

[37]李胜男,吕平阳.徐云生教授治疗糖尿病经验浅析[J].世界最新医学信息文摘,2019,19(92):268+271.

[38]梁民联,刘丽,徐云生.徐云生辨治脾胃病经验介绍[J].新中医,2019,51(10):342-344.

[39]吕平阳,徐云生.徐云生辨治甲状腺功能亢进症经验[J].湖南中医杂志,2019,35(5):33-34.

[40]孟庆坤,孙志强.徐云生教授治疗痤疮经验浅析[J].中医临床研究,2019,11(9):84-85.

[41]史作田,谷雨明,徐云生.徐云生教授治疗湿热蕴结型痤疮验案[J].内蒙古中医药,2017,36(7):31-32.

[42]孙超,徐云生.徐云生治疗老年特异性皮炎验案 1 则[J].湖南中医杂志,2017,33(11):104-105.

[43]孙继飞,孙继高,王鸿庆,等.徐云生辨治 2 型糖尿病合并高脂血症经验[J].山东中医药大学学报,2019,43(1):69-71.

[44]王玥,徐云生.徐云生教授健脾祛痰法诱导 2 型糖尿病蜜月期验案举隅[J].世界最新医学信息文摘,2019,19(8):239-240.

[45]张鑫,徐云生.徐云生诊治糖尿病肾病下肢水肿经验[J].湖南中医杂志,2021,37(7):26-28.

[46]周洁,黄延芹,王文静,等.徐云生教授糖异平方治疗脾瘅组方机制探析[J].亚太传统医药,2021,17(6):177-180.

[47]HAMILTON M. The Hamilton Depression Scale—accelerator or break on antidepressant drug discovery[J]. Psychiatry, 1960, 23(1): 56-62.

[48] MÜLLER M J, HIMMERICH H, KIENZLE B, et al. Differentiating moderate and severe depression using the Montgomery-Asberg depression rating scale (MADRS)[J]. Journal of Affective Disorders, 2003, 77(3): 255-260.

参考文献